Weimann · Schütz · Fedders · Grünewald · Ohlrich

Ernährungsmedizin
Ernährungsmanagement
Ernährungstherapie

Interdisziplinärer Praxisleitfaden
für die klinische Ernährung

D1704349

Weimann • Schütz • Fedders • Grünewald • Ohlrich

Ernährungsmedizin
Ernährungsmanagement
Ernährungstherapie

Interdisziplinärer Praxisleitfaden
für die klinische Ernährung

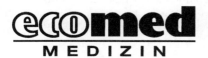

ecomed
MEDIZIN

Bibliografische Informationen der Deutschen Nationalbibliothek

Die Deutsche Nationalbibliothek verzeichnet diese Publikation in der Deutschen Nationalbibliografie; detaillierte bibliografische Daten sind im Internet über <http://dnb.d-nb.de> abrufbar

Bei der Herstellung des Werkes haben wir uns zukunftsbewusst für umweltverträgliche und wiederverwertbare Materialien entschieden.

Der Inhalt ist auf elementar chlorfreiem Papier gedruckt.

ISBN 978-3-609-16465-6

E-mail: kundenbetreuung@hjr-verlag.de
Telefon: +49 89/2183-7928
Telefax: +49 89/2183-7620

Weimann • Schütz • Fedders • Grünewald • Ohlrich
Ernährungsmedizin • Ernährungsmanagement • Ernährungstherapie
Interdisziplinärer Praxisleitfaden für die klinische Ernährung

© 2013 ecomed MEDIZIN, eine Marke der Verlagsgruppe Hüthig Jehle Rehm GmbH
Heidelberg, München, Landsberg, Frechen, Hamburg

www.ecomed-storck.de

Druck: Kessler Druck+Medien, 86399 Bobingen

Inhalt

Vorwort

Ernährungsmedizin, Ernährungsmanagement und Ernährungstherapie sind integrale metabolische Bestandteile des auf den Patienten und seine Krankheit gerichteten therapeutischen Konzepts, das verschiedene Berufsgruppen zusammenführt.

Ein wichtiges Ziel besteht in der Vermeidung bzw. dem Ausgleich eines krankheitsassoziierten Gewichtsverlustes. Ernährungsdefizite können trotz offensichtlichem Übergewicht oder sogar manifester Adipositas vorliegen. Eine Mangelernährung, von der WHO als Körpermassenindex (BMI) unter 18,5 kg/m^2 definiert, ist in einer primär überernährten Gesellschaft häufig erst auf den zweiten Blick zu erkennen.

Ernährungsmedizin, Ernährungsmanagement und Ernährungstherapie beginnen mit der bewussten Beobachtung des Patienten, dem Verlauf seines Körpergewichts und der Art und Menge der Nahrungsaufnahme. Bei ungewünschtem Gewichtsverlust muss immer die medizinische Suche nach den Ursachen eingeleitet werden. Eine erste Therapiemaßnahme ist immer die Ernährungsberatung und Anpassung der oralen Nahrungszufuhr an den Bedarf und die Bedürfnisse des Patienten. Indikationen zur Ernährungstherapie können in Abhängigkeit von der Krankheitsphase substitutiv, therapeutisch oder palliativ sein. Während die rein substitutive oder palliative Deckung eines kalorischen Grundbedarfs keiner weiteren Rechtfertigung bedarf, muss sich die therapeutische Zielsetzung den Anforderungen an eine evidenzbasierte Medizin stellen. Dies beinhaltet die Bewertung des Therapieerfolgs als Ergebnisqualität nach definierten Parametern.

Der vorliegende Praxisleitfaden gibt einen praktischen Überblick über die fachgerechte Anwendung der klinischen Ernährung und die krankheitsspezifischen Besonderheiten der Ernährungstherapie. So werden praktische Hinweise z.B. zur Applikation enteraler Ernährung in Kombination mit Arzneimitteln gegeben, aber auch ethische und rechtliche Aspekte thematisiert.

Der Leitfaden, der interdisziplinär und interprofessionell erarbeitet wurde, richtet sich an alle beteiligten Berufsgruppen und möchte so auch den „Teamgedanken" deutlich zum Ausdruck bringen.

Die Herausgeber danken den zahlreichen Autoren und hoffen auf eine breite Anwendung.

Arved Weimann (Arzt)
Tatjana Schütz (Ernährungswissenschaftlerin)
Maike Fedders (Apothekerin)
Gabriele Grünewald (Pflegefachkraft)
Sabine Ohlrich (Diätassistentin)

Verzeichnis der Autoren

Dr. med. Jann Arends
Klinik für Tumorbiologie
Breisacher Str. 117
79106 Freiburg

PD Dr. med. Jürgen Bauer
Klinikum Oldenburg gGmbH
Klinik für Geriatrie
Rahel-Straus-Str. 10
26133 Oldenburg

Evelyn Beyer-Reiners
Geschäftsführung
Verband der Diätassistenten
Deutscher Bundesverband e.V.
German Dietitian Association
Postfach 104062
45040 Essen

PD Dr. med. Joachim Beige
Kuratorium für Dialyse und
Nierentransplantation
Abteilung Nephrologie
Klinikum St. Georg
Delitzscher Str. 141
04129 Leipzig

Daniel Buchholz, MPH
Diätassistent (Diaetologe) DKL/DGE,
Dipl. Oecotrophologe (FH)
Hochschule Neubrandenburg
University of Applied Sciences
Fachbereich Agrarwirtschaft und
Lebensmittelwissenschaft
Brodaer Straße 2
17033 Neubrandenburg

Carola Dehmel
Leitende Diätassistentin
Klinikum St. Georg gGmbH
Delitzscher Straße 141
04129 Leipzig

Elke Derichs
Wundtherapeutin, Stomatherapeutin,
Pain Nurse
Zentrales Wundmanagement
Klinikum St. Georg gGmbH
Delitzscher Straße 141
04129 Leipzig

Dr. rer. nat. Maike Fedders
Fachapothekerin für Klinische Pharmazie
Geschäftsbereichsleiterin
Apotheke – Zentraleinkauf – Medizintechnik
(AZM)
Chefapothekerin
Klinikum St. Georg gGmbH
Delitzscher Straße 141
04129 Leipzig

Dr. med. Gerit Görisch
Geschäftsbereich Krankenhaushygiene und
Sicherheitsmanagement
Klinikum St. Georg gGmbH
Delitzscher Straße 141
04129 Leipzig

Dr. med. Peter Grampp
Fachkrankenhaus Hubertusburg gGmbH
Klinik für Psychiatrie und Psychotherapie
04779 Wermsdorf

Gabriele Grünewald
Klinikum St. Georg gGmbH
Pflegedienstleitung
Pflegefachbereich Qualitätsmanagement
Krankenschwester/Pflegesachverständige (TÜV)
Delitzscher Straße 141
04129 Leipzig

Dr. med. Thomas Grünewald
Klinikum St. Georg gGmbH
Leitender Oberarzt
Klinik für Infektions-/Tropenmedizin und
Nephrologie
Delitzscher Straße 141
04129 Leipzig

Dr. med. Angelika Herbst
Klinikum St. Georg gGmbH
Geschäftsbereich Controlling
Delitzscher Straße 141
04129 Leipzig

Frank Hertel
Dipl. Pflegepädagoge
Gesundheits- und Krankenpfleger
Charité – Universitätsmedizin Berlin
Gesundheitsakademie – Ausbildungsbereich
Pflege
Augustenburger Platz 1
13353 Berlin

Dr. med. H. Andreas Leischker, M.A.
Klinik für Allgemeine Innere Medizin, Onkologie
und Altersmedizin
Krankenhaus Maria-Hilf GmbH Krefeld
Oberdießemer Str 94,
47805 Krefeld

Sabine Ohlrich
Dipl. Medizinpädagogin
Charité – Gesundheitsakademie
Ausbildungsbereich Diätassistenz
Augustenburger Platz 1
13353 Berlin

Prof. Dr. med. Mathias Plauth
Klinik für Innere Medizin
Städtisches Klinikum
Auenweg 38
06847 Dessau-Roßlau

Britta Radziwill
Dipl. Pflegewirtin
BR-Care Consult
Am Forsthaus 8
36124 Eichenzell

Prof. Dr. rer. nat. Roland Radziwill
Apotheke und Patienten-Beratungs-Zentrum
Klinikum Fulda gAG
Pacelliallee 4
36043 Fulda

Prof. Dr. med. habil. Eva Robel-Tillig
Chefärztin des Fachbereichs
Neonatologie und Pädiatrische Intensivmedizin
Klinikum St. Georg gGmbH
Delitzscher Straße 141
04129 Leipzig

Prof. Dr. med. Ingolf Schiefke
Klinik für Gastroenterologie und Hepatologie
Klinikum St. Georg gGmbH
Delitzscher Straße 141
04129 Leipzig

Dr. rer nat. Tatjana Schütz
Dipl. Ernährungswissenschaftlerin
Integriertes Forschungs- und
Behandlungszentrum Adipositas-Erkrankungen
Forschungsbereich Bariatrische Chirurgie
Stephanstr. 9c
04103 Leipzig

Lars Selig
Ernährungsambulanz/Adipositasambulanz am
Universitätsklinikum Leipzig
Leitender Ernährungstherapeut/staatlich
anerkannter Diätassistent
(VDD, VFED – Zertifikat)
Liebigstr. 20
04103 Leipzig

Dr. rer. nat. Dietmar Stippler
Leitung Gesundheitspolitik
Abteilung Public Health Care Management
Nutricia GmbH
Danone Medical Nutrition
Allee am Röthelheimpark 11
91052 Erlangen

Frau Sindy Tomaschewsky
Dipl. Ernährungswissenschaftlerin
Abt. Klinische Ernährung der
Klinik für Allgemein- und Visceralchirurgie
Klinikum St. Georg gGmbH
Delitzscher Str. 141
04129 Leipzig

Dr. rer. nat. Luzia Valentini
Dipl. Ernährungswissenschaftlerin
Charité-Universitätsmedizin Berlin
Med. Klinik Gastroenterologie, Infektiologie
und Rheumatologie (inkl. Arbeitsbereich
Ernährungsmedizin)
Charitéplatz 1
10117 Berlin

Dr. med. Ingo Wallstabe
Klinik für Gastroenterologie und Hepatologie
Klinikum St. Georg gGmbH Leipzig
Delitzscher Str. 141
04129 Leipzig

Prof. Dr. med. Arved Weimann, M.A.
Geschäftsführender Chefarzt
Klinik für Allgemein- und Visceralchirurgie
Klinikum St. Georg gGmbH
Delitzscher Straße 141
04129 Leipzig

1 Grundlagen

1.1 Anatomie und Physiologie der Verdauungsorgane

Lars Selig und Sabine Ohlrich

Das Verdauungssystem

Über den Verdauungstrakt, welcher insgesamt ungefähr neun Meter lang ist, werden die Nährstoffe mechanisch und chemisch so zerkleinert, dass sie vom Körper aufgenommen und somit allen Organen zur Verfügung gestellt werden; Nicht verwertbare Nahrungsbestandteile werden zusammen mit Schleimen und Bakterien ausgeschieden, dies wird als Faeces bezeichnet. Die einzelnen Verdauungsorgane haben verschiedene Aufgaben, die im Folgenden erläutert werden; zusätzlich findet sich eine tabellarische Zusammenfassung am Ende dieses Kapitels. Verdauungsdrüsen haben die Aufgabe, Sekrete abzugeben, welche die Nahrung chemisch zersetzen (aufspalten). Eine Zusammenfassung der Verdauungssäfte, deren Bildungsort und Funktionen finden Sie ebenfalls am Ende dieses Kapitels.

Mundhöhle (Cavum oris)

Die Mundhöhle bildet den Anfang des Verdauungskanals, sie dient der Aufnahme und Zerkleinerung von Speisen sowie Getränken für die weitere Verdauung im Magen-Darm-Trakt sowie der sensorischen Wahrnehmung und Nahrungskontrolle.
Die Zunge ist in der Lage, gelöste Geschmacksstoffe zu erfassen. Die Geschmackknospen können jeweils nur einen Grundgeschmackstoff (süß, sauer, salzig, bitter) erkennen, deren Kombination erfolgt dann im Gehirn. Da beim Zerkauen auch Geruchsstoffe frei werden, die über den Rachen in die Nasenhöhle aufsteigen, ist die endgültige Wahrnehmung immer eine Kombination aus Geruch und Geschmack. Das wird besonders deutlich, wenn durch Schnupfen o.ä. die Geruchswahrnehmung beeinträchtigt ist.
Drei paarige Speicheldrüsen geben ihr Sekret in die Mundhöhle ab.
Pro Tag werden ungefähr 1,5 Liter Speichel produziert, die Zusammensetzung hängt meist von der Nahrungsaufnahme ab, der überwiegende Teil besteht jedoch aus Wasser. Dies dient der Verflüssigung des Speisebreis, der durch Beimischung von Schleimstoffen gleit- und transportfähig wird. Ein wichtiger Bestandteil des Speichels ist Ptyalin, eine α-Amylase, die der Vorverdauung von Kohlenhydraten (eigentlich Stärke = Amylium, siehe weitere Aussagen im Text) dient. Die im Speisebrei vorhandenen langkettigen Stärkebestandteile werden in kürzere Oligosaccharide zerlegt. Darüber hinaus enthält der Speichel auch Immunglobuline.

„Mundverdauung"

In der Mundhöhle beginnt der physikalische und chemische Abbau der Nahrung. Die Nahrung wird geprüft, zerkleinert und mit Speichel durchmischt.

Nach der mechanischen Zerkleinerung durch die Zähne erfolgt die Wahrnehmung von chemischen (z.B. Schimmel) oder mechanischen (z.B. Fischgräten) Fremdanteilen und die Durchmischung mit Speichel. Dieser hat die Aufgabe, den Nahrungsbrei zu verdünnen, die Verdauung stärkehaltiger Nährstoffe zu beginnen, schädliche Stoffe wegzuspülen, schmackhafte Stoffe zu lösen und die Mundschleimhaut feucht zu halten.

Es folgt der Transport der Nahrung, der Schluckakt, welcher sich in drei Phasen einteilen lässt.

1. Das willkürliche Drängen des Mundinhaltes in den Rachenraum durch Hochdrücken der Zunge.
2. Der Bolus wird aus dem Rachenraum in den Oesophagus befördert, gleichzeitig erfolgt ein Verschliessen der Trachea und ein reflektorisches Anhalten der Atmung (Schluckapnoe).
3. Der reflektorische Transport der Nahrung durch den Oesophagus.

Pro Bolus ist ein Schluckakt nötig. Bei Dysphagien ist das komplexe Zusammenspiel der Abläufe gestört. Unvollständiges Schlucken und häufiges Verschlucken sind die Folge. Der Mageneingang (Cardia) ist normalerweise verschlossen, beim Schlucken wird dieser jedoch reflektorisch geöffnet (beim Erbrechen gesprengt).

Speiseröhre (Oesophagus)

Dieser Begriff kommt aus dem Griechischen und heißt übersetzt „Essensträger". Die Speiseröhre ist ein muskulöser Schlauch und verbindet den Schlund mit dem Magen.

- ungefähr 25 cm lang, Durchmesser bis zu 3 cm
- drei Abschnitte: Halsteil, Brustteil und Bauchteil,
- gut dehnbar
- drei Engstellen:
    - Ringknorpelstelle (auf Höhe des Larynx/Kehlkopf)
    - Aortenenge (auf Höhe des Aortenbogens),
    - Zwerchfellenge, (Durchtrittsstelle der Speiseröhre am Diaphragma/Zwerchfell).

Peristaltik ist eine typische Bewegung im gesamten Verdauungstrakt. Der Durchtritt von fester Nahrung durch die Speiseröhre dauert 5–6 Sekunden.

Magen (Gaster, griechisch – Ventrikulus, lateinisch)

Der Speisebrei gelangt von der Speiseröhre in den Magen. Größe, Form und Lage des Magens sind nie konstant, sondern immer abhängig von Füllungszustand, Lebensalter, Geschlecht und der Konstitution des jeweiligen Menschen. Der mäßig gefüllte

Magen ist ungefähr 25–30 cm lang und hat ein Fassungsvermögen von durchschnittlich 1200–1600 ml.

Die Magenschleimhaut ist in Längsfalten gelegt und weist eine Vielzahl von kleinen Grübchen auf, die der Oberflächenvergrößerung dienen. Man unterscheidet in der Magenschleimhaut drei verschiedene Arten von Zellen bzw. Drüsen. Die Hauptzellen produzieren Pepsin und Kathepsin, beides Vorstufen der eiweißspaltenden Enzyme. Die Belegzellen produzieren Magensäure und die Nebenzellen produzieren Schleim.

„Magenverdauung"

Der Speisebrei erhält durch den Magensaft einen stark sauren pH-Wert (2–3). Je nach Verdauungsleistung werden pro Tag 2–3 Liter Magensaft abgesondert.

Aufgaben des Magensaftes:

- Abtötung von Mikroorganismen, Eiweißdenaturierung
- Aktivierung von eiweißverdauenden Enzymen (Pepsin und Kathepsin)

Ein wichtiger Bestandteil des Magensaftes ist der sogenannte Intrinsic Faktor. Dieses Eiweißmolekül verbindet sich mit dem mit der Nahrung aufgenommenen Vitamin B12, welches in diesem Zusammenhang als Extrinsic Faktor bezeichnet wird. Nur in dieser Kombination kann es im Dünndarm resorbiert (aufgenommen) werden. Vitamin B12 wird u.a. zur Bildung der Erythrozyten benötigt, ein Fehlen oder Mangel führt zur perniziösen Anämie (Blutarmut).

Dünndarm (Intestinum tenue)

Der Dünndarm ist mit vier bis fünf Metern der längste Teil des Verdauungstraktes.

Makroskopische Gliederung:

- Duodenum (Zwölffingerdarm),
- Jejunum (Leerdarm)
- Ileum (Krummdarm)

Es besteht ein Zusammenhang zwischen Aufbau und Funktion der Darmschleimhaut. Der Dünndarm weist eine dreifache Oberflächenvergrößerung auf.

1. Stufe: Faltung der Darmwand
2. Stufe: Die Schleimhaut besitzt Ausstülpungen (Zotten) und Einstülpungen (Krypten)
3. Stufe: Die freie Seite der Epithelzellen ist mit einem Bürstensaum (Mikrovilli) besetzt.

Dadurch erreicht der Darm ideale Voraussetzungen zur Aufnahme der Nährstoffe, seine Oberfläche beträgt ca. 200 m². Daneben ist der Darm ein wichtiges Immunorgan. Er enthält die meisten immunkompetenten Zellen des Körpers (ca. 2/3 der Lymphozyten).

Als Resorption bezeichnet man den Übertritt der verdauten Nährstoffe durch die Darmwand. Resorbierte Monosaccharide und Aminosäuren werden über das Blutgefäßsystem transportiert, Fettsäuren hingegen auf dem Lymphweg. Läuft die Verdauung nicht regelgerecht ab, entstehen keine resorbierbaren Spaltprodukte. Somit folgt auf eine Verdauungsstörung zwangsläufig immer eine Resorptionsstörung.

„Dünndarmverdauung"

Aufgaben:

*   Mischung und Weitertransport des Chymus durch die Darmperistaltik,
*   chemischer Abbau aller drei Grundnährstoffe (Eiweiß, Fette und Kohlenhydrate) durch entsprechende Enzyme
*   Resorption (Aufnahme) der Nährstoffe.

Pro Tag werden ungefähr 1–1,5 Liter Pankreassaft, durch die Stimulation bei der Nahrungsaufnahme via Cholecystokinin, abgegeben. Pankreasenzyme lassen sich in drei Gruppen unterteilen:

1. Eiweißspaltende Enzyme/Proteasen:
    Trypsin/Chymotrypsin/Erepsin
    Trypsin und Chymotrypsin werden im Pankreas als ihre Vorstufen Trypsinogen und Chymotrypsinogen gebildet und erst im Duodenum durch das Enzym Enterokinase aktiviert.
2. Kohlenhydratspaltende Enzyme:
    Alpha-Amylase/Glukosidasen
3. Fettspaltende Enzyme/Lipase:
    Lipase kann das Fett erst dann „angreifen", wenn es durch Gallenflüssigkeit in feinste Teilchen emulgiert ist.

Bauchspeicheldrüse (Pankreas)

Das Pankreas liegt retroperitoneal und ist gemeinsam mit der Leber über einen Ausführungsgang mit dem Duodenum verbunden. Die Öffnung dieses Ausführungsganges wird als Papilla duodeni major bezeichnet.

Das Pankreas ist sowohl eine exokrine als auch endokrine Drüse. Die vom exokrinen Teil (98 % des Gewebes) gebildeten Verdauungssäfte enthalten die Enzyme, welche im Dünndarm eine Spaltung der Nahrungsbestandteile bewirken. Der endokrine Anteil des Pankreas (ca. 2 % des Gewebes) liegt als Langerhans' Inseln eingebettet im exokrinen Gewebe. Dort werden mit Insulin und Glukagon die zentralen Hormone zur Steuerung der Glukosehomöostase gebildet.

Darmsaft (des Dünndarms) besteht zum größten Teil aus Muzinen (Schleimstoffe) und Verdauungsfermenten (Enzyme), die in der Darmschleimhaut gebildet werden. Von besonderer Bedeutung sind:

- Kohlenhydratspaltende Enzyme – Disaccharidasen = Maltase, Laktase, Saccharase
- Eiweißspaltende Enzyme – Dipeptidasen

Leber (Hepar)/Galle (Vesica fellea oder biliaris)

Die Leber liegt ebenfalls außerhalb des Darmkanals und wird nach außen durch eine Bindegewebskapsel abgegrenzt. Sie wiegt ungefähr 1500 g und macht damit ca. 2 % des Körpergewichtes aus. Die Leber ist außerdem weich und verformbar und kann sich daher gut an die benachbarten Organe anpassen. Eine gesunde Leber ist nicht tastbar. Die Leber hat die Aufgabe, alle resorbierten Nährstoffe so aufzubereiten, dass sie für die Körperzellen verfügbar werden. Sie sorgt als Glykogenspeicher für die kurzfristige Glukosehomöostase des Organismus. Daneben finden hier wichtige Abbau- und Entgiftungsvorgänge statt, z.B. für Alkohol und viele Medikamente. Die Leber ist in der Lage, Cholesterol selbst zu bilden bzw. dieses über die Gallenflüssigkeit auszuscheiden. Ammoniak, der beim Abbau der Eiweiße anfällt, wird in Harnstoff überführt und somit über die Niere ausscheidungsfähig. Auch Bilirubin, ein Abbauprodukt aus dem Hämoglobinstoffwechsel, wird ausscheidungsfähig gemacht und über den Gallensaft ausgeschieden. Es sorgt für die Färbung der Galle.

Als größte exokrine Drüse produziert die Leber die Gallenflüssigkeit. Der Abfluss erfolgt über ein gut ausgebildetes Gallengangsystem.

Die Gallenblase ist ein kleines birnenförmiges Säckchen und besitzt eine muskulöse Wand. Die Innenseite ist mit Mukosa (Schleimhaut) gefüllt. Sie ist ungefähr 8–10 cm lang und nur mäßig dehnbar. Die Hauptaufgabe der Gallenblase besteht darin, die Gallenflüssigkeit aus der Leber einzudicken, zu speichern und bei Bedarf an das Duodenum abzugeben. Bei üblichen Fettmengen ist der kontinuierlich von der Leber gebildete Gallensaft ausreichend, d.h. die Gallenblase entleert sich nur, wenn besonders große Fettmengen anfallen. Dies wird durch Gewebshormone unterstützt.

Der Gallensaft bewirkt die Fettemulgierung, dadurch wird das Nahrungsfett erst für die Lipase angreifbar. Desweiteren spielt er eine Rolle bei der Mizellenbildung. Dabei werden die Fettbausteine (Fettsäuren, fettlösliche Vitamine, Monoglyzeride) so zusammengelagert, dass ein Transport durch die Darmwand möglich wird. Der größte Teil des Gallensaftes wird zurückresorbiert und gelangt über den enterohepatischen Kreislauf zurück zur Leber und kann dort z.T. wieder verwertet werden.

Dickdarm (Colon, griechisch – Intestinum crassum, lateinisch)

Das Colon ist ungefähr 1,3–1,5 Meter lang und bildet gemeinsam mit dem Rektum das Ende des Verdauungskanals. Der Durchmesser ist nie konstant, sondern abhängig vom Füllungszustand und den Kontraktionen (Darmbewegungen).

Makroskopische Einteilung:

- Caecum (Blinddarm) mit Appendix vermiformis (Wurmfortsatz),
- Colon ascendens (aufsteigender Dickdarm),
- Colon transversum (querverlaufender Dickdarm),

- Colon descendens (absteigender Dickdarm),
- Colon sigmoideum („S"-förmig verlaufender Dickdarm),
- Rektum (Mastdarm) und Anus (After)

Die Hauptfunktion des Dickdarms ist es, den flüssig-breiigen Inhalt aus dem Dünndarm einzudicken, zu verfestigen und zu Faeces zu formen. Dieser Vorgang dauert 12–24 Stunden. Im Dickdarm findet die Peristaltik sowohl propulsiv (= vorwärts) als auch retrograd (= rückwärts) statt. So wird der Darminhalt immer wieder hin und her bewegt. Es werden dabei Wasser und Mineralien entzogen, die dem Körperkreislauf wieder zugeführt werden. 2–3 mal am Tag finden sog. Massenbewegungen statt, bei denen größere Stuhlmengen in Richtung Rektum transportiert werden. Der Dickdarm ist im Gegenteil zum Dünndarm bakteriell besiedelt. Mit 0,5–1 kg bakterieller Zellmasse gibt es im Darm mehr Bakterien als Körperzellen. Es handelt sich um ein Gemisch aus pathogenen und apathogenen Bakterien. Normal ist, dass die apathogenen die pathogenen Bakterien „in Schach" halten, es besteht ein Gleichgewicht. Eine wichtige Aufgabe ist die bakterielle Fermentierung der Ballaststoffe, ebenso kann dort Vitamin K gebildet werden. Grundsätzlich wird unterschieden in

- dauerhaft vorkommende Bakterien, z.B. E. coli
- zeitweilig vorkommende Bakterien (= „Touristen"), sie kommen mit der Nahrung und verschwinden wieder

Grundsätzlich weist jeder Mensch eine individuelle Prägung der Darmflora auf. Diese entwickelt sich bis zum 3. Lebensjahr.

Aufgrund des unterschiedlichen Milieus von Dünndarm und Dickdarm sind beide durch eine schließende Klappe getrennt, die sogenannte Valva ileocaecalis.

Die folgenden Tabellen liefern einen Überblick über die ablaufenden Vorgänge bei der Verdauung und Resorption der Grundnährstoffe.

Tabelle 1.1: Verdauungssäfte – Bildungsort und Funktion

Verdauungssaft	Bildungsort	Bestandteile	Wirkung / Funktion
Speichel Menge: 1-1,5 l/d	Speicheldrüsen	Wasser	Lösungsmittel + Spülen
		Mucine	gleitfähig machen
		Antikörper	Abwehr
		α-Amylase	Stärkespaltung
		(Lipase)	nur Beimengung, wirkt erst im Magen, besondere Bedeutung bei Säuglingen
Magensaft Menge: 2-3 l/d	Magenschleimhaut	HCl	(1) Bakteriozide Wirkung (2) Aktivierung v. Pepsinogen (3) Eiweißdenaturierung
		Mucine	Schutz der Magenwand
		Pepsinogen	Eiweißspaltung
		Intrinsic-Faktor	Bindung an Vitamin B12
		Zungengrund Lipase	Spaltung bereits emulgierter Nahrungsfette

Gallensaft Menge: 0,5–1 l/d	Leber	Bicarbonat	Neutralisieren des Mageninhalts (Puffer)
		Gallensäuren	Fettemulgierung
		Bilirubin	Ausscheidungsprodukte
		Cholesterin	
Pankreassaft Menge: 1–2 l/d	Pankreas	Bicarbonat	Neutralisieren des Mageninhalts (Puffer)
		Proteasen: Trypsinogen Chymotrypsinogen	Eiweißspaltung in der Kettenmitte, es entstehen kurze Aminosäure-Ketten AS = Aminosäure
		Peptidase: Carbopeptidase	Abspaltung endständiger AS
		α-Amylase	Stärkespaltung
		Glukosidase	Abspaltung endständiger Monosaccharide
		Lipase	Fettspaltung in Monoglyzeride und freie Fettsäuren
Dünndarmsaft Menge: ca. 1 l/d	Dünndarm-Schleimhaut	Peptidasen Dipeptidasen	Eiweißspaltung in Aminosäuren bzw. Dipeptide, Abschluss der Eiweißverdauung
		Disaccharidasen: Saccharase	Spaltung der Disaccharide Abschluss der Kohlenhydratverdauung Glukose + Fruktose
		Laktase	Glukose + Galaktose
		Maltase	Glukose + Glukose
		Nukleotidasen	Spaltung der Nukleinsäuren

Tabelle 1.2: Übersicht – Verdauung der Grundnährstoffe

Abschnitt	Motorische Vorgänge	beteiligte Enzyme	Wirkung und Ergebnis
Mundhöhle	Abbeißen, Kauen, Durchmischen mit Speichel, Schlucken	α-Amylase	Stärkespaltung, max. bis zur Maltose
		Lipase	nur Beimengung, wirkt noch nicht
Speiseröhre	Peristaltik zum Transport	keine	
Magen	Aufnahme und Sammeln der Nahrung einer Mahlzeit, Nahrungsspeicherung, endgültige Zerkleinerung zu Chymus, Durchmischung mit Magensaft, Pylorus gibt Mageninhalt schubweise an den Dünndarm ab	Magensaft, bestehend aus: Magensalzsäure (Belegzellen) Pepsin(ogen) (Hauptzellen) Magenschleim (Nebenzellen) Lipase aus der Mundhöhle	→ Eiweißdenaturierung, Keimabwehr, Aktivierung von Pepsin → Spaltung langer AS-Ketten in Kettenbruchstücke → Schutz der Magenwand tw. Fettemulgierung durch Magenmotorik Spaltung bereits emulgierter kurzkettiger FS AS = Aminosäure, FS = Fettsäure

		Gallensaft	→ Fettemulgierung
Duodenum	Transport und Vermischung mit Pankreassaft und Galle		Aktivierung der eiweißspaltenden Enzyme
		Pankreassaft, bestehend aus: Proteasen, Peptidasen	
		Lipase	→ Eiweißspaltung in freie AS und Dipeptide
		α-Amylase, Glukosidasen	→ Fettspaltung in Monoglyzeride und freie Fettsäuren = **Abschluss der Fettverdauung**
		Gallensaft	→ vollständige Spaltung der Stärke bis zur Maltose
			Mizellenbildung – Fettbausteine werden resorbierbar
Dünndarm (bes. Jejunum)	Weitere Vermischung, Zottenkontraktion, Transport	Darmsaft, bestehend aus: Dipeptidasen	→ Spaltung der Dipeptide in freie AS **Abschluss der Eiweißverdauung**
		Disaccharasen Maltase Saccharase	→ spaltet Maltose in Glukose → spaltet Saccharose in Glukose und Fruktose
	Nährstoffresorption	Laktase	→ spaltet Laktose in Glukose und Galaktose **Abschluss der Kohlenhydratverdauung**
Colon	Sammeln der unverdaulichen Reste, Transport	keine	Eindicken der Nahrungsreste, bakterielle Fermentierung
Rektum und After	Sammlung der auszuscheidenden Reste, Ausscheidung	keine	

Literatur

Schlieper CA: Grundfragen der Ernährung. Handwerk und Technik, 20. Auflage (2010)
Rehner G, Daniel H: Biochemie der Ernährung. Spektrum Akademischer Verlag Heidelberg, 3. Auflage (2010)
Schiebler TH: Anatomie. Springer Medizin Verlag, 9. Auflage (2005)

1.2 Makro- und Mikronährstoffe

Lars Selig und Sabine Ohlrich

Fette

Nahrungsfett besteht aus drei Fettsäuren, die mit dem Alkohol Glyzerin eine Bindung eingehen. Sie werden deshalb auch als Triglyceride bezeichnet (Abbildung 1.1).

Abbildung 1.1: Modell Trigylcerid

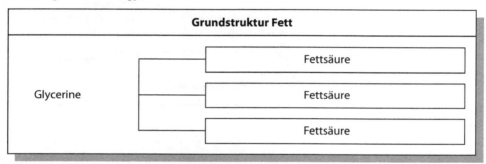

Die Fettsäuren sind der prägende Baustein für die Eigenschaften und physiologischen Wirkungen eines Fettes und unterscheiden sich u.a. in ihrer Kettenlänge und/oder ihrem Sättigungsgrad. Bei der Kettenlängen wird in kurz-, mittel- und langkettig unterschieden, dies richtet sich nach der Anzahl der im Fettsäuremolekül vorkommenden Kohlenstoffatome. Beim Sättigungsgrad (Abbildung 1.2) wird in gesättigt, einfach ungesättigt und mehrfach ungesättigt unterschieden, je nachdem, ob die freien Valenzen der Kohlenstoffatome mit Wasserstoffatomen abgesättigt sind oder nicht und somit Doppelbindungen in der Kohlenstoffkette vorkommen.

Abbildung 1.2: Modellhafte Abbildung der Fettsäuren

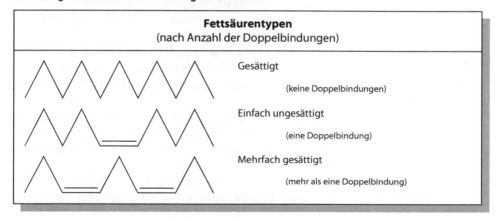

Fettsäuren lassen sich nach unterschiedlichen Kriterien systematisieren bzw. einteilen, die folgenden Tabellen 1.3 und 1.4 zeigen zwei Möglichkeiten auf.

Tabelle 1.3: Einteilung nach dem Sättigungsgrad

	Gesättigte Fett-säuren	Ungesättigte Fettsäuren (FS)	
	GFS (SFA[1])	einfach ungesättigte FS EUFS (MUFA[2])	mehrfach ungesättigte FS MUFS (PUFA[3])
Bindungen zwischen den C-Atomen	nur Einfachbindungen	1 Doppelbindung in der Kohlenstoffkette	Zwei und mehr Doppelbindungen in der Kohlenstoffkette
Eigenschaften	sehr reaktionsträge erhöhen den Blut-Fett-Spiegel	↓ Wirkungen auf den Blut-Fett-Spiegel, LDL-senkend	sehr reaktionsfreudig z.T. essenziell
Vorkommen	eher in tierischen als in pflanzlichen Fetten Kokosfett	Rapsöl Olivenöl 50 % des Fetts in Schweineschmalz	Sonnenblumenöl Rapsöl

[1] engl. Saturated Fatty Acid
[2] engl. Monounsaturated Fatty Acid
[3] engl. Polyunsaturated Fatty Acid

Tabelle 1.4: Einteilung nach der Anordnung der Doppelbindung

	n 3 (bzw. Omega 3)	n 6 (bzw. Omega 6)	n 9 (bzw. Omega 9)
Beschreibung	Richtet sich nach der Stellung der Doppelbindung in der Kohlenstoff-Kette, ausgehend vom Methylende		
	3 = am 3. C-Atom	6 = am 6. C-Atom	9 = am 9. C-Atom
Vertreter (Beispiele)	Alpha-Linolensäure Eicosapentaensäure	Linolsäure Arachidonsäure (Eicosatetraensäure)	Ölsäure

Gesättigte Fettsäuren kommen vorrangig in tierischen Fetten vor und haben meist eine feste Konsistenz und einen hohen Schmelzpunkt (Beispiel: Speck). Ausnahmen bilden hier Kokos- und Palmkernfett, beide Fette enthalten fast ausschließlich gesättigte Fettsäuren.

Einfach ungesättigte Fettsäuren kommen vorrangig in pflanzlichen Fetten vor wie z.B. in Olivenöl, aber auch in tierischen Fetten wie Schweineschmalz. Einfach ungesättigte Fettsäuren senken das LDL-Cholesterin und können die Menge an HDL-Cholesterin leicht anheben.

Mehrfach ungesättigte Fettsäuren werden zum Aufbau von Zellmembranen benötigt. Bei Mangel an essenziellen Fettsäuren kommt der aktive Stoffwechsel zum Erliegen und es treten diverse Mangelerscheinungen, wie Hautveränderungen, Infektionsanfälligkeiten oder Haarausfall auf.

Die beschriebenen günstigen Wirkungen auf den Blutfettspiegel werden bevorzugt bei einem definierten Mischungsverhältnis der unterschiedlich gesättigten Fettsäuren zueinander erreicht. (Siehe Kapitel „*1.3 Energie- und Nährstoffbedarf von Gesunden und Kranken*" bzw. „*2.1 Rationalisierungsschema*".)

Fett ist mit 38,9 kJ/g bzw. 9 kcal/g der energiereichste Nährstoff und hat vielfältige Aufgaben. Die Deutsche Gesellschaft für Ernährung (DGE) empfiehlt eine Tageszufuhr von 60 g bis max. 80 g am Tag. Der tatsächliche Konsum ist fast doppelt so hoch, daher entstehen Risiken für Krankheiten wie Adipositas, Dyslipoproteinämie und zahlreiche Komorbiditäten. Fett ist aber nicht nur Energielieferant und Träger von Geschmacks- und Aromastoffen, sondern auch ein wichtiger Körperbaustoff, zum Beispiel zur Wärmeisolierung und Polsterung. Ebenso sind Fette Lieferanten von essenziellen, also lebensnotwendigen, Fettsäuren und somit als Strukturmaterial der Körperzellen unverzichtbar. Fette gelten ebenso als Trägerstoffe für fettlösliche Vitamine.

Cholesterol[1]

Cholesterol ist eine fettähnliche Substanz, die sowohl in tierischen Fetten enthalten ist, aber auch vom Körper selbst, hauptsächlich in der Leber, gebildet wird. Cholesterol ist Bestandteil der Zellmembran und sorgt damit für die Elastizität der Zellen. Ebenfalls bildet es die Vorstufe von:

- Gallensäure → wird zur Fettverdauung benötigt
- Steroidhormonen → dienen zur Regulation des Stoffwechsels
- Vitamin D → ist an der Kalziumhomöostase beteiligt und spielt damit eine wichtige Rolle im Knochenstoffwechsel

Cholesterol wird im Körper mittels LDL transportiert, überschüssiges Cholesterol wird durch HDL zur Leber zurückgeführt. Insbesondere bei hohem LDL-Spiegel und niedrigen HDL-Werten wird Cholesterol von den Makrophagen an der Arterienwand aufgenommen, was den Ausgangspunkt für die Entwicklung einer Arteriosklerose mit all ihren Folgeerkrankungen bilden kann.

Kohlenhydrate (KH)

Für den Menschen bilden Kohlenhydrate den mengenmäßigen Hauptanteil der Nahrung und sind ein dominanter Energielieferant. Sie kommen ausschließlich in Pflanzen vor und werden dort durch Photosynthese gebildet. Grundbausteine aller Kohlenhydrate sind Monosaccharide (Einfachzucker) wie Glukose oder Fruktose. Kohlenhydrate haben die Aufgabe, Energie als Leistungsenergie für Muskeln, Gehirn und zahlreiche Stoffwechselvorgänge zu liefern.

Die folgenden Tabellen 1.5 und 1.6 stellen die Einteilung der Kohlenhydrate dar:

---

1 Cholesterol = chemisch korrekte Bezeichnung, Cholesterin = üblicher Sprachgebrauch

Tabelle 1.5: Monosaccharide → sind die kleinsten Bausteine der KH, nur in dieser Form kann unser Körper Kohlenhydrate verwerten.

Vertreter	Glukose	Galaktose	Fruktose
Aufbau $C_6H_{12}O_6$	Aldohexose		Ketohexose
Vorkommen	in Früchten in freier Form, im Blut aller Säugetiere	nur in gebundener Form	in Früchten in freier Form

Tabelle1.6: Disaccharide → sie entstehen durch Verknüpfung zweier Monosaccharide über glykosidische Bindung

Vertreter	Saccharose		Maltose		Laktose	
Aufbau	Fruktose	Glukose	Glukose	Glukose	Glukose	Galaktose
Vorkommen	Rohr- oder Rübenzucker Sonderform: Invertzucker (Honig)		als Spaltprodukt der Stärke entsteht beim Malzen		Milch	

Polysaccharide → bestehen aus einer großen Anzahl Monosacchariden, die über glykosidische Bindung verbunden sind. Wichtige Vertreter sind z.B. Stärke und Glykogen. Sonderform: **Oligosaccharide** → bestehen aus mehreren Monosaccharid-Molekülen, Vertreter sind z.B. Dextrine, diese fallen als Zwischenprodukt beim Stärkeabbau an.

Ballaststoffe

Ballaststoffe sind unverdaubare Nahrungsbestandteile und spielen bei der energetischen Bilanz/Energieberechnung keine Rolle. Der Begriff „Ballaststoffe" entstammt der Zeit, als diese Nahrungsbestandteile für den Menschen als überflüssig angesehen wurden.

Ballaststoffe bestehen wie die Kohlenhydrate ebenfalls aus Monosacchariden, deren Bindungen aber von menschlichen Verdauungsenzymen nicht aufspaltbar sind. So gelangen die Ballaststoffe nur mechanisch zerkleinert durch den Verdauungtrakt und werden wieder ausgeschieden. Ein Teil von ihnen kann durch die Dickdarmbakterien fermentiert werden.

Ballaststoffe sind für unsere Verdauung allerdings wichtig, da sie wichtige Aufgaben bei der Verdauungsregulation erfüllen.

Ballaststoffe

- binden Wasser, quellen auf und führen so zu einem lang anhaltenden Sättigungsgefühl und einer gut transportfähigen Stuhlkonsistenz,
- regen die Ausschüttung von Verdauungssäften an und beschleunigen die Darmpassage des Nahrungsbreis,
- fördern das Wachstum von apathogenen Darmbakterien und sorgen so für eine günstige Darmflora,
- haben eine resorptionsverzögernde Wirkung und damit einen regulierenden Einfluss auf den Blutzuckeranstieg,

- binden Cholesterin im Darm und können zu seiner Ausscheidung beitragen, was eine Cholesterinsenkung unterstützt,
- regen die Kautätigkeit an, was wiederum die Speichelproduktion erhöht und somit einer Kariesentstehung entgegenwirkt.

Die tägliche Nahrung sollte ca. 30 g Ballaststoffe enthalten. Kann bzw. muss eine Person mehr oder weniger Energie aufnehmen, lässt sich die Zufuhr gut über die Ballaststoffdichte ermitteln. Für Männer werden 12,5 g, für Frauen 16 g pro 1000 kcal empfohlen. Eine Steigerung der Ballaststoffzufuhr sollte immer mit einer Steigerung der Flüssigkeitszufuhr einhergehen.

Eiweiße

Eiweiße (Proteine) nehmen als Makronährstoff eine Sonderrolle ein. Sie sind der einzige Stickstofflieferant und fungieren als Strukturbildner. Der menschliche Organismus besteht zu 15–20 % aus Eiweiß, das einem ständigen Auf- und Abbau unterliegt. Eiweiße werden nur im Ausnahmefall zur Energiegewinnung herangezogen. Während Fette bzw. Kohlenhydrate in der Ernährung zeitweilig fehlen können, benötigt der Körper eine ständige Zufuhr von Eiweiß.

Eiweiße werden im Darm durch Enzyme in ihre Bestandteile, die so genannten Aminosäuren, zerlegt und können dadurch resorbiert werden. Aus diesen Aminosäuren werden mittels Proteinbiosynthese neue Körpereiweiße gebildet. Diese körpereigenen Eiweiße setzen sich sehr verschiedenartig aus Ketten von mehr als 100 bis zu mehr als 1000 Aminosäuren zusammen. Jedes Eiweiß ist ganz individuell aufgebaut, d.h. die Aminosäuren stehen in einer bestimmten Reihenfolge (Sequenz).

Jedes Eiweiß besitzt dadurch spezifische Eigenschaften. Die körpereigenen Eiweiße werden aus 20 verschiedenen Aminosäuren aufgebaut. Man unterscheidet zwischen „essenziellen" (unentbehrlichen) und „nicht essenzielle" (entbehrliche) Aminosäuren – diese müssen nicht zwangsläufig mit der Nahrung aufgenommen werden, da der Körper in der Lage ist, diese selbst zu produzieren. Essenzielle (unentbehrliche) Aminosäuren können nicht vom Körper selbst synthetisiert werden und müssen daher mit der Nahrung zugeführt werden. In der folgenden Tabelle 1.7 ist die Einteilung der Aminosäuren aufgelistet.

Tabelle 1.7: Einteilung der Aminosäuren (AS) (Modifiziert nach Biesalski H, Bischoff S, Puchstein C: Ernährungsmedizin, Thieme Verlag (2010)

Essenziell (unentbehrlich)	müssen zwingend über die Nahrung zugeführt werden
Threonin	gelten als absolut unentbehrlich
Lysin	
Valin	zählen zu den sog. verzweigtkettigen AS
Leucin	
Isoleucin	
Phenylalanin	zählen zu den sog. aromatischen AS
Tryptophan	

Methionin	enthält ein Schwefel-Atom
Histidin	für Säuglinge und Kleinkinder
Bedingt essenziell (bedingt entbehrlich)	**können aus anderen AS gebildet werden**
Arginin	bei Säuglingen, Kleinkindern und Schwerstkranken
Serin	bei chronischem Nierenversagen
Tyrosin	bei Phenylalanin-Mangel, Frühgeborenen, Sepsis, PKU
Cystein	bei Methion-Mangel, Leberzirrhose
Nicht essenziell (entbehrlich)	**können im Stoffwechsel selbst gebildet werden**
Alanin	
Glycin	
Prolin	
Asparaginsäure / Arginin	
Glutaminsäure / Glutamin	

Eiweiße haben im Organismus zahlreiche Aufgaben:

- Transportproteine, z.B. Hämoglobin transportiert Sauerstoff.
- Speicherproteine, z.B. Ferritin speichert Eisen.
- Bewegungsproteine, z.B. Aktin und Myosin in der Muskulatur ermöglichen die Kontraktion
- Strukturproteine, z.B. Kollagen in Sehnen und Muskeln gibt dem Körper Festigkeit und Formbeständigkeit.
- Enzyme und viele Hormone bestehen aus Eiweißen und bewirken und steuern vielfältige Prozesse.
- Antikörper sind Eiweiße und in der Immunabwehr unabdingbar.

Eiweiße sind nicht speicherbar; bei einer zu hohen Aufnahme von Eiweiß in der Nahrung wird der Überschuss „verbrannt". Der Energiegehalt von Eiweiß entspricht 17 kJ bzw. 4 kcal pro 1 Gramm. Im Hungerstoffwechsel bzw. bei ungenügender Zufuhr von Kohlenhydraten und Fetten wird körpereigenes Eiweiß zur Energiegewinnung herangezogen. In diesen Fällen wird z.B. Muskeleiweiß abgebaut. Gewebe, die eine hohe Umsatzrate aufweisen, sind dann schnell regenerationsgefährdet.

Eine ständig überhöhte Eiweißzufuhr kann den Stoffwechsel und die Niere über die Maßen belasten und langfristig zu Erkrankungen führen. Zumeist werden dabei tierische Lebensmittel verzehrt, die zudem hohe Anteile gesättigter Fettsäuren und Cholesterol enthalten. Eine stark erhöhte Eiweißzufuhr sollte mit einer gesteigerten Flüssigkeitsaufnahme einhergehen, da bei der energetischen Verwertung von überschüssigem Eiweiß Harnstoff als ausscheidungspflichtige Substanz anfällt.

Eiweißmangel hingegen führt, besonders im Wachstumsalter, zu körperlicher und auch zu geistiger Unterentwicklung. Bei ungenügender Eiweißzufuhr sinken die Leistungsfähigkeit und die Widerstandsfähigkeit gegenüber Infektionen.

Neben der Menge von Eiweiß kommt es auf die Qualität des Eiweißes an, die mittels der biologische Wertigkeit angegeben wird. Die biologische Wertigkeit weist aus, wieviel

Gramm körpereigenes Eiweiß aus 100 g Nahrungseiweiß aufgebaut werden können. Die Höhe der biologischen Wertigkeit ist abhängig vom Gehalt und der Relation unentbehrlicher Aminosäuren (Tabelle 1.8).

Tabelle 1.8: Biologische Wertigkeit (BW) und PDCAAS-Werte verschiedener Nahrungsproteine (vgl. Biesalski H, Bischoff S, Puchstein C: Ernährungsmedizin, Thieme Verlag, 2010)

Nahrungsmittel	BW	PDCAAS *
Vollei	100	1,0
Weizenprotein	100	1,0
Kuhmilch	85	1,0
Sojamehl	84	1,0
Rindfleisch	87	0,9
Kartoffeln	96	0,6
Reis	82	0,6
Mais	72	0,5
Weizen	59	0,4
Bohnen	73	0,4
*PDCAAS: Protein Digestibility corrected Amino Acid Score		

Zusätzlich lässt sich die biologische Wertigkeit noch durch eine Kombination von unterschiedlichen Eiweißen erhöhen (Tabelle 1.9). Dabei sollte darauf geachtet werden, dass sich diese hinsichtlich ihres Gehaltes an unentbehrlicher Aminosäuren ergänzen, weshalb in diesem Fall auch vom Ergänzungswert gesprochen wird.

Tabelle 1.9: Biologische Wertigkeit von Eiweißkombinationen = Ergänzungswert (vgl. Biesalski H, Bischoff S, Puchstein C: Ernährungsmedizin, Thieme Verlag, 2010)

Mengenverhältnis (% Eiweiß)		Biologische Wertigkeit
36 % Vollei	+ 64 % Kartoffeln	136
75 % Milch	+ 25 % Weizenmehl	125
68 % Vollei	+ 32 % Weizenmehl	123
76 % Vollei	+ 24 % Milch	119
78 % Rindfleisch	+ 22 % Kartoffeln	114

Werden die Ernährungsgewohnheiten in Deutschland zugrunde gelegt, ist davon auszugehen, dass üblicherweise keine Rücksicht auf die biologische Wertigkeit genommen werden muss. Dies gilt ebenso für den Ergänzungswert. Beides muss jedoch bei Ernährungsweisen oder Erkrankungen beachtet werden, wenn die Eiweißzufuhr eingeschränkt werden muss. Typisch dafür ist die Ernährung im Stadium der Prädialyse oder für Diabetiker beim Auftreten einer Nephropathie.

Der Eiweißbedarf wird üblicherweise überschätzt. Laut DGE sind 0,8 g/kg Körpergewicht pro Tag bedarfsdeckend. Die Durchschnittsbevölkerung nimmt bei gemischter Kost zumeist 1–1,5 g/kg auf. Die Grenze von 2 g/kg sollte nicht überschritten werden, obwohl es für die schädigende Wirkung einer überhöhten Eiweißzufuhr keine direkten experimentellen Nachweise gibt. Neben der bereits beschriebenen Erhöhung der ausscheidungspflichtigen Endmetabolite erhöhen sich die glomeruläre Filtrationsrate und die renale Kalziumausscheidung.

Mikronährstoffe

Mikronährstoffe liefern keine Energie, sind jedoch für den Aufbau des Körpers und viele Stoffwechselvorgänge unabdingbar. Ihre Zufuhr liegt mengenmäßig deutlich unter der von den sogenannten Makronährstoffe Eiweiß, Fett und Kohlenhydrate. Zu den Mikronährstoffen zählen Vitamine, Mineralstoffe und Spurenelemente. Grundsätzlich lässt sich der Bedarf durch eine vollwertige und ausgewogene Ernährung nach den DGE-Regeln decken. Im Erkrankungsfall sollte der Versorgungsstatus geprüft werden und es kann ggf. eine Substitution notwendig werden.

Vitamine

Vitamine haben lebenswichtige Funktionen. Sie unterstützen Stoffwechselvorgänge und sind am Aufbau körpereigener Substanzen, wie zum Beispiel von Enzymen, Hormonen und Blutzellen, beteiligt.
Fast alle Lebensmittel enthalten Vitamine. Bei einer gesunden und ausgewogenen Ernährung mit pflanzlichen und tierischen Lebensmitteln ist deshalb die Vitaminversorgung weitestgehend gesichert.

Vitamine lassen sich in zwei Gruppen einteilen: Wasserlösliche und fettlösliche Vitamine (Tabelle 1.10). Wasserlösliche Vitamine müssen kontinuierlich zugeführt werden, da bis auf wenige Ausnahmen keine Speicherung im menschlichen Körper möglich ist. Überschüssige Mengen werden über den Urin ausgeschieden. Fettlösliche Vitamine können für den menschlichen Körper nur zur Verfügung stehen, wenn gleichzeitig fetthaltige Lebensmittel aufgenommen werden. Sie werden im menschlichen Fettgewebe gespeichert, so dass ein Vitaminmangel erst verzögert auftritt.
Einige Vitamine können durch körpereigene Synthese gebildet werden.
Dazu zählen:
Vitamin D: Für die Bildung unabdingbar ist eine Sonnenexposition. Kranke oder hochbetagte Personen, die sich nur selten im Freien aufhalten können, sind deshalb besonders gefährdet, einen Mangel auszubilden.
Vitamin K: Die Synthese erfolgt durch die Darmbakterien. Hierfür ist eine intakte Darmflora Voraussetzung. Mangelerscheinungen entstehen häufig nach Chemotherapie, Bestrahlung oder längerfristiger Antibiotika-Therapie.
Vitamin A: Voraussetzung ist die Zufuhr der pflanzlichen Vorstufe ß-Carotin.
Zu Vitamin-Mangelerscheinungen kommt es bei:
-    Unterernährung oder einseitiger Ernährung
-    gestörter Vitaminaufnahme aus dem Darm, z.B. bei Malabsorption
-    erhöhtem Vitaminbedarf, z.B. während Schwangerschaft und Stillzeit.

Tabelle 1.10: Übersicht Vitamine (vgl. Biesalski H, Bischoff S, Puchstein C: Ernährungsmedizin, Thieme Verlag, 2010)

Vitamine	Mangelerkrankung
Fettlösliche Vitamine	
Vitamin A (Retinoide)	Nachtblindheit
Vitamin D (Calciferol)	Rachitis bei Kindern Osteomalazie bei Erwachsenen
Vitamin E (Tocopherole)	Keine spezifische Symptomatik
Vitamin K (Phyllo- und Menachinone)	Fehlende Blutgerinnung
Wasserlösliche Vitamine (Auswahl)	
Vitamin B 1 (Thiamin)	Beri-Beri
Vitamin B 2 (Riboflavin)	Pellagra, hypochrome Anämie
Vitamin B 6 (Pyridoxin)	Störung der Proteinsynthese
Vitamin B 12 (Cobalamin)	Perniziöse Anämie
Vitamin C (Ascorbinsäure)	Skorbut
Folsäure	Anämie

Mineralstoffe und Spurenelemente

Mineralstoffe zählen zu den anorganischen Nahrungsbestandteilen. Sie werden in Mengen- und Spurenelemente unterteilt. Zu den Mengenelementen zählen Natrium, Kalium, Magnesium, Chlorid, Kalzium und Phosphor. Der Körper besitzt etwa drei bis vier Kilogramm davon. Der Körperbestand der Spurenelemente liegt dagegen bei nur etwa zehn Gramm. Zu diesen Elementen gehören beispielsweise Jod, Zink, Fluor und Mangan.

Die Mineralstoffe sind auf sehr vielfältige Weise in die Körperfunktionen integriert. Sie dienen als Baustoff für Knochen und Zähne, als Reglerstoff im Wasserhaushalt und für das Säure-Basen-Gleichgewicht. Ebenfalls sind sie unabdingbar für die Erregungsübertragung in Nerven- und Muskelzellen und Bestandteil von Enzymen und Hormonen.

Literatur

Biesalski H, Bischoff S, Puchstein C: Ernährungsmedizin, Thieme Verlag (2010)
De Groot H: Ernährungswissenschaft, Verlag Europa-Lehrmittel 5. Auflage (2011)
Höfler E, Sprengart P: Praktische Diätetik, Wissenschaftliche Verlagsgesellschaft Stuttgart (2012)
Referenzwerte für die Nährstoffzufuhr, D-A-CH Ernährungsgesellschaften, Deutsche Gesellschaft für Ernährung (DGE), Österreichische Gesellschaft für Ernährung (ÖGE), Schweizerische Gesellschaft für Ernährungsforschung (SGE), Schweizerische Vereinigung für Ernährung (SVE) – (Hrsg.), Verlag: Umschau/Braus; 3. korrigierter Nachdruck, Erscheinungsjahr 2008
Schauder P, Ollenschläger G: Ernährungsmedizin; Urban Fischer Verlag, 3. Auflage (2006)

1.3 Energie- und Nährstoffbedarf von Gesunden und Kranken

Sabine Ohlrich und Luzia Valentini

Allgemeines

Der Energie- und Nährstoffbedarf einer Person ist von unterschiedlichen Faktoren abhängig.

Der Energiebedarf setzt sich aus dem Grundumsatz (BMR = basal metabolic rate), dem Bedarf für die körperliche Aktivität (ausgewiesen über einen PAL-Faktor = physical activity level) und Zulagen für besondere Lebensumstände (z.B. Schwangerschaft, Wachstum, einem krankheitsbedingten Stressfaktor) zusammen.

Bei genauer Betrachtung kommt auch noch der Bedarf für die nahrungsinduzierte Thermogenese (DIT = dietary induced thermogenesis) hinzu, die ca. 10 % des Gesamtenergiebedarfes beträgt. Dies ist die Energiemenge, die für den Stoffumsatz selbst, z.B. Stoffwechselreaktionen für Abbau und Resorption der Nährstoffe, benötigt wird. Aufgrund des geringen Anteils am Gesamtenergiebedarf kann dieser Wert in der klinischen Ernährung unberücksichtigt bleiben.

Bei der Deckung des Energie- und Nährstoffbedarfs sind je nach aktueller Situation die individuellen Bedingungen und Forderungen aus der speziellen Diät zu berücksichtigen.

Der Energiebedarf

Der Energiebedarf einer Person wird üblicherweise als Wärmeeinheit (Kilokalorie, kcal) angegeben, obwohl diese Maßeinheit veraltet ist. Die korrekte SI-Einheit Kilojoule (kJ) entspricht 0,239 kcal, konnte sich in der Praxis jedoch nicht durchsetzen. Bei Nährwertangaben von Lebensmitteln schreibt eine EU-Richtlinie die Angabe des Energiegehalts sowohl in kJ als auch in kcal vor.

Grundumsatz (BMR)/Ruheenergieumsatz (REE)[1]

Der Grundumsatz (BMR) bildet die dauerhaften Leistungen der stoffwechselaktiven Zellen im Körper ab.

Abhängigkeit von

- Geschlecht – Männer > Frauen
- Alter – Abnahme mit steigendem Lebensalter
- Größe und Gewicht
- der Körperzusammensetzung/fettfreier Körpermasse

---

1 Wenn man genau ist, besteht ein Unterschied von 5 % zwischen Grundumsatz und Ruheenergieumsatz, der in der Praxis jedoch keine Rolle spielt. In der englischsprachigen Terminologie wird der Grundumsatz mit BMR (basal metabolic rate) und der Ruheenergieumsatz mit REE (resting energy expenditure) abgekürzt. Diese Abkürzungen haben sich auch im deutschsprachigen Raum durchgesetzt.

→ Muskulatur muss eine Grundspannung aufrechterhalten, deshalb haben Personen mit einem hohen Anteil von Muskelmasse bei gleichem Gewicht einen etwas höheren Grundumsatz als Personen, die z.B. vermehrt Körperfett eingelagert haben.

* Hormonhaushalt (z.B. Schilddrüsenhormon)

Organspezifischer Grundumsatz

Beim Erwachsenen tragen Gehirn, Leber, Herz und Nieren mit 60 % zum Grundumsatz bei, obgleich ihr Gewicht weniger als 6 % des Körpergewichts beträgt (3,5–4 kg). Die Skelettmuskulatur hingegen macht 35–45 % des Körpergewichts aus, benötigt aber nur 18–25 % des Grundumsatzes. Um eine ausreichende Organleistung zu gewährleisten, ist darauf zu achten, die Energiezufuhr in Mindesthöhe des Grundumsatzes in jedem Fall sicherzustellen.

Abbildung 1.3: Organspezifischer Energieumsatz des Menschen in kcal/kg Organmasse pro Tag

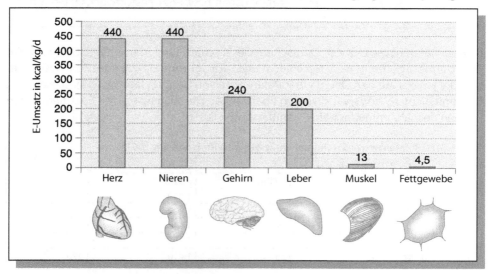

Der Grundumsatz einer Person kann gemessen werden. Im Klinikalltag erfolgt dies zumeist durch die indirekte Kalorimetrie. Kohlenstoffdioxid- und Sauerstoffgehalt in der Atemluft werden gemessen. Der Organismus „verbrennt" bzw. oxidiert die energieliefernden Nahrungsbestandteile. Aus dem Verhältnis der verbrauchten bzw. entstandenen Atemgase wird der respiratorische Quotient (CO$_2$-Verbrauch: O$_2$-Aufnahme) ermittelt. Damit lässt sich der Energieverbrauch berechnen.

Die Messung erfolgt unter standardisierten Bedingungen:

* morgens im Liegen, es sollte noch keine Tagesaktivität stattgefunden haben, die Person muss aber wach sein
* die Person muss am Morgen noch nüchtern sein

- keine psychische Anspannung, keine Schmerzen
- bei angenehmer Raumtemperatur (ca. 23–25°C)

Die Messdauer beträgt 20–30 min, der berechnete Wert für den Grundumsatz wird auf 24 h hochgerechnet.

Prinzipiell ist eine Messung auch bei Personen, die schon Tagesaktivitäten durchgeführt haben (z.B. Anreise zum Messort), möglich. In diesem Fall wird nach einer Ruhephase der Ruheenergieumsatz (REE) ermittelt. Ebenso kann bei Intensivpatienten unter Fortsetzung der künstlichen Ernährung gemessen werden, hierbei handelt es sich dann um die Ermittlung von Ruheenergieumsatz und nahrungsinduzierter Thermogenese. Diese Werte weichen geringfügig vom Grundumsatz ab, sind aber für den Klinikalltag aussagefähig.

Körperliche Belastung schließt die Messung des Grundumsatzes aus.

> Bei schweren und komplizierten Krankheitsverläufen, insbesondere dann, wenn Erkrankungen bestehen, die den Energiehaushalt bzw. Energiestoffwechsel beeinflussen, ist eine Messung zu empfehlen.

In den Referenzwerten der Deutschen Gesellschaft für Ernährung (DGE) wird der Grundumsatz getrennt nach Geschlecht und Altersgruppe als absolute Zahl ausgewiesen, die jeweils auf den Daten einer Referenzperson beruht (Tabelle 1.11). Dieser Wert ist damit nicht auf andere Individuen übertragbar. Die ausgewiesenen Energiemengen können deshalb immer nur einen Anhaltspunkt liefern.

Tabelle 1.11: Referenzwerte der Deutschen Gesellschaft für Ernährung (DGE)

Alter	Körpergewicht in kg		Grundumsatz kcal/Tag	
	männlich	weiblich	männlich	weiblich
15 bis unter 19 J.	67	58	1 820	1 460
19 bis unter 25 J.	74	60	1 820	1 390
25 bis unter 51 J.	74	59	1 740	1 340
51 bis unter 65 J.	72	57	1 580	1 270
65 Jahre und älter	68	55	1 410	1 170

Daneben existieren verschiedene Formeln zur Berechnung des Grundumsatzes.

Tabelle 1.12: Grundumsatzberechnung nach WHO/FAO – Standards

	Alter in Jahren	Formel zur Berechnung des BMR (MJ/Tag)
Männer	3–10	0,095 x Körpergewicht in kg + 2,110
	10–18	0,074 x Körpergewicht in kg + 2,754
	18–30	0,063 x Körpergewicht in kg + 2,896
	30–60	0,048 x Körpergewicht in kg + 3,653
	über 60	0,049 x Körpergewicht in kg + 2,459

Frauen	3–10	0,085 x Körpergewicht in kg + 2,033
	10–18	0,056 x Körpergewicht in kg + 2,898
	18–30	0,062 x Körpergewicht in kg + 2,036
	30–60	0,034 x Körpergewicht in kg + 3,538
	über 60	0,038 x Körpergewicht in kg + 2,755

Errechnete Werte müssen zunächst in kJ und dann in kcal umgerechnet werden!
(Wert x 1000 = kJ; kJ x 0,239 = kcal)

Grundumsatzberechnung nach den Formeln von Harris und Benedict

Frauen:
BMR (kcal/d) = 655,1 + (Körpergewicht in kg x 9,6) + (Größe in cm x 1,8) – (Alter x 4,7)

Männer:
BMR (kcal/d) = 66,5 + (Körpergewicht x 13,8) + (Größe in cm x 5) – (Alter x 6,8)

Tabelle 1.13: Gegenüberstellung der Vor- und Nachteile der Formeln

	Vorteile	Nachteile
WHO/FAO-Formel	einfache Formel	Personengruppen ab 65 Jahre, die das Hauptklientel im Krankenhaus bilden, werden nicht exakt abgebildet Umrechnung in kcal nötig
Formeln nach Harris & Benedict	validiert für erwachsene Menschen bis zu einem Alter von 90 Jahren	komplizierte Formel, die bei der Berechnung viele Fehlerquellen impliziert Systematische Überschätzung von 5–10 % bei Frauen

Als sehr gut anwendbar erweisen sich die Grundumsatzfaktoren (BMR-Faktoren) der Österreichischen Gesellschaft für klinische Ernährung (AKE), veröffentlicht in den AKE Empfehlungen für die enterale und parenterale Ernährungstherapie des Erwachsenen (Tabellen 1.14 und 1.15). Diese berücksichtigen das Geschlecht, das Alter sowie den aktuellen Body Mass Index (BMI).

Tabelle 1.14: BMR-Faktoren zur Erhebung des Grundumsatzes für Frauen in kcal/kg KG/Tag

BMI (kg/m²) → Alter (Jahre) ↓	<14	14–16,4	16,5–18,4	18,5–19,9	20–24,9	25–29,9	30–34,9*	>35,0
18–29	31,4	28,3	26,2	23,7	22,6	20,2	16,4	14,3
30–39	30,1	27,2	25,2	23,6	21,8	19,2	16,0	14,3
40–49	28,9	26,1	24,3	22,9	21,2	18,7	16,0	14,1
50–59	27,7	25,1	23,3	21,8	19,8	18,4	15,5	13,3
60–69	26,4	24,1	22,4	21,5	19,2	17,8	14,8	13,2
70–79	25,2	23,1	21,6	20,8	18,8	17,2	14,5	13,3
80–100	24,0	22,6	20,5	20,1	18,2	16,8	14,5	12,4

Tabelle 1.15: BMR-Faktoren zur Erhebung des Grundumsatzes für Männer in kcal/kg KG/Tag

BMI (kg/m²) → Alter (Jahre) ↓	<14	14–16,4	16,5–18,4	18,5–19,9	20–24,9	25–29,9	30–34,9*	>35,0
18–29	30,6	30,0	28,4	27,1	25,4	22,8	19,6	17,7
30–39	29,0	28,4	27,0	25,5	23,6	22,5	18,9	17,1
40–49	28,7	27,0	25,7	24,6	23,1	21,3	17,8	16,6
50–59	26,9	25,6	24,4	23,2	21,9	20,5	17,7	15,9
60–69	25,6	24,4	23,2	22,8	21,1	19,8	16,6	14,6
70–79	24,6	23,4	22,2	21,2	19,9	18,9	16,1	14,9
80–100	22,6	21,6	20,2	19,6	19,0	18,3	15,2	14,0
KG: Körpergewicht								

Der Hauptgrund für die Abnahme des Grundumsatzes mit steigendem Alter ist die kontinuierliche Veränderung der Körperzusammensetzung mit Verminderung der stoffwechselaktiven Körperzellmasse zugunsten eines höheren Fettanteils. Zusätzlich wird mitochondriale Alterung als Ursache des verminderten Ruheenergieumsatzes diskutiert. Die Verminderung der BMR-Faktoren mit steigendem BMI ist auf den disproportionalen Zuwachs von Gewebe mit niedrigem Energieumsatz (hauptsächlich Fettmasse) zurückzuführen. Der geschlechtsspezifische Unterschied ergibt sich aufgrund der prozentual etwas höheren stoffwechselaktiven Masse bei Männern.

> Zur Berechnung des Grundumsatzes ist das aktuelle Gewicht mit dem entsprechenden BMR-Faktor zu multiplizieren.

Vorgehen bei Patienten mit Wassereinlagerungen
Dies trifft auf Patienten mit Aszites und/oder Ödemen sowie auf Intensivpatienten zu, die häufig Flüssigkeitsretentionen aufweisen. Durch das eingelagerte Wasser erhöht sich das Körpergewicht ohne Auswirkung auf den Grundumsatz. Die Multiplikation mit dem aktuellen Gewicht würde daher zu einer Überschätzung des Grundumsatzes führen. Wenn möglich sollte bei diesen Patienten das „Trockengewicht" ermittelt und zur Berechnung verwendet werden, z.B. durch Gewichtsbestimmung nach Aszitespunktion.

Aktivitätsfaktor – Physical Activity Level (PAL)

Der Aktivitätsfaktor wird insbesondere durch körperliche (muskuläre) Aktivität bestimmt. Er richtet sich nach der Schwere der körperlichen Belastung während der Arbeit sowie im Freizeitverhalten.

Im stationären Bereich haben sich folgende PAL-Faktoren bewährt:

Patienten in Reha-Einrichtungen	= Faktor 1,4
Patienten, die mobil sind	= Faktor 1,3
Patienten, die bettlägerig sind	= Faktor 1,2

Intensivpatienten sind hierbei ausgenommen, bei ihnen wird anstelle des PAL ein → Stressfaktor berücksichtigt

Tabelle 1.16: Anhaltspunkte zur Ermittlung des PAL-Faktors für Personen im ambulanten Bereich (modifiziert nach den DGE-Referenzwerten)

Arbeitsschwere und Freizeitverhalten	PAL
a) ausschließlich sitzende Tätigkeit mit wenig oder keiner Freizeitaktivität	1,4 – 1,5
b) sitzende, zeitweilig stehende und gehende Tätigkeiten, moderate Freizeitaktivität	1,6 – 1,7
c) überwiegend gehende und stehende Tätigkeiten, regelmäßige Freizeitaktivität*	1,8 – 1,9
d) körperlich anstrengende berufliche Arbeit, außergewöhnliche Freizeitaktivität	2,0 – 2,4
* sportliche bzw. anstrengende Freizeitbetätigungen, z.B. Gartenarbeit (30-60 min/d, 4-5 x pro Woche)	

Die Referenzwerte der DGE weisen aus, den Faktor einer Person nach den jeweiligen Stunden ihrer Aktivität zu ermitteln. Das ist für den Alltag sehr aufwändig und wenig praktikabel. Soll der individuelle Energiebedarf genauer ermittelt werden, wird folgende Vorgehensweise vorgeschlagen:
Es wird eine Drittelung des Tages in Schlaf, Arbeit und Freizeitverhalten vorgenommen. Für den Schlaf wird lt. Referenzwerten ein PAL-Faktor von 0,95 angegeben, aus Praktikabilitätsgründen kann dieser auf 1 gerundet werden. Die Aktivität während der Arbeit und der Freizeit muss im Einzelfall durch ein Anamnesegespräch erfragt werden.

Rechenbeispiel zur Ermittlung des PAL-Faktors im ambulanten Bereich:

1/3 des Tages Schlaf	BMR 1,0
1/3 des Tages Arbeit mit mäßiger Belastung	BMR 1,6
1/3 des Tages Freizeit mit mäßiger Belastung	BMR 1,6
Summe:	**4,2 : 3 = 1,4**

Da in der Durchschnittsbevölkerung eine eher geringere körperliche Aktivität zu verzeichnen ist, kann davon ausgegangen werden, dass PAL-Faktoren von 1,4–1,5 am häufigsten vorkommen. Dies belegt auch o.g. Rechenbeispiel. Bei Personen, die körperlich sehr anstrengende Arbeit verrichten bzw. sich in ihrer Freizeit regelmäßig und intensiv bewegen, wäre der PAL-Faktor dann entsprechend höher anzusetzen.
Die DGE-Referenzwerte weisen Beispiele für den Gesamtenergiebedarf (kcal/d), bezogen auf die PAL-Werte von 1,4/1,6/1,8 und 2,0 aus (Tabelle 1.17). Diese können als Vergleichswerte herangezogen werden.

Tabelle 1.17: DGE-Referenzwerte für den Gesamtenergiebedarf (kcal/d)

Alter	PAL 1,4		PAL 1,6		PAL 1,8		PAL 2,0	
	m	w	m	w	m	w	m	w
15 bis unter 19 Jahre	2 500	2 000	2 900	2 300	3 300	2 600	3 600	2 900
19 bis unter 25 Jahre	2 500	1 900	2 900	2 200	3 300	2 500	3 600	2 800
25 bis unter 51 Jahre	2 400	1 900	2 800	2 100	3 100	2 400	3 500	2 700
51 bis unter 65 Jahre	2 200	1 800	2 500	2 000	2 800	2 300	3 200	2 500
65 Jahre und älter	2 000	1 600	2 300	1 800	2 500	2 100	2 800	2 300

Stressfaktor (SF)

Viele Erkrankungen haben Einfluss auf den Energiestoffwechsel und führen zu einer Erhöhung des Grundumsatzes. Je nach Erkrankung ist deshalb zusätzlich ein krankheitsbedingter Stressfaktor zu berücksichtigen (Tabelle 1.18).

Tabelle 1.18: Krankheitsbedingte Stressfaktoren

Erkrankung	Bemerkung	SF
Chronisch obstruktive Lungenerkrankung		1,1
Fraktur eines os longum		1,2–1,3
Multiples Trauma		1,2–1,3
Morbus Parkinson	behandelt	1,3
Peritonitis/Sepsis		1,2–1,3
Polytrauma/schwere Infektion		1,1–1,3
Tumorerkrankung	Mamma-, Zervix-, Ovarial-	kein SF
	Gastro-intestinal	1,2
	Lunge	1,2
Verbrennungen	(ca. BMR + % verbrannte KOF)	1,2–2,0
Zerebraler Insult		1,0–1,2
Zystische Fibrose		1,2
KOF: Körperoberfläche		

Der individuelle Energiebedarf einer Person (außer Intensivpatienten) errechnet sich nach der Formel:
Aktuelles Körpergewicht x BMR-Faktor x (PAL [+ ggf. Stressfaktor -1])
Der individuelle Energiebedarf von Intensivpatienten errechnet sich nach der Formel:
Aktuelles Körpergewicht x BMR-Faktor x Stressfaktor

Rechenbeispiele anhand der Tabellen 4 und 7:

a) Nicht bettlägeriger stationärer Patient ohne Stressfaktor
   männlich, 57 Jahre, BMI 23,3 kg/m², 77 kg; PAL 1,3

Gesamtenergiebedarf:
77 kg x 21,9 x 1,3 = 2192 kcal/d

b) Bettlägeriger stationärer Patient mit Lungenkarzinom
   männlich, 57 Jahre, BMI 23,3 kg/m², 77 kg, PAL 1,2; Stressfaktor 1,2
   Gesamtenergiebedarf:
   77 kg x 21,9 x (1,2 + [1,2 – 1]) = 77 kg x 21,9 x 1,4 = 2361 kcal /d

c) Intensivpatient mit Polytrauma
   männlich, 57 Jahre, BMI 23,3 kg/m², 77 kg, kein PAL, Stressfaktor 1,3
   Gesamtenergiebedarf:
   77 kg x 21,9 x 1,3 = 2192 kcal / d

Ob der rechnerisch ermittelte Energiebedarf tatsächlich dem Bedarf der jeweiligen Person entspricht, kann durch regelmäßiges Wiegen überprüft werden. Entspricht der Gewichtsverlauf nicht den Erwartungen, muss eine Anpassung der zu veranschlagenden Energiemenge vorgenommen werden. In diesem Fall ist auch immer eine Messung des Grundumsatzes mit indirekter Kalorimetrie (siehe *Abschnitt oben „Grundumsatz (BMR)/ Ruheenergieumsatz (REE))"* sinnvoll.

Energiebedarf während der Schwangerschaft

Laut DGE-Referenzwerten ergibt sich für jeden Tag der Schwangerschaft eine Energiezulage von 255 kcal. Das Ernährungsverhalten verändert sich im Verlauf der Schwangerschaft, zumeist aber erst ab dem zweiten Drittel. In den ersten Monaten könnte je nach Verlauf und ggf. auftretenden Beschwerden (z.B. morgendliche Übelkeit) häufig sogar eine etwas niedrigere Aufnahme zu verzeichnen sein.
Es erweist sich als praktikabel, die Energiezufuhr im ersten Drittel der Schwangerschaft um ca. 150 kcal, ab dem 2. Drittel um ca. 350 kcal pro Tag zu erhöhen. Ausgangspunkt für die Berechnung ist das prägravide Ausgangsgewicht.

> Der Energiebedarf während der Schwangerschaft errechnet sich aus prägravidem Gewicht x BMR-Faktor x PAL + Energiezulage.

Ermittlung des Nährstoffbedarfs

Makronährstoffe

Laut DGE wird folgende Nährstoffrelation empfohlen (die Nährstoffrelation stellt den prozentualen Anteil der Nährstoffe in Bezug auf die Tagesenergiemenge dar):

10–15 % Eiweiß   30–35 % Fett   50–55 % Kohlenhydrate   der Tagesenergie

Die Referenzwerte weisen einen *Eiweiß*bedarf von 0,8 g/kg Körpergewicht (KG) aus. Dieser ergäbe einen Anteil an der Tagesenergiemenge von 8–10 % Eiweiß. Das ist nicht praktikabel. Zum einen entspricht es nicht den Ernährungsgewohnheiten, zum anderen lässt sich mit dieser Eiweißmenge der Bedarf an Mikronährstoffen (bes. Kalzium und Jod) nicht decken. Deshalb ist von einer Eiweißzufuhr von 1–1,5 g/kg KG auszugehen, die auch den Empfehlungen der klinischen Ernährung entspricht. Die Eiweißzufuhr kann im Einzelfall höher sein, die Menge von 2,0 g/kg KG sollte jedoch nicht überschritten werden.

Bei der *Fett*zufuhr ist neben der Quantität auch auf das Fettsäuremuster zu achten.

gesättigte Fettsäuren	max. 10 % der Tagesenergie
einfach ungesättigte Fettsäuren	10–15 % der Tagesenergie
mehrfach ungesättigte Fettsäuren	7–10 % der Tagesenergie.

Diese Verteilung hat den besten Effekt auf die Blutfette und damit auf die Prävention und die Therapie von Herz-Kreislauf-Erkrankungen. Ebenso ist das Verhältnis der mehrfach ungesättigten Fettsäuren Omega 6: Omega 3 (n6:n3)= 5 : 1 zu beachten. Dafür ist es notwendig, regelmäßig Omega 3-haltige Pflanzenöle wie Rapsöl, Nussöle und ggf. Leinöl zu verwenden sowie regelmäßig Kaltwasserfische, die einen hohen Anteil an Eicosapentaensäure (EPA) und Docosahexaensäure (DHA) aufweisen, zu verzehren.

Kohlenhydrate machen mit über 50 % der Energiezufuhr den Hauptanteil der Nahrung aus. Dabei ist darauf zu achten, überwiegend Lebensmittel mit einem hohen Anteil an komplexen Kohlenhydraten auszuwählen. Zugesetzte Mono- und Disaccharide (z.B. Glukose oder Saccharose) sollten einen Anteil von 10 % nicht überschreiten.

Die Ballaststoffzufuhr kann anhand der Ballaststoffdichte ermittelt werden.

Ballaststoffzufuhr: Männer 12 g/1000 kcal, Frauen 16,5 g/1000 kcal

Dies kommt insbesondere zur Anwendung, wenn der individuelle Energiebedarf höher oder niedriger als der übliche Durchschnitt ist. Die DGE gibt die durchschnittlich wünschenswerte Ballaststoffmenge mit 30 g pro Tag an.

In Abhängigkeit vom individuellen Fall ist die Nährstoffzufuhr immer an die Erkrankung und die aktuellen Bedingungen anzupassen bzw. von der verordneten Diät abhängig.

Mikronährstoffe

Mikronährstoffe sind im Gegensatz zu Makronährstoffen keine Energieträger. Sie sind jedoch für nahezu alle Stoffwechselreaktionen im Körper essenziell.

Zu den Mikronährstoffen zählen Vitamine und Mineralstoffe. Der Bedarf an Mikronährstoffen für Gesunde kann den Referenzwerten für die Nährstoffzufuhr der Deutschen Gesellschaft für Ernährung entnommen werden.

Mit einer gemischten Kost nach den zehn Regeln der DGE lässt sich der Mikronährstoffbedarf bei einer Energieaufnahme ab 1500 kcal/Tag decken. Einzige Ausnahme bildet Vitamin D. In den Monaten mit einer geringen UV-Exposition (Oktober – März)

werden Supplemente insbesondere für Risikogruppen (z.B. ältere, immobile Patienten) empfohlen.

Ob Defizite an Mikronährstoffen bestehen, muss im Einzelfall geprüft werden. Offensichtliche Mangelerkrankungen wie Skorbut (Vitamin C-Mangel) sind in Industrieländern selten. Wenn die Lebensmittelauswahl starken krankheitsbedingten Einschränkungen unterliegt oder der Nährstoffbedarf durch die Grunderkrankung erhöht ist, kann es zu subklinischem Nährstoffmangel kommen, der sich durch unspezifische Symptome wie z.B. Müdigkeit zeigt. In diesen Situationen muss jeweils eine individuelle Substitution geprüft werden. Liegt die Energieaufnahme unter 1500 kcal, ist eine Supplementierung mit einem handelsüblichen Multivitamin- und Mineralstoffpräparat zu überdenken. Kommerzielle Sondennahrungen sind immer voll bilanziert und decken daher ab einer Zufuhr von 1500 kcal vollständig den Nährstoffbedarf.

Literatur

Druml W, Jadrna K (Hrsg): Empfehlungen für die enterale und parenterale Ernährungstherapie des Erwachsenen, Österreichische Arbeitsgemeinschaft für klinische Ernährung (AKE), 1. Taschenbuchausgabe, Wien (2005/2006) 113–115

Biesalski HK, Bischoff SC, Puchstein C (Hrsg.): Ernährungsmedizin. 4. Auflage Georg Thieme Verlag, Stuttgart (2010) 32–46

Deutsche Gesellschaft für Ernährung (DGE), Österreichische Gesellschaft für Ernährung (ÖGE), Schweizerische Gesellschaft für Ernährungsforschung (SGE), Schweizerische Vereinigung für Ernährung (SVE): Referenzwerte für die Nährstoffzufuhr. Neuer Umschau Buchverlag, Neustadt an der Weinstraße, 1. Auflage, 4. korr. Nachdruck 2012.

Höfler E, Sprengart P: Praktische Diätetik, Wissenschaftliche Verlaggesellschaft Stuttgart (2012) 1–21

Suter PM: Checkliste Ernährung. 3. Auflage Georg Thieme Verlag Stuttgart (2008) 9–14

Taylor SJ: Energy and nitrogen requirements in disease states. Smith-Gordon and Company Limited, London, 1st ed, 2007. ISBN 1-85463-228-0

Frankenfield DC, Ashcraft CM: Estimating Energy Needs in Nutrition Support Patients. JPEN J Parenter Enteral Nutr 35 (2011) 563–570

Harris JA, Benedict FG: A biometric study of the basal metabolism in man. Publication No. 279 ed. Washington DC: Carnegie Institute of Washington; 1919

Barak N, Wall-Alonso E, Sitrin MD: Evaluation of stress factors and body weight adjustments currently used to estimate energy expenditure in hospitalized patients. JPEN J Parenter Enteral Nutr 26 (2002) 231–238

Frankenfield DC, Muth ER, Rowe WA: The Harris-Benedict studies of human basal metabolism: history and limitations. J Am Diet Assoc 98 (1998) 439–445

Valentini L, Roth E, Jadrna K, Postrach E, Schulzke JD:The BASA-ROT table: an arithmetic-hypothetical concept for easy BMI-, age- and sex-adjusted bedside estimation of energy expenditure. Nutrition 28 (2012) 773–778

World Health Organization: Estimates of energy and protein requirements of adults and children. In: Energy and Protein Requirements. Geneva. World Health Organization (1995) 71–112

Gallagher D, Belmonte D, Deurenberg P, Wang Z, Krasnow N, Pi-Sunyer FX, Heymsfield SB. Organ-tissue mass measurement allows modelling of REE and metabolically active tissue mass. Am J Physiol 275 (1998) E249–258

1.4 Screening auf Mangelernährung

Tatjana Schütz

Ernährungsscreening: Definition und Ziel

Unter Screening versteht man eine Reihenuntersuchung, die schnell und einfach bei allen Patienten zum Zeitpunkt des Arztbesuches, der Aufnahme ins Krankenhaus oder Pflegeheim durchgeführt werden kann.

> Durch das Ernährungsscreening sollen diejenigen Patienten identifiziert werden, die entweder bereits mangelernährt sind oder bei denen ein durch Mangelernährung bedingtes Risiko vorliegt und die von einer Ernährungstherapie profitieren.

Bereits im Jahr 2003 legte der Europarat in seiner Resolution über die Verpflegung und Ernährungsversorgung in Krankenhäusern die Anforderungen an ein Ernährungsscreening fest:

*   Screening als erster Schritt bei der Behandlung der krankheitsbedingten Mangelernährung
*   regelmäßige Wiederholung
*   Berücksichtigung von Ernährungszustand und Krankheitsschwere

Ziel des Ernährungsscreenings ist es, auffällige Patienten frühzeitig zu erkennen und einer gezielten Maßnahme zuzuführen, wie z.B. der Überweisung an einen Ernährungsspezialisten, der genaueren Erfassung und Dokumentation des Ernährungszustandes (Assessment) und der Erstellung eines Ernährungsplanes (Ernährungsintervention). Somit ist das Screening als erster Schritt für eine erfolgreiche Ernährungstherapie zu sehen und bildet den Start des Nutrition Care Prozesses (siehe Kapitel „*4.2 Pflegeprozess und Nutrition Care Prozess"*).

> Screening stellt den ersten Schritt für die Einleitung einer Ernährungstherapie dar.

Trotz der einfachen Durchführung und der Verfügbarkeit von validierten Instrumenten wird ein Screening auf Mangelernährung häufig nicht durchgeführt. In europäischen Ländern schwankt der routinemäßige Einsatz im stationären Bereich zwischen 21 % und 93 %, in Deutschland liegt er bei 29 %.

Im Jahr 2008 wurde der nationale Expertenstandard „Ernährungsmanagement zur Sicherstellung und Förderung der oralen Ernährung in der Pflege" des Deutschen Netzwerk für Qualitätsentwicklung in der Pflege (DNQP) verabschiedet. Hierin kommt der Pflege die Schlüsselposition für ein adäquates Ernährungsmanagement in den Bereichen Krankenhaus, ambulante Pflege und stationäre Langzeitpflege zu. Screening und Assessment werden in der 1. Ebene des Expertenstandards adressiert. Bisher ist die Umsetzung des Expertenstandards nur für Pflegeeinrichtungen verbindlich und wird durch den Medizinischen Dienst der Krankenversicherung überwacht.

Nach den Leitlinien der Deutschen Gesellschaft für Ernährungsmedizin (DGEM) e.V. soll die Erfassung des Ernährungszustandes Bestandteil jeder medizinischen Untersuchung sein. Da kein Goldstandard existiert, der alle Aspekte der Mangelernährung gleichermaßen erfasst, werden unterschiedliche Methoden verwendet, um Patienten mit einem mangelernährungsbedingten Risiko rechtzeitig zu erkennen und daraus eine adäquate Ernährungstherapie abzuleiten.

Tabelle 1.19 fasst die von ernährungsmedizinischen Fachgesellschaften empfohlenen Methoden zum Screening auf Mangelernährung zusammen. Alle aufgeführten Methoden können vom Arzt oder von medizinischem Fachpersonal durchgeführt werden. Sie sind schnell und einfach zu erlernen und anzuwenden, nicht-invasiv ohne Labordiagnostik durchführbar und damit kosteneffektiv.

Tabelle 1.19: Empfohlene Methoden zum Screening auf Mangelernährung bei Erwachsenen

Methode	Anwendungsbereich	Hinweis auf mangelernährungsbedingtes Risiko
Body Mass Index (BMI)	Praxis, Klinik, geriatrische Einrichtung	< 18,5 kg/m^2 für die Altersgruppe 18–65 Jahre < 22 kg/m^2 für die Altersgruppe über 65 Jahre
Gewichtsverlauf	Praxis, Klinik, geriatrische Einrichtung	Gewichtsverlust (in % des Körpergewichts) in 6 Monaten für die Altersgruppe 18–65 Jahre: 5–10 % = mittleres Risiko > 10 % = hohes Risiko In der Altersgruppe über 65 Jahre: jeglicher Gewichtsverlust bedeutet ein Risiko
Malnutrition Universal Screening Tool (MUST)	Praxis, Klinik	1 Punkt: mittleres Risiko 2 Punkte: hohes Risiko
Nutritional Risk Screening (NRS)	Klinik	≥ 3 Punkte: Ernährungsrisiko liegt vor
Mini Nutritional Assessment (MNA)	Geriatrische Einrichtung, Klinik, ambulanter Bereich	< 17 Punkte: bestehende Mangelernährung 17–23,5 Punkte: Risiko für Mangelernährung
Subjective Global Assessment (SGA)	Klinik, geriatrische Einrichtung, ambulanter Bereich	SGA B: mäßig mangelernährt bzw. mit Verdacht auf Mangelernährung SGA C: schwer mangelernährt

Körpergewicht, Body Mass Index und Gewichtsverlauf

Körpergewicht, Body Mass Index (BMI) und Gewichtsverlauf sollten routinemäßig, z.B. bei der Krankenhausaufnahme, dokumentiert werden, da sie wichtige medizinische Kenngrößen für die Einschätzung des Ernährungszustandes darstellen. Körpergewicht und Körpergröße sollten dabei nicht nur erfragt, sondern tatsächlich standardisiert (morgens nach dem Toilettengang in leichter Kleidung) gemessen werden. Tabelle 1.20 fasst die Vorgehensweisen zusammen, wenn Größe und/oder Gewicht nicht bestimmt werden können.

Tabelle 1.20: Besonderheiten bei Messung von Körpergröße und Körpergewicht

Problem	Lösung
Messung der Körpergröße nicht möglich (z.B. bettlägeriger Patient)	Angabe des Patienten bzw. dokumentierte Werte, falls verlässlich und realistisch Messung der Ulna-Länge oder der Kniehöhe und Umwandlung in die Körpergröße anhand von Tabellen
Messung des Körpergewichtes nicht möglich	Angabe des Patienten bzw. dokumentierte Werte, falls verlässlich und realistisch
Messung von Körpergröße und -gewicht nicht möglich	Messung des Oberarmumfangs (OAU) links auf halber Höhe zwischen Acromion und Olecranon. Ein OAU < 23,5 cm spricht für einen BMI < 20 kg/m^2 (Untergewicht)
Bestimmung des Gewichtsverlaufes ist nicht möglich	Sitzen Kleidung oder Schmuck lose? Oberarmumfang (OAU) im Zeitverlauf messen: Bei Veränderungen des OAU um mindestens 10 % haben sich Größe und BMI um ca. 10 % oder mehr verändert.
Bestimmung des Körpergewichts bei Patienten mit fehlenden Gliedmaßen	Körpergewicht kann reduziert werden: Arm: -4,9 % des Körpergewichts (Oberarm: -2,7 %, Unterarm: -1,6 %, Hand: -0,6 %), Bein: -15,6 % (Oberschenkel -9,7 %, Unterschenkel: -4,5 %, Fuß: -1,4 %)
Bestimmung des Körpergewichts bei Patienten mit Gipsschienen	Arm: < 1 kg, Unterschenkel und Rücken: 0,9–4,5 kg

Der Body Mass Index wird nach der Formel Körpergewicht geteilt durch die Körpergröße im Quadrat

$$BMI = Körpergewicht\ [kg]\ /\ Körpergröße^2\ [m^2]$$

berechnet oder kann in Tabellen bzw. mit Hilfe von Nomogrammen oder „BMI-Scheiben" ermittelt werden. Ein BMI unter 18,5 kg/m^2 bzw. unter 22 kg/m^2 bei Senioren weist auf eine Mangelernährung hin.

Tabelle 1.21: BMI-Kategorien

BMI-Bereich	Ernährungszustand
< 18,5 kg/m^2	Untergewicht
18,5–24,9 kg/m^2	Normalgewicht
25,0–29,9 kg/m^2	Übergewicht
30,0–34,9 kg/m^2	Adipositas Grad I
35,0–39,9 kg/m^2	Adipositas Grad II
≥ 40,0	Adipositas Grad III

Bei Übergewichtigen und Adipösen und bei Patienten, die unter Hydratationsstörungen (Ödeme, Aszites) leiden, lässt sich eine Mangelernährung allein aufgrund des BMI nicht sicher ausschließen. Deshalb sollte der BMI nie als einziger Parameter zur Beurteilung des Ernährungszustandes verwendet werden.

Einem ungewollten Gewichtsverlust wird eine hohe prognostische Relevanz Im Hinblick auf den weiteren klinischen Verlauf beigemessen. Deshalb sollte das Körpergewicht in der Klinik und bei akuter Erkrankung wöchentlich, bei Hydratationsstörungen auch öfter, bestimmt werden. Nach den Ergebnissen der nutrition Day-Studie war ein unbeabsichtigter Gewichtsverlust in den drei Monaten vor Krankenhausaufnahme mit einem mehr als doppelt so hohen Risiko, in den 30 Tagen nach der Datenerhebung im Krankenhaus zu versterben, assoziiert.

Grenzwerte für eine auffällige Gewichtsabnahme sind:

- 5 % des Körpergewichts in drei Monaten
- 10 % des Körpergewichts in sechs Monaten

Bei älteren Menschen sollte jeglicher auffällige Gewichtsverlust abgeklärt werden.

Empfohlene Screening-Instrumente

Im Folgenden werden die Screening-Instrumente vorgestellt, die in den Leitlinien der Europäischen Gesellschaft für Klinische Ernährung und Stoffwechsel (ESPEN) empfohlen werden. Sie liegen auch in deutscher Übersetzung vor (www.dgem.de > Fortbildung > Materialien; www.mna-elderly.com > MNA® forms > German).

Andere in der Literatur beschriebene Screening-Instrumente sind nicht auf Deutsch verfügbar oder haben sich in Deutschland bisher nicht durchgesetzt.

Voraussetzung für die Anwendung der Screening-Instrumente ist ein ansprechbarer Patient, der Auskunft zu seinem Gewichtsverlauf und der verzehrten Nahrungsmenge geben kann.

Malnutrition Universal Screening Tool (MUST)

Setting: ursprünglich für den ambulanten Bereich entwickelt, jedoch mittlerweile auch für den stationären Bereich validiert

Angaben:

1. Body Mass Index (Ist-Ernährungszustand)
2. ungewollter Gewichtsverlust in den vergangenen 3-6 Monaten (Vorgeschichte)
3. erwartete Nahrungskarenz von mehr als fünf Tagen (Erkrankungsschwere).

Auswertung: Entsprechend der Höhe der bestimmten Parameter werden Punkte vergeben und zu einem Summenscore addiert, der das Gesamtrisiko für das Vorliegen einer Mangelernährung angibt und auf eine geeignete Maßnahme hinweist. Eine Summe von 0 steht für ein geringes, 1 für ein mittleres Risiko. Werte ≥ 2 entsprechen einem hohen Risiko und sollten zu einer ernährungstherapeutischen Betreuung des Patienten führen.

Abbildung 1.4: Screening auf Mangelernährung im ambulanten Bereich

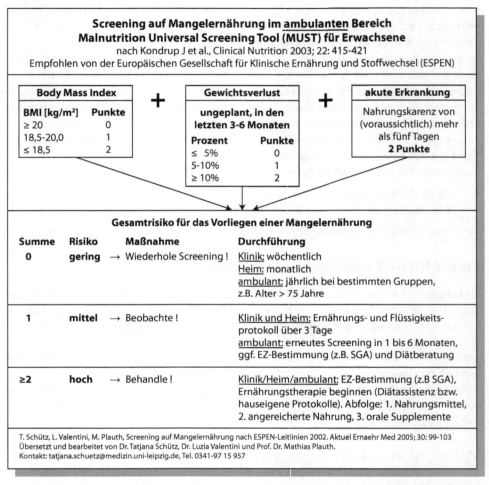

Screening auf Mangelernährung im ambulanten Bereich
Malnutrition Universal Screening Tool (MUST) für Erwachsene
nach Kondrup J et al., Clinical Nutrition 2003; 22: 415-421
Empfohlen von der Europäischen Gesellschaft für Klinische Ernährung und Stoffwechsel (ESPEN)

Body Mass Index

BMI [kg/m²]	Punkte
≥ 20	0
18,5-20,0	1
≤ 18,5	2

+

Gewichtsverlust

ungeplant, in den letzten 3-6 Monaten

Prozent	Punkte
≤ 5%	0
5-10%	1
≥ 10%	2

+

akute Erkrankung

Nahrungskarenz von (voraussichtlich) mehr als fünf Tagen
2 Punkte

Gesamtrisiko für das Vorliegen einer Mangelernährung

Summe	Risiko	Maßnahme	Durchführung
0	gering	→ Wiederhole Screening !	Klinik: wöchentlich Heim: monatlich ambulant: jährlich bei bestimmten Gruppen, z.B. Alter > 75 Jahre
1	mittel	→ Beobachte !	Klinik und Heim: Ernährungs- und Flüssigkeits-protokoll über 3 Tage ambulant: erneutes Screening in 1 bis 6 Monaten, ggf. EZ-Bestimmung (z.B. SGA) und Diätberatung
≥2	hoch	→ Behandle !	Klinik/Heim/ambulant: EZ-Bestimmung (z.B SGA), Ernährungstherapie beginnen (Diätassistenz bzw. hauseigene Protokolle). Abfolge: 1. Nahrungsmittel, 2. angereicherte Nahrung, 3. orale Supplemente

T. Schütz, L. Valentini, M. Plauth, Screening auf Mangelernährung nach ESPEN-Leitlinien 2002. Aktuel Ernaehr Med 2005; 30: 99-103
Übersetzt und bearbeitet von Dr. Tatjana Schütz, Dr. Luzia Valentini und Prof. Dr. Mathias Plauth.
Kontakt: tatjana.schuetz@medizin.uni-leipzig.de, Tel. 0341-97 15 957

Nutritional Risk Screening (NRS-2002)

Setting: konzipiert und validiert für die Anwendung im Klinikbereich

Vor-Screening
1. Body Mass Index (Ist-Ernährungszustand)
2. ungewollter Gewichtsverlust in den vergangenen drei Monaten (Vorgeschichte)
3. verminderte Nahrungszufuhr in der vergangenen Woche (Vorgeschichte)
4. metabolische Folgen der bestehenden Erkrankung (Krankheitsschwere)

Werden im Vorscreening alle vier Fragen verneint, liegt kein erhöhtes Risiko durch eine Mangelernährung vor und das Screening-Verfahren ist beendet. Wird eine dieser Fragen mit „ja" beantwortet, wird das *Hauptscreening* durchgeführt.

Abbildung 1.5: Screening auf Mangelernährung im Krankenhaus

Screening auf Mangelernährung im <u>Krankenhaus</u>
Nutritional Risk Screening (NRS 2002)
nach Kondrup J et al., Clinical Nutrition 2003; 22: 415-421
Empfohlen von der Europäischen Gesellschaft für Klinische Ernährung und Stoffwechsel (ESPEN)

Vorscreening:

• Ist der Body Mass Index < 20,5 kg/m^2?	☐ ja	☐ nein
• Hat der Patient in den vergangenen 3 Monaten an Gewicht verloren?	☐ ja	☐ nein
• War die Nahrungszufuhr in der vergangenen Woche vermindert?	☐ ja	☐ nein
• Ist der Patient schwer erkrankt (z.B. Intensivtherapie)?	☐ ja	☐ nein

⇨ Wird <u>eine</u> dieser Fragen mit **„ja"** beantwortet, wird mit dem Hauptscreening fortgefahren.

⇨ Werden alle Fragen mit **„nein"** beantwortet, wird der Patient wöchentlich neu gescreent.

⇨ Wenn für den Patienten z.B. eine große Operation geplant ist, sollte ein präventiver Ernährungsplan verfolgt werden, um dem assoziierten Risiko vorzubeugen.

Hauptscreening:

Störung des Ernährungszustandes	Punkte		Krankheitsschwere	Punkte
Keine	0		**Keine**	0
Mild	1		**Mild**	1
Gewichtsverlust > 5%/ 3 Mo. oder Nahrungszufuhr < 50-75% des Bedarfes in der vergangenen Woche			z.B. Schenkelhalsfraktur, chronische Erkrankungen besonders mit Komplikationen: Leberzirrhose, chronisch obstruktive Lungenerkrankung, chronische Hämodialyse, Diabetes, Krebsleiden	
Mäßig	2	**+**		
Gewichtsverlust > 5%/ 2 Mo. oder BMI 18,5-20,5 kg/m^2 <u>und</u> reduzierter Allgemeinzustand (AZ) <u>oder</u> Nahrungszufuhr 25-50% des Bedarfes in der vergangenen Woche			**Mäßig**	2
			z.B. Bauchchirurgie, Schlaganfall, schwere Pneumonie, hämatologische Krebserkrankung	
Schwer	3		**Schwer**	3
Gewichtsverlust > 5%/ 1 Mo. (> 15%/ 3 Mo.) <u>oder</u> BMI < 18,5 kg/m^2 und reduzierter Allgemeinzustand oder Nahrungszufuhr 0-25% des Bedarfes in der vergangenen Woche			z.B. Kopfverletzung, Knochenmarktransplantation, intensivpflichtige Personen (APACHE-II > 10)	

+ | 1 Punkt, wenn Alter ≥ 70 Jahre |

≥ 3 Punkte	Ernährungsrisiko liegt vor, Erstellung eines Ernährungsplanes
< 3 Punkte	wöchentlich wiederholtes Screening. Wenn für den Patienten z.B. eine große Operation geplant ist, sollte ein präventiver Ernährungsplan verfolgt werden, um das assoziierte Risiko zu vermeiden

T. Schütz, L. Valentini, M. Plauth, Screening auf Mangelernährung nach ESPEN-Leitlinien 2002. Aktuel Ernaehr Med 2005; 30: 99-103
Übersetzt und bearbeitet von Dr. Tatjana Schütz, Dr. Luzia Valentini und Prof. Dr. Mathias Plauth.
Kontakt: tatjana.schuetz@medizin.uni-leipzig.de, Tel. 0341-97 15 957

Hauptscreening: detailliertere Angaben zur Einschätzung des Ernährungszustandes und der Krankheitsschwere

Auswertung: Die ermittelten Punkte in den Rubriken Ernährungszustand und Krankheitsschwere werden addiert, und für Patienten älter als 70 Jahre wird ein zusätzlicher Punkt hinzugerechnet. Eine Summe von 3 Punkten oder mehr identifiziert Patienten mit einem ernährungsbedingten Risiko und sollte zu einem tiefer gehenden Assessment des Ernährungszustandes und zur Erstellung eines Ernährungsplans führen. Bei allen Patienten mit einem Score < 3 Punkte ist das aktuelle Krankheitsrisiko in Folge einer Mangelernährung gering, und das NRS-Screening sollte bei stationären Patienten nach einer Woche wiederholt werden.

Mini Nutritional Assessment (MNA®)

Setting: ältere Menschen in geriatrischen Einrichtungen, in der Klinik, im ambulanten Bereich

Fragen: Im Gegensatz zum MUST- und NRS Score umfasst der MNA®-Bogen mehrere Bereiche der Ernährungssituation: Anthropometrie, Allgemeinzustand, Ernährungsgewohnheiten und Selbsteinschätzung (Tabelle 1.22).

Anthropometrische Messungen: BMI, Oberarm- und Wadenumfang

Tabelle 1.22: Verwendete Parameter für den MNA®

MNA® Original	
Screening	
A	Nahrungsaufnahme in den letzten drei Monaten
B	Gewichtsverlust in den letzten drei Monaten
C	Mobilität
D	Akute Krankheit/psychischer Stress
E	Neuropsychologische Probleme
F	Body Mass Index
Assessment	
G	Eigenständiges Leben
H	Medikamente
I	Dekubitus
J	Anzahl der Hauptmahlzeiten
K	Eiweißzufuhr
L	Obst- und Gemüsezufuhr
M	Flüssigkeitszufuhr
N	Hilfe bei der Nahrungsaufnahme
O	Selbsteinschätzung des Ernährungszustandes
P	Selbsteinschätzung des Gesundheitszustandes
Q	Oberarmumfang
R	Wadenumfang

Auswertung: Der *Screening-Teil* mit 6 Fragen ist auffällig, wenn 11 Punkte oder weniger erreicht werden.

Der *Assessment*-Teil beinhaltet weitere 12 Fragen. Der Gesamtindex erlaubt die Einstufung in eine der folgenden drei Klassen: ≥ 24 Punkte: zufriedenstellender Ernährungszustand; 17–23,5 Punkte: Risikobereich für eine Mangelernährung; < 17 Punkte: schlechter Ernährungszustand oder bereits bestehende Mangelernährung

Das MNA® ist nur bedingt einsetzbar bei Patienten, die aufgrund von Sprachproblemen oder geistiger Verwirrtheit oder Demenz keine verlässlichen Angaben machen können, nicht kommunizieren können oder die nicht ansprechbar sind.

Um die Anwendbarkeit des MNA® auch bei Patienten zu ermöglichen, bei denen der Body Mass Index nicht verfügbar ist, wurde die *MNA Kurzform* als schnell durchzuführendes Screening-Tool entwickelt und validiert. Hier wird der Body Mass Index durch den Wadenumfang ersetzt.

Subjective Global Assessment (SGA)

Der SGA nimmt eine Zwischenstellung zwischen Screening- und Assessment-Instrumenten ein.

Setting: Klinik, Geriatrische Einrichtung, ambulanter Bereich

Anamnese: Gewichtsverlust, Veränderungen in der Nahrungszufuhr, signifikante gastrointestinale Symptome, Leistungsfähigkeit, metabolischer Bedarf der zugrunde liegenden Erkrankung

Körperliche Untersuchung: Verlust an subkutanem Fettgewebe, Muskelschwund, Vorliegen von Ödemen und Aszites

Auswertung: Im Gegensatz zu den Screening-Instrumenten gibt es keine Punktsumme, sondern der Untersucher weist den Patienten basierend auf seiner subjektiven Gewichtung von Anamnese und Untersuchung der Kategorie A = gut ernährt, B = mäßig mangelernährt bzw. mit Verdacht auf Mangelernährung bzw. C = schwer mangelernährt zu.

Für die Erkennung von akuten Veränderungen des Ernährungszustandes ist der SGA nicht sensitiv und deshalb nicht zur Verlaufskontrolle geeignet. Der Einsatz des SGA wurde bei Patienten mit einem breiten Spektrum an Erkrankungen untersucht und erwies sich dabei als geeignetes Instrument zur Identifizierung von Patienten mit schlechter Prognose aufgrund der bestehenden Mangelernährung. Eine gute Übereinstimmung zwischen dem SGA und unterschiedlichen Screening-Tools ist beschrieben.

Eine abgewandelte Form des SGA, das so genannte *„Patient-generated Subjective Global Assessment (PG-SGA)"* wurde speziell für onkologische Patienten als diagnostisches und prognostisches Instrument entwickelt. Der SGA wird durch zusätzliche Fragen erweitert (wie das Essverhalten beeinflussende Symptome, Komorbiditäten etc.) und wird z.T. vom Patienten selbst ausgefüllt. Je höher die erreichte Punktzahl, desto höher ist der Bedarf an einer spezifischen Ernährungsintervention. Bei Tumorpatienten ist der PG-SGA mit Lebensqualität, Liegezeit und Überlebenszeit assoziiert und für Verlaufsuntersuchungen geeignet. Mittlerweile wir der PG-SGA auch bei anderen Erkrankungen eingesetzt.

Abbildung 1.6a: Subjective Global Assessment (SGA) – Einschätzung des Ernährungszustandes

Subjective Global Assessment (SGA) – Einschätzung des Ernährungszustandes
nach Detsky et al., JPEN 1987; 11: 8-13

Name, Vorname: _____   Untersuchungsdatum: _____

Geburtsdatum: _____   Station: _____

A. Anamnese
1. Gewichtsveränderung
• in den vergangenen **6 Monaten** _____ kg (_____ % Körpergewicht)

Abnahme < 5% Körpergewicht	☐
Abnahme 5-10% Körpergewicht	☐
Abnahme >10% Körpergewicht	☐

• in den vergangenen **zwei Wochen**

Zunahme	☐
keine Veränderung	☐
Abnahme	☐

2. Nahrungszufuhr
• Veränderungen im Vergleich zur üblichen Zufuhr: nein ☐
  O suboptimale feste Kost   ja → Dauer: _____ ☐
  O ausschließlich Flüssigkost
  O hypokalorische Flüssigkeiten
  O keine Nahrungsaufnahme

3. Gastrointestinale Symptome (> 2 Wochen):   nein ☐
  O Übelkeit   O Erbrechen   ja ☐
  O Durchfall   O Appetitlosigkeit

4. Beeinträchtigung der Leistungsfähigkeit:
• in den vergangenen **6 Monaten**

keine	☐
mäßig / eingeschränkt arbeitsfähig	☐
stark bettlägrig	☐

• in den vergangenen **zwei Wochen**

Verbesserung	☐
Verschlechterung	☐

5. Auswirkung der Erkrankung auf den Nährstoffbedarf:
• Hauptdiagnose: _____
• metabolischer Bedarf

kein / niedriger Stress	☐
mäßiger Stress	☐
hoher Stress	☐

B. Körperliche Untersuchung

	normal	leicht	mäßig	stark
Verlust von subkutanem Fettgewebe				
Muskelschwund (Quadrizeps, Deltoideus)				
Knöchelödem				
präsakrale Ödeme (Anasarka)				
Aszites				

C. Subjektive Einschätzung des Ernährungszustandes
A = gut genährt   ☐
B = mäßig mangelernährt bzw. mit Verdacht auf Mangelernährung   ☐
C = schwer mangelernährt   ☐

T. Schütz, M. Plauth. Aktuel Ernaehr Med 2005; 30: 43-48.
Übersetzt und bearbeitet von Dr. Tatjana Schütz und Prof. Dr. Mathias Plauth.
Kontakt: tatjana.schuetz@medizin.uni-leipzig.de, Tel. 0341-97 15 957

Abbildung 1.6b: Anleitung zur Einschätzung des Ernährungszustandes mittels Subjective Global Assessment (SGA)

Anleitung zur EINSCHÄTZUNG DES ERNÄHRUNGSZUSTANDES MITTELS SUBJECTIVE GLOBAL ASSESSMENT (SGA)
nach [1]Detsky et al., JPEN 1987; 11: 8-13

Beschreibung:
Der SGA ist eine einfache, ohne apparativen Aufwand von Ärzten oder medizinischem Personal durchzuführende und reproduzierbare bed-side Methode zur Einschätzung des Ernährungszustandes bei ambulanten oder stationären Patienten.

Grundlage:
Auf Grundlage von Anamnese (Gewichtsveränderung, Nahrungszufuhr, gastrointestinale Symptome, Leistungsfähigkeit, Grunderkrankung) und klinischer Untersuchung (Unterhautfettgewebe, Muskelmasse, Ödeme) schätzt der Untersucher den Ernährungszustand des Patienten ein als:

SGA A =   **gut genährt**
SGA B =   **mäßig mangelernährt bzw. mit Verdacht auf Mangelernährung**
SGA C =   **schwer mangelernährt**

Die Zuordnung ergibt sich allein auf Grundlage der subjektiven Bewertung durch den Untersucher und nicht durch ein gewichtetes Punkteschema. Das Hauptaugenmerk liegt dabei auf den Merkmalen Gewichtsverlust, verminderte Nahrungszufuhr, Verlust von subkutanem Fettgewebe und Muskelschwund. Die anderen Fragen sollen dem Untersucher als Check-Liste dabei helfen, den vom Patienten berichteten Gewichtsverlust und die veränderte Nahrungszufuhr zu erfassen.

Durchführung (siehe SGA-Bogen):
- Gewichtsveränderung:
   < 5 % des Körpergewichts: geringer Gewichtsverlust
   5-10 % des Körpergewichts: potenziell bedeutsamer Gewichtsverlust
   > 10 % des Körpergewichts: bedeutsamer Gewichtsverlust

Ein, auch hoher, Gewichtsverlust mit anschließender Gewichtskonstanz oder geringer Gewichtszunahme ist günstiger zu bewerten als ein andauernder Gewichtsverlust.

- Nahrungszufuhr im Vergleich zur üblichen Zufuhr: normal oder abnormal (Art?, wie lange?)
- Gastrointestinale Symptome (Appetitlosigkeit, Übelkeit, Erbrechen, Durchfall), die täglich und über länger als zwei Wochen auftreten.
- Leistungsfähigkeit: voll leistungsfähig, eingeschränkt leistungsfähig, gehfähig, bettlägrig
- Metabolischer Bedarf der Grunderkrankung. Erkrankung mit hohem Stress, z.B. akuter Schub einer Colitis ulcerosa mit häufigen blutigen Diarrhoen; Erkrankung mit niedrigem Stress, z.B. latente Infektion, maligne Erkrankung

Besonderheiten bei der Interpretation von Gewichtsveränderungen

SGA A: keine Zeichen einer Mangelernährung
   Eine kürzliche Gewichtszunahme, die nicht nur auf einer Flüssigkeitseinlagerung beruht, führt zu SGA A, auch wenn der Nettogewichtsverlust zwischen 5 und 10 % beträgt und der Patient einen geringen Verlust an subkulantem Fettgewebe aufweist. Dies gilt insbesondere dann, wenn der Patient eine Verbesserung der anderen anamnestischen Kriterien angibt (z.B. verbesserter Appetit.

SGA B: mäßig mangelernährt bzw. mit Verdacht auf Mangelernährung
   Mindestens 5 % Gewichtsverlust in den Wochen vor Aufnahme ohne Gewichtsstabilisierung oder -zunahme zusammen mit einer deutlichen Abnahme der Nahrungszufuhr und einem geringen Verlust von subkutanem Fettgewebe oder geringem Muskelschwund.
   Abgrenzung zu SGA A: Bei Unsicherheiten und nicht eindeutig auf SGA B hinweisenden Merkmalen ist die Einteilung in SGA A angezeigt.

SGA C: schwere Mangelernährung
   Offensichtliche körperliche Zeichen einer Mangelernährung wie hoher Verlust von subkutanem Fettgewebe, starker Muskelschwund, teilweise Ödeme bei gleichzeitigem Vorhandensein eines klaren und überzeugenden Gewichtsverlustes (> 10 % des Körpergewichts) und anderer hinweisender Punkte in der Anamnese:
   Abgrenzung zu SGA B: SGA C erfordert eindeutige Hinweise auf eine schwere Mangelernährung. bei zweifelhaften Merkmalen sollte SGA B vergeben werden.
   Achtung: Bei Patienten mit ausgeprägten Ödemen, Aszites oder Tumormasse kann die Höhe des Gewichtsverlustes leicht unterschätzt werden.

Literatur
1. Detsky AS, McLaughlin JR, Baker JP et al. What is subjective global assessment of nutritional status? JPEN 1987; 11: 8-13
2. Detsky AS, Baker JP, Mendelsohn RA, et al. Evaluating the accuracy of nutritional assessment techniques applied to hospitalized patients: Methodology and comparison: JOEN 1984; 8: 153-159
3. Baker JP, Detsky AS, Wesson D et al. Nutritional assessment: A comparison of clinical judgement and objective measurements. N Engl J Med 1982; 306: 969-972
4. Baker JP, Detsky AS, Whitwell J et al. A comparison of the predictive value of nutritional assessment techniques. Hum Nut Clin Nutr 1982; 36c: 233-241

T. Schütz, M. Plauth. Aktuel Ernaehr Med 2005; 30: 43-48.
Übersetzt und bearbeitet von Dr. Tatjana Schütz und Prof. Dr. Mathias Plauth.
Kontakt: tatjana.schuetz@medizin.uni-leipzig.de. Tel. 0341-97 15 957

Schweres ernährungsmedizinisches Risiko

Ein schweres ernährungsmedizinisches Risiko liegt vor, wenn mindestens eines der folgenden Kriterien zutrifft:

- Gewichtsverlust > 10–15 %
- BMI < 18,5 kg/m^2
- Subjective Global Assessment Grad C (SGA C), Nutritional Risk Screening (NRS) ≥ 3 Punkte
- Serumalbumin < 30 g/l (ohne Einschränkung der Leber- oder Nierenfunktion)

Übergewicht und Adipositas stellen ebenfalls Risikofaktoren für ein schlechteres Outcome dar, was in den vorgestellten Screening-Instrumenten nicht berücksichtigt wird, da sie speziell für die Erfassung einer Unterernährung konzipiert wurden. Besonderheiten bei übergewichtigen und adipösen Patienten sind im Kapitel *„3.12 Adipositas"* beschrieben.

Literatur

Bauer JM, Volkert D, Wirth R et al.. Diagnostik der Mangelernährung des älteren Menschen. Dtsch Med Wochenschr 11 (2006) 223–227

Pirlich M, Schwenk A, Müller MJ et al.: DGEM-Leitlinie Enterale Ernährung: Ernährungsstatus. Aktuel Ernaehr Med 28 (Suppl. 1) (2003) 10–25

Resolution des Europarates „Resolution ResAP (2003) über die Verpflegung und Ernährungsversorgung in Krankenhäusern" http://www.nutritionday.org/uploads/media/Resolution_Europarat_02.pdf (Zugriff: 10.07.12)

Schreier MM, Batholomeyczik S: Die Rolle der Pflege bei der Ernährung im Krankenhaus. Aktuel Ernaehr Med 33 (2008) 70–74

Schütz T, Pirlich M: Studie „Mangelernährung im Krankenhaus": Alter als besonderer Risikofaktor. Pflegezeitschrift 12 (2006) 778–779

Schütz T, Plauth M: Subjective Global Assessment – eine Methode zur Erfassung des Ernährungszustandes. Aktuel Ernaehr Med 30 (2005) 43–48

Schütz T, Schindler K, Schlaffer R et al. Europaweite Querschnittstudie „nutritionDay": Bedeutung der Ergebnisse für die stationäre Pflege. Pflegezeitschrift 63 (2009) 141–143

Schütz T, Valentini L, Plauth M. Screening auf Mangelernährung nach den ESPEN Leitlinien 2002. Aktuel Ernaehr Med 30 (2005) 99–103

Volkert D: Erfassung der Ernährungssituation älterer Menschen – das Mini Nutritional Assessment (MNA). Aktuel Ernaehr Med 30 (2005) 142–146

Volkert D: Der Body Mass Index (BMI) – ein wichtiger Parameter zur Beurteilung des Ernährungszustandes. Aktuel Ernaehr Med 31 (2006) 126–132

1.5 Erhebung des Ernährungszustandes

Tatjana Schütz und Arved Weimann

Assessment

Die genaue Abklärung einer Mangelernährung ist die Voraussetzung für eine individuelle und gezielte Behandlung. Generell sollte bei Patienten, die im Ernährungs-Screening (siehe Kapitel *„1.4 Screening auf Mangelernährung"*) auffällig sind, ein weiterführendes Ernährungs-Assessment erfolgen. Dies beinhaltet eine anamnestische Befragung und körperliche Untersuchung und wird durch die Bestimmung der Körperzusammensetzung, funktionelle Tests, Laborwerte, die Dokumentation der Nahrungs- und Flüssigkeitszufuhr und/oder die Erfassung der Lebensqualität ergänzt. Idealerweise erfolgt das Assessment in einem multidisziplinären Ernährungsteam (siehe Kapitel *„2.3 Ernährungsteam"*).

Zielgrößen des Ernährungs-Assessments

Alle erfassten Parameter dienen als Grundlage für die Festlegung eines Ernährungsplanes und sollten deshalb auch im Zeitverlauf überwacht und dokumentiert werden (Monitoring). Entsprechend der Ergebnisse werden Energie- und Nährstoffzufuhr angepasst.

- **Energie- und Nährstoffzufuhr:** Energie und Nährstoffe, die dem Körper von außen über Lebensmittel, Getränke, Nahrungsergänzungsmittel und/oder Produkte der künstlichen Ernährung zugeführt werden.
- **Energiebedarf:** Energiemenge, die der Körper benötigt, um seine lebensnotwendigen Körperfunktionen aufrechtzuerhalten, Nahrung zu verstoffwechseln und körperliche Aktivität auszuüben (siehe Kapitel *„1.3 Energie- und Nährstoffbedarf von Gesunden und Kranken"*).
- **Energiebilanz:** Differenz zwischen Energiebedarf und Energiezufuhr. Liegt die Zufuhr unterhalb des Bedarfs, liegt eine negative Energiebilanz vor, die längerfristig in einer Gewichtsabnahme resultiert. Eine Energiezufuhr über dem Bedarf führt längerfristig zu einer Gewichtszunahme.
- **Körperzusammensetzung:** Anteil an Muskelmasse, Fettmasse und Wasser am Körpergewicht.
- **Eiweißversorgung** und **Krankheitsaktivität** durch Messung spezifischer Blutwerte wie Serum-Albumin oder C-reaktives Protein
- **Funktionelle Größen** wie Handmuskelkraft, Spitzenfluss der Ausatemluft
- **Klinische Symptome** (siehe Tabelle 1.23)

Tabelle 1.23: Methoden zum Assessment des Ernährungszustandes (modifiziert nach Guarnieri G, Antonione R, Situlin R et al.: Update to hospital malnutrition. Aktuel Ernaehr Med 29 (2004) 55-59.)

Methode	Kommentar
Energie- und Nährstoffzufuhr	
Tellerdiagramm Ernährungsprotokoll	Abschätzung der Verzehrmenge Essgewohnheiten, Berechnung der Energie- und Nährstoffzufuhr, Nahrungsmittelallergien oder -intoleranzen
Energiebedarf	
Indirekte Kalorimetrie	Hinweis auf Hypermetabolismus, ermöglicht individuelle Berechnung des Energiebedarfs
Körperzusammensetzung	
Anthropometrie: Trizepshautfaltendicke, Oberarmumfang	Veränderungen von Fettspeicher und Muskelmasse
Bioelektrische Impedanzanalyse (BIA)	Veränderungen von Ganzkörperwasser, fettfreier Masse und Körperzellmasse; Phasenwinkel als prognostischer Faktor
Laborwerte	
Serum-Albumin, Transferrin, Präalbumin, Retinol-bindendes Protein	Depletion viszeraler Proteine; Verlust an Körperzellmasse, erhöhte Krankheitsaktivität; Serum-Albumin als eigenständiger prognostischer Faktor bei unterschiedlichen Krankheitsbildern
Akut-Phase-Proteine	C-reaktives Protein, alpha-1-saures Glycoprotein u.a. → schnelle Veränderungen in der Krankheitsaktivität
Funktionelle Parameter	
Handkraft, Spitzenfluss der Ausatemluft (peak flow)	Hinweis auf Muskelschwäche
Klinische Symptome	
Hautveränderungen, neurologische Veränderungen u.a. (siehe Tabelle 1.24)	Hinweis auf spezifische Mängel an essenziellen Nährstoffen

Modelle der Körperzusammensetzung/Terminologie

Der Körper ist aus den folgenden Kompartimenten zusammengesetzt:

- **Gesamtkörperwasser:** Gesamte Wassermenge im Körper
- **„Lean body mass" (LBM):** Magermasse, „Nicht-Fettgewebs-Körpermasse"
- **Fettfreie Masse (FFM):** LBM plus „Nicht-Fettanteile" des Fettgewebes
- **Muskelmasse:** Summe der Muskeln
- **Körperzellmasse (BCM):** Zellen plus intrazelluläres Wasser
- **Extrazelluläre Masse (ECM):** Extrazelluläres Wasser plus feste extrazelluläre Bestandteile
- **Körperfettmasse:** Menge der Triglyzeride

- **Fettgewebe:** Fettmasse plus zelluläres und extrazelluläres Gewebe (83 % Fett, 2 % Eiweiß, 15 % Wasser)
- **Feste extrazelluläre Bestandteile:** Knochenmasse plus Faszien und Knorpel

Je nach verwendeter Methodik zur Messung der Körperzusammensetzung werden unterschiedliche Kompartimente bestimmt (Abbildung 1.7). Da die Goldstandardmethoden häufig aufwändig, teuer, invasiv und nicht überall verfügbar sind, werden im Folgenden schnell durchführbare, nicht-invasive Methoden vorgestellt, die ohne großen apparativen Aufwand direkt am Krankenbett (stationär oder im Homecare-Bereich) durchgeführt werden können.

Abbildung 1.7: Modelle der Körperzusammensetzung und Messmethoden

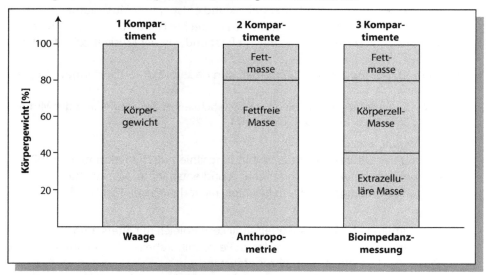

Anthropometrie

Anthropometrische Parameter bieten besonders für bettlägerige Patienten, bei denen Größe und Gewicht nicht gemessen werden können, eine gute Möglichkeit zur Erfassung des Ernährungszustandes. Sie sind Bestandteil von Screening-Instrumenten auf Mangelernährung wie z.B. das Mini Nutritional Assessment (MNA, siehe Kapitel „1.4 Screening auf Mangelernährung") oder können als einzelne Parameter für die Abschätzung der klinischen Prognose verwendet werden, wie z.B. die Trizeps-Hautfaltendicke und die berechnete Armmuskelfläche.

Messung Körpergewicht
- geeichte Waage auf ebenem, festem Untergrund
- in leichter Hauskleidung

- morgens nüchtern nach Entleerung der Blase
- Messgenauigkeit 0,1 kg

Messung Körpergröße
- Stadiometer mit variabler Messlatte
- aufrecht stehend, gestreckte Körperhaltung mit entspannt hängenden Armen
- ohne Schuhe mit den Fersen zusammen und am Boden auf ebenem, festem Untergrund
- Blick geradeaus
- Messgenauigkeit 0,1 cm.

Messung Trizeps-Hautfaltendicke
- Ermittlung des Mittelpunktes der Verbindungslinie zwischen Akromion und Olekranon bei gebeugtem Ellenbogengelenk und entspannter Muskulatur
- Am entspannt hängenden Arm wird eine senkrechte Hautfalte über dem Trizeps-Muskel zwischen Finger und Daumen gefasst und von der Muskelfaszie abgehoben.
- Mit dem Kaliper (Abbildung 1.8) werden nun Haut und Unterhautfettgewebe „gefasst".
- Die Messung erfolgt innerhalb von 5 s nach Schließen der Zange, und der Mittelwert aus 3(-5) Messungen wird berechnet.

Messung Oberarmumfang
- Ermittlung des Mittelpunktes der Verbindungslinie zwischen Akromion und Olekranon bei gebeugtem Ellenbogengelenk und entspannter Muskulatur
- Messung des Umfangs mit einem flexiblen, nicht dehnbaren Maßband

Auswertung:
- Oberarmumfang und Trizepshautfaltendicke: Vergleich mit alters- und geschlechtsspezifischen Referenzwerten in Perzentilentabellen. Werte unterhalb der 10. Perzentile → schlechter Ernährungszustand
- Berechnung von Armmuskelfläche und Armfettfläche und Bewertung anhand von Perzentilentabellen. Werte unterhalb der 10. Perzentile → schlechter Ernährungszustand

Vorteile der anthropometrischen Messungen sind die schnelle, nicht-invasive und kostengünstige Durchführung. Studien z.B. bei Patienten mit Leberzirrhose oder HIV beschreiben eine prognostische Relevanz dieser Messungen. Als Nachteil ist die Abhängigkeit der Messwerte vom Untersucher zu nennen, dem durch eine gute Schulung begegnet werden kann.

Messung Wadenumfang
- sitzender Patient mit frei hängendem Unterschenkel
- flexibles, nicht dehnbares Maßband wird waagerecht an der Stelle des maximalen Umfangs angelegt

Messung Ferse-Kniehöhe
- Schublehre zur Ferse-Kniehöhe-Messung
- Rechte Winkel: Fußsohle/Sprunggelenk/Unterschenkel sowie Unterschenkel/Knie-gelenk/Oberschenkel
- Anlegen der Schublehre: am Fußsohlenbereich des Hinterfußes und unmittelbar oberhalb der tastbaren Patella
- Arretierung des beweglichen Schublehrenteils und Ablesen des Messergebnisses
- Messgenauigkeit: 1 mm

Auswertung:
- Berechnung der Körpergröße aus der Kniehöhe nach folgenden Formeln:
  Männer: Größe [cm] = (1,94 x Kniehöhe [cm]) – (0,14 x Alter [Jahre]) + 78,31
  Frauen: Größe [cm] = (1,85 x Kniehöhe [cm]) – (0,21 x Alter [Jahre]) + 82,21

Abbildung 1.8: Kaliper zur Messung der Hautfaltendicke

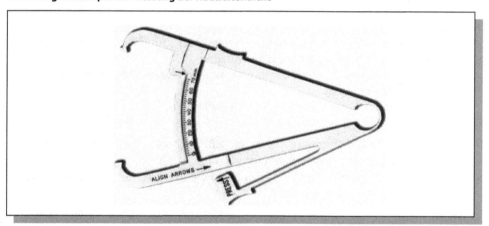

Bioelektrische Impedanzanalyse (BIA)

Bei der bioelektrischen Impedanzanalyse werden die Körperkompartimente Gesamt-körperwasser, fettfreie Masse und Körperzellmasse aufgrund der Beziehung zwischen Wassergehalt und dem Widerstand des Körpers (= biologischer Leiter) im Wechsel-stromfeld bestimmt. Die gemessene Impedanz setzt sich aus zwei Anteilen zusammen:

Resistanz: ohmscher Widerstand der ionenhaltigen Flüssigkeit im Körper
Reaktanz: kapazitiver Widerstand der Zellmembranen
Phasenwinkel: wird aus Resistanz und Reaktanz berechnet und beschreibt Men-ge und Integrität der Zellmembranen

Üblicherweise wird die Messung mit einem Monofrequenzgerät am liegenden Pati-enten an der dominanten Körperseite durchgeführt. Es sind jedoch auch Geräte ver-fügbar, die bei unterschiedlichen Frequenzen messen (Multifrequenzgeräte) oder segmentale Messungen erlauben. Um Messwerte im Verlauf vergleichen zu können, ist eine Standardisierung der Messung unabdingbar:

Standardisierung der Messung

- Ganzkörpermessung mit Elektroden auf Hand und Fuß an der dominanten Körperseite
- Körperposition: 15 min flach liegend, Extremitäten leicht abgespreizt
- wenn möglich, sollte der Patienten nüchtern (bzw. mind. 2–4 h nach Nahrungsaufnahme) sein
- Haut vor der Elektrodenplatzierung (BIA-Spezialelektroden mit geringem Eigenwiderstand) entfetten
- exakte Elektrodenplatzierung beachten
- Patient hat keinen Kontakt zu äußeren Metallgegenständen haben (z.B. Bettgestell). Schmuck, Ohrringe oder Metall im Körper verfälschen das Messergebnis nicht.

Vorteile
- nicht-invasive, einfach durchzuführende und kostengünstige bed-side Methode zur Bestimmung der Körperzusammensetzung
- Hohe Reproduzierbarkeit und damit grundsätzlich für die Dokumentation des Therapieverlaufes geeignet
- Berechnung von Wassergehalt und Körperzellmasse

Nachteile
- Bei Patienten mit Hydratationsstörungen (z.B. Ödeme) ist die Interpretation der Messergebnisse nur eingeschränkt möglich.
- Für Patienten mit einem BMI > 34 kg/m² sind die üblicherweise verwendeten Berechnungsformeln nicht validiert.

Auswertung

Berechnung
Mit Hilfe der Hersteller-Software werden die Körperkompartimente auf Grundlage der gemessenen Werte für Resistanz und Reaktanz berechnet und alters- und geschlechtsspezifischen Normalbereichen gegenübergestellt. Zu beachten ist, dass die Fettmasse zwar als Differenz zwischen Körpergewicht und fettfreier Masse berechnet, jedoch nicht direkt gemessen wird.

Grafische Darstellung
In der Nomogrammdarstellung werden Resistanz und Reaktanz eines Patienten jeweils geteilt durch dessen Körpergröße in ein Koordinatensystem eingetragen (Messpunkt in Abbildung 1.9). Die verschiedenen Ellipsen repräsentieren die Vergleichswerte einer meist alters- und geschlechtsgematchten Kontrollgruppe, wobei die schwarze Ellipse 50 % der Vergleichspopulation einschließt, die graue Ellipse 75 % und die schwarze Ellipse 95 %. Messpunkte außerhalb der äußeren Ellipse weisen auf extreme Werte hin.

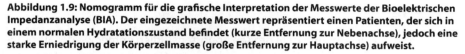

Abbildung 1.9: Nomogramm für die grafische Interpretation der Messwerte der Bioelektrischen Impedanzanalyse (BIA). Der eingezeichnete Messwert repräsentiert einen Patienten, der sich in einem normalen Hydratationszustand befindet (kurze Entfernung zur Nebenachse), jedoch eine starke Erniedrigung der Körperzellmasse (große Entfernung zur Hauptachse) aufweist.

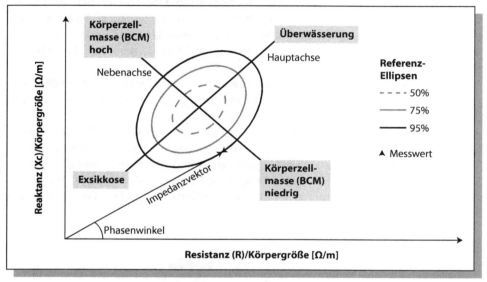

Der Abstand des Messpunktes von der Hauptachse (vertikale Achse) und der Nebenachse (horizontale Achse) erlaubt eine Aussage über den Hydratationszustand und den Anteil der Körperzellmasse. Die Fettmasse wird jedoch im Nomogramm nicht dargestellt.

* Anteil der Körperzellmasse (Abstand zur Hauptachse):
  Messwert links von der Hauptachse → ausreichend Körperzellmasse
  Messwert rechts von der Hauptachse → verminderte Körperzellmasse
* Hydratationszustand (Abstand zur Nebenachse):
  Messwert oberhalb der Nebenachse → Exsikkose
  Messwert unterhalb der Nebenachse → Überwässerung

Die Nomogrammdarstellung liefert also keine absoluten Werte für die Körperkompartimente, sondern eine grafische Abschätzung der Lage des Messpunktes im Vergleich zu einem Normalkollektiv. Bei Verlaufsmessungen kann anhand der Verschiebung des Messpunktes der Erfolg ernährungstherapeutischer Maßnahmen abgeschätzt werden.

Die Ergebnisse von BIA-Messungen sind von hoher klinischer Relevanz mit prognostischer Aussagekraft. Dies betrifft vor allem die Körperzellmasse (BCM) und den Phasenwinkel. Ein niedriger Phasenwinkel als Marker für eine gestörte Integrität der Zellmembranen zeigte sich bei verschiedenen Erkrankungen wie Leberzirrhose, Tumorerkrankungen, chronisch obstruktive Lungenerkrankung, HIV und bei Patienten unter Dialyse als prognostischer Faktor, der eng mit dem klinischen Verlauf korreliert ist.

Laborwerte

Ein vermindertes Serumalbumin ist in großen Kohortenstudien immer wieder als prognostischer Parameter für die Letalität insbesondere nach Operationen gezeigt worden. Voraussetzung ist der Ausschluss einer Leber- oder Nierenerkrankung. Als kritisch wird ein Wert von < 30 g/l angesehen. Andere Parameter wie das Präalbumin, Serumtransferrin oder auch das Retinol-bindende Protein haben im klinischen Alltag keine Bedeutung.

Akutphaseproteine wie das C-Reaktive Protein zeigen eine unspezifisch erhöhte entzündliche Aktivität z.B. auch im Rahmen einer Tumorkachexie (Cancer-Cachexia-Syndrome).

Anhand anthropometrischer Parameter wie Gewicht, Idealgewicht, Trizepshautfalte, Laborwerten wie Serumalbumin und Serumtransferrin oder der Reaktion auf einen Test zur verzögerten Immunantwort können zusammengesetzte Scores (Composite-Scores) errechnet werden. Diese sind Prognostic Nutritional Risk Index (PNI), Nutritional Risk Index (NRI) oder auch der Geriatric Nutritional Risk Index, die jedoch in der Praxis kaum Anwendung finden.

Klinische Symptome

Klinische Symptome, die auf eine Mangelernährung hinweisen können, sind in Tabelle 1.24 aufgeführt.

Tabelle 1.24: Auswahl klinischer Symptome, die auf einen spezifischen Nährstoffmangel hinweisen können (vgl. Pirlich M, Schwenk A, Müller MJ et al. DGEM-Leitlinie Enterale Ernährung: Ernährungsstatus. Aktuel Ernaehr Med 28 (Suppl. 1) (2003) S10-S25)

Klinischer Befund	Mögliches Ernährungsdefizit
Hautveränderungen	
Punktförmige Hautblutungen	Vitamine A, C
Purpura	Vitamine C, K
Pigmentation	Niacin
Geringer Turgor	Wasser
Ödeme	Protein, Vitamin B_1
Blässe	Folsäure, Eisen, Biotin, Vitamine B_{12}, B_6
Dekubiti	Protein, Energie
Seborrhoische Dermatitis	Vitamin B_6, Biotin, Zink, essenzielle Fettsäure
Schlechte Wundheilung	Vitamin C, Protein, Zink
Mund und Lippen	
Glossitis	Vitamine B_2, B_6, B_{12}, Niacin, Eisen, Folsäure
Gingivitis	Vitamin C
Anguläre Fissuren, Stomatitis	Vitamin B_2, Eisen, Protein
Cheilose	Niacin, Vitamine B_2, B_6, Protein
Blasse Zunge	Eisen, Vitamin B_{12}

Atrophische Papillen	Vitamin B_2, Niacin, Eisen
Augen	
Blasse Konjunktiva	Vitamin B_{12}, Folat, Eisen
Nachtblindheit, Keratomalazie	Vitamin A
Photophobie	Zink
Neurologisch	
Desorientiertheit, Verwirrung	Vitamine B_1, B_2, B_{12}, Wasser
Depression, Lethargie	Biotin, Folsäure, Vitamin C
Schwäche, Lähmung der Beine	Vitamine B_1, B_6, B_{12}, Pantothensäure
Periphere Neuropathie	Vitamine B_2, B_6, B_{12}
Ataktischer Gang	Vitamin B_{12}
Hyporeflexie	Vitamin B_1
Zuckungen, Krämpfe	Vitamin B_6, Kalzium, Magnesium
Sonstiges	
Durchfall	Niacin, Folat, Vitamin B_{12}
Anorexie	Vitamine B_{12}, B_1, C
Übelkeit	Biotin, Pantothensäure
Müdigkeit, Apathie	Energie, Biotin, Magnesium, Eisen

Funktionelle Parameter

Neben dem Gewichtsverlust bildet die Muskelfunktion als dynamischer Parameter den Ernährungsstatus ab. Die Muskelfunktion ist gerade für den postoperativen Patienten für die Rekonvaleszenz, das Atemtraining und die Mobilisierung essenziell. Hier stehen einfache Instrumente wie das Spirometer zur Messung des Spitzenflusses der Ausatemluft (peak flow) oder die Dynamometrie zur Messung der Handkraft (hand grip strength) zur Verfügung. Die Einschätzung des Ernährungszustandes erfolgt durch einen direkten Vergleich der Messwerte mit alters- und geschlechtsspezifischen Referenzwerten in Perzentilentabellen.

Unterernährung, Mangelernährung und Kachexie

Unterernährung

Die Weltgesundheitsorganisation definiert Unterernährung als Körpermassenindex (BMI) < 18,5 kg/m². Unterernährung ist primär ein protrahierter Hungerzustand bei Mangel an Substratzufuhr. Eine Erkrankung muss primär nicht vorliegen.

Mangelernährung

Für die Diagnose einer Mangelernährung sollten nach der aktuellen Definition der Amerikanischen Gesellschaft für Enterale und Parenterale Ernährung (A.S.P.E.N.) mindestens zwei der folgenden Parameter erfüllt sein:

- unzureichende Energieaufnahme
- Gewichtsverlust
- Verlust an Muskelmasse
- Verlust an subkutanem Fett
- eine vermehrte Flüssigkeitseinlagerung, die eine Gewichtsabnahme verschleiern kann
- funktionelle Verschlechterung durch Messung der Handkraft.

Kachexie

Eine spezifische Form der Mangelernährung ist die Kachexie, die z.B. bei Patienten mit Tumorerkrankungen (Cancer-Cachexia-Syndrome), AIDS oder chronisch obstruktiven Lungenerkrankungen vorkommt. Typisch sind neben dem Gewichtsverlust die Appetitlosigkeit (Anorexie), eine rasche Sättigung und Abgeschlagenheit (Fatigue) bei erhöhter inflammatorischer Aktivität (Anstieg des Entzündungsparameters C-reaktives Protein). Patienten verlieren sowohl Muskel- als auch Fettmasse, wobei der Verlust an Muskelmasse auch durch eine Ernährungsintervention nicht vollständig reversibel ist. Folgende Kriterien dienen zur Diagnose einer Kachexie:

→ **Gewichtsverlust** von mindestens 5 % in den vergangenen zwölf Monaten oder weniger bei Vorliegen einer Grunderkrankung

→ **PLUS drei der folgenden Kriterien:**
- verminderte Muskelkraft
- Fatigue
- Anorexie
- niedriger Fettfreie-Massen-Index (Fettfreie Masse [kg] / Körpergröße^2 [m^2])
- Laborwerte außerhalb des Normbereichs
  - erhöhte Entzündungsmarker (CRP > 5,0 mg/L; IL-6 > 4,0 pg/mL)
  - Anämie (Hb < 12 g/dL)
  - niedriges Serumalbumin (< 3,2 g/dL)

Literatur

Bosy-Westphal A, Korth O, Müller MJ: Body Composition Research: Von klassischen Kompartimentmodellen zu metabolischen und qualitativen Analysen. Aktuel Ernaehr Med 30 (2005) 130–135.

Bozzetti F, Mariani L: Defining and classifying cancer caxchexia: a proposal by the SCRINIO working group. JPEN 33 (2009) 361–367

Cereda E, Limonta D, Pusani C et al.: Assessing elderly at risk of malnutrition: the new Geriatric Nutritional Risk Index versus the Nutritional Risk Index. Nutrition 22 (2006) 680–682

Dempsey DT, Buzby GP, Mullen JL: Nutritional assessment in the seriously ill patient. J Am Coll Nutr 2 (1983) 15–22

Evans WJ, Morley JE, Argilés J et al.: Cachexia: a new definition. Clin Nutr. 27 (2008) 793–799

Guarnieri G, Antonione R, Situlin R et al.: Update to hospital malnutrition. Aktuel Ernaehr Med 29 (2004) 55–59

Müller MJ, Westenhöfer J, Bosy-Westphal A et al.: Ernährungsmedizinische Untersuchungen. In: MÜLLER MJ. Ernährungsmedizinische Praxis. 2. Auflage, Springer Medizin Verlag, Heidelberg (2007) 1–196

Piccoli et al. Kidney International 46 (2004) 534-539

Pirlich M, Plauth M, Lochs H: Bioelektrische Impedanzanalyse: Fehlerquellen und methodische Grenzen bei der klinischen Anwendung zur Analyse der Körperzusammensetzung. Aktuel Ernaehr Med 24 (1999) 81–90

Pirlich M, Krüger A, Lochs H: BIA-Verlaufsuntersuchungen: Grenzen und Fehlermöglichkeiten. Aktuel Ernaehr Med 25 (2000) 64–69

Pirlich M, Schwenk A, Müller MJ et al.: DGEM-Leitlinie Enterale Ernährung: Ernährungsstatus. Aktuel Ernaehr Med 28 (Suppl. 1) (2003) 10–25

Volkert D: Der Body Mass Index (BMI) – ein wichtiger Parameter zur Beurteilung des Ernährungszustands. Aktuel Ernaehr Med 31 (2006) 126-132

White JV, Guenter P, Jensen G et al.: Consensus statement: Academy of Nutrition and Dietetics and American Society for Parenteral and Enteral Nutrition: Characteristics recommended for the identification and documentation of adult malnutrition (undernutrition). JPEN 36 (2012) 275–283

2 Praxis der Ernährungstherapie

2.1 Rationalisierungsschema

Sabine Ohlrich und Evelyn Beyer-Reiners

Einleitung

Beim so genannten Rationalisierungsschema handelt es sich um ein hilfreiches Grundlagenpapier für die Ernährung und die diättherapeutischen Interventionen in stationären Gesundheitseinrichtungen. Das Rationalisierungsschema wurde als Konsenspapier von Vertretern der wichtigsten Gesellschaften und Verbänden auf dem Gebiet der Ernährungsmedizin entwickelt und erstmals 1978 veröffentlicht.

Vor diesem Zeitpunkt wurden Ernährung und Diätetik in Krankenhäusern überwiegend empirisch gehandhabt. Das Diät- und Kostformspektrum eines Hauses waren überwiegend durch die „Handschrift" und „universitäre Herkunft" des Chefarztes geprägt. Ebenfalls spielte eine Rolle, an welcher Einrichtung die leitende Diätassistentin ihre Ausbildung absolviert hatte. Das führte dazu, dass fast jedes Haus unterschiedliche Bezeichnungen und Definitionen für die in der Einrichtung eingesetzten Kostformen verwendete. Es wurde eine fast unüberschaubare Anzahl verschiedener Diäten praktiziert, deren Evidenz selten Überprüfung fand.

Vor diesem Hintergrund wird der Name „Rationalisierungsschema" verständlich. Damit gelang es erstmals, die Ernährung und Diätetik bei der Krankenversorgung auf eine wissenschaftliche Basis zu stellen. Immer angepasst an aktuelle Entwicklungen kam es in regelmäßigen Abständen zu Veränderungen bzw. Neuauflagen. Die derzeit gültige Fassung stammt aus dem Jahr 2004 und wurde von sieben Fachgesellschaften bzw. Berufsverbänden, die auf dem Sektor Ernährung bzw. Krankenernährung tätig sind, herausgegeben. Dies sind:

- BDEM – Bund Deutscher Ernährungsmediziner e.V.
- DAG – Deutsche Adipositas Gesellschaft e.V.
- DAEM – Deutsche Akademie für Ernährungsmedizin e.V.
- DGE – Deutsche Gesellschaft für Ernährung e.V.
- DGEM – Deutsche Gesellschaft für Ernährungsmedizin e.V.
- VDD – Verband der Diätassistenten – Deutscher Bundesverband e.V.
- VDO$_E$ – Verband der Oecotrophologen e.V.

Derzeit befindet sich das Rationalisierungsschema in Überarbeitung. Grundsätzlich ist auch ein neuer Name im Gespräch. Leider kann darauf im Rahmen dieser Veröffentlichung noch nicht eingegangen werden.

Aufgabe des Rationalisierungsschemas

Es wird der jeweils aktuelle Wissensstand auf dem Gebiet der Krankenernährung abgebildet. Damit soll das Rationalisierungsschema die Grundlage für die Erstellung eines einrichtungsbezogenen Kostformkatalogs (Diätkatalog) schaffen. Seit der Einführung ist es gelungen, dass die wesentlichen Bezeichnungen und Kriterien für Kostformen und Diäten im Ernährungsregime stationärer Gesundheitseinrichtungen auf diesen einheitlichen Regelungen basieren.

> Das Rationalisierungsschema bildet den aktuellen Wissensstand auf dem Gebiet der Krankenernährung ab und liefert die Grundlage für die Erstellung eines einrichtungsbezogenen Kostformkatalogs.

Nutzen und Anforderungen an eine Diät

Eine vom Arzt verordnete Diät stellt bei vielen Stoffwechselerkrankungen häufig die einzige Therapiemöglichkeit dar (z.B. bei Phenylketonurie, hereditärer Fruktoseintoleranz oder bei Nahrungsmittelallergien). Bei einigen gastroenterologischen Erkrankungen (z.B. Zöliakie oder beim Kurzdarmsyndrom) bildet die Diät eine wesentliche Therapiesäule. Sie kann außerdem eine bestehende Störung kompensieren (z.B. bei Malabsorption), Krankheitssymptome lindern, eine medikamentöse Therapie unterstützen (z.B. bei Fettstoffwechsel-Störungen und Hypertonie) sowie eine Mangel- und Fehlernährung vermeiden (präventiver Aspekt).

In entscheidender Weise kann sie die Lebensqualität des Patienten verbessern und trägt in manchen Fällen zu einer kürzeren Verweildauer im Krankenhaus bei.

Bei einer Diät muss eine bedarfsgerechte Zufuhr an Makro- und Mikronährstoffen sowie Flüssigkeit sichergestellt werden. In manchen Fällen kann eine gezielte Supplementierung von einzelnen Nährstoffen notwendig werden, wenn der Bedarf über das normale Essen nicht zu decken ist.

> Unter einer Diät ist eine modifizierte Ernährungsform zu verstehen, die zielgerichtet (präventiv, diagnostisch, kurativ oder therapeutisch) angewendet wird.

Grundsätzliche Gliederung des Rationalisierungsschemas

Das Rationalisierungsschema gliedert sich in folgende Abschnitte:

- Vollkostformen (Vollkost / Leichte Vollkost / ovo-lakto-vegetabile Kost)
- Energiedefinierte Kostformen
- Proteindefinierte Kostformen
- Sonderdiäten
  - Gastroenterologische Diäten
  - Diäten bei speziellen Systemerkrankungen
  - Seltene Diätformen

Für jede aufgelistete Kostform sind die wesentlichen Prinzipien, verbunden mit kurzen Begründungen und Erläuterungen, aufgeführt.

Die wichtigsten Kostformen im Einzelnen

Vollkost

Diese Kost muss

- hinsichtlich des Energie- und Nährstoffbedarfs bedarfsdeckend sein
- lt. Erkenntnissen der Ernährungsmedizin präventiven und therapeutischen Empfehlungen (z.B. für koronare Herzerkrankungen) gerecht werden

und sollte den regionalen Essgewohnheiten entsprechen, solange die anderen Forderungen eingehalten werden. Die DGE-Empfehlungen finden Anwendung. Bezüglich der Energiemenge, des Gehaltes an Makro- und ausgewählten Mikronährstoffen sind definierte Mengen vorgegeben.
Da die Vollverpflegung in einem Krankenhaus in der Regel alle Mahlzeiten des Tages umfasst, sind eine optimale Lebensmittelauswahl und die eingesetzten Lebensmittelmengen Garanten für ein vollwertiges und abwechslungsreiches Speisenangebot. Neben der Lebensmittelauswahl haben selbstverständlich auch die Art der Speisenzubereitung und anschließende Warmhaltezeiten einen wesentlichen Einfluss auf die sensorische und ernährungsphysiologische Speisenqualität. Generell sollte auf lange Warmhalte- und Standzeiten der Speisen verzichtet werden.

Leichte Vollkost

Alle Forderungen der Vollkost treffen genauso zu, es handelt sich dabei um eine leichter verdauliche Vollkost. Sie wird bei unspezifischen Intoleranzen empfohlen. Bei dieser Kostform wird auf alle Speisen und Zubereitungen verzichtet, die häufig Unverträglichkeiten auslösen.
Dazu zählen u.a.:

- sehr fette bzw. in viel Fett gebratene bzw. frittierte Speisen
- geräucherte Speisen
- grobe und stark blähende Gemüsesorten
- Hülsenfrüchte
- Steinobst
- scharfe Gewürze, große Mengen an Zwiebeln und Knoblauch
- sehr säurehaltige Speisen

Für die Krankenhauskost wird empfohlen, täglich drei Vollkost-Wahlessen anzubieten. Davon sollte eines der Leichten Vollkost entsprechen und eines ovo-lakto-vegetabil sein, d.h. auf Fleisch und Fisch verzichten. Hinsichtlich der Hauptkomponenten sind echte Wahlalternativen zu berücksichtigen. Ebenfalls ist darauf zu achten, dass eine der Vollkostvarianten (Vollkost, Leichte Vollkost) ohne Schweinfleisch hergestellt wird, um auch den Ernährungsgewohnheiten muslimischer Patienten gerecht zu werden.

Die Vollkost ist unter therapeutischen Gesichtspunkten ebenfalls für Patienten mit Diabetes mellitus, mit Dyslipidämien sowie Hyperurikämie und Gicht geeignet, solange keine begleitende Adipositas vorliegt. Im Fall einer gleichzeitig bestehenden Adipositas gelten dann z.T. noch zusätzliche Forderungen z.B. der Verzicht auf schnell resorbierbare Mono- und Disaccharide sowie größere Mengen an Fruktose. Treten begleitend Bluthochdruck und Ödeme auf, ist einer Begrenzung der Kochsalzzufuhr besondere Aufmerksamkeit zu widmen. Hier sollte bei Tisch keinesfalls nachgesalzen werden, die Kochsalzmenge sollte auf max. 6 g pro Tag beschränkt werden.

Energiedefinierte Kostformen

Als Indikation für eine energiereduzierte Kostform gelten alle Erkrankungen des Metabolischen Syndroms, bei denen begleitend Übergewicht bzw. Adipositas auftreten. Bei reduziertem Gesamtenergiegehalt (im Durchschnitt 500 kcal unter Gesamtenergiebedarf, d.h. 1200–1500 kcal/Tag) sind alle Forderungen der Vollkost einzuhalten. Eine ausreichende Sättigung muss berücksichtigt werden. Für die praktische Umsetzung wird die energiereduzierte Mischkost empfohlen.

Proteindefinierte Kostformen

Diese kommen zur Prävention und zur Verhinderung des Fortschreitens bei Insuffizienzen von Leber und Niere zur Anwendung und können bei Bedarf mit verschiedenen Energiestufen sowie einer Kalium- und/oder Phosphatbegrenzung kombiniert werden. Aufgrund der Komplexität ist bei diesen Kostformen immer eine Diät- und Ernährungsberatung als flankierende Maßnahme einzuleiten.

Grundsätzlich wird unterschieden zwischen proteinarmen Kostformen, die üblicherweise im prädialytischen Stadium von Nierenerkrankungen Anwendung finden, sowie proteinreichen Kostformen, die im Dialysestadium bzw. bei fortgeschrittenen chronischen Lebererkrankungen (solange keine Proteinintoleranz besteht) eingesetzt werden.

Gastroenterologische Diäten

Das Prinzip der Schonkost gilt als obsolet, da inzwischen bewiesen wurde, dass die meisten Unverträglichkeiten eher individuellen Ursprungs sind und sich nicht auf bestimmte Erkrankungen zurückführen lassen. Deshalb wird den meisten Patienten zu einer leichten Vollkost geraten, die dem Prinzip „Alles was individuell vertragen wird, ist erlaubt" folgt. Allgemein gültige Richtlinien können nicht formuliert werden. Die Betroffenen bedürfen einer intensiven unterstützenden diät- und ernährungstherapeutischen Begleitung.

Darüber hinaus gibt es schwere gastroenterologische Erkrankungen, die entsprechende Zusatzmaßnahmen erfordern, z.B. den Verzicht auf Disaccharide (Laktose, Saccharose), den Austausch von Fetten mit langkettigen Fettsäuren durch Fette mit mittelkettigen Fettsäuren (z.B. bei Fettresorptionsstörungen), den Verzicht auf Gluten (bei Zöliakie) usw.

Unter diese Systematik fallen auch die konsistenzdefinierten Kostformen, die beispielsweise bei Kau- und Schluckstörungen Anwendung finden.

Diäten bei speziellen Systemerkrankungen

Hier wurden Ernährungsformen aufgenommen, die einen entzündungshemmenden Effekt erzielen und dadurch die Therapie z.B. von rheumatischen Erkrankungen oder Multipler Sklerose unterstützen. Ebenso findet sich hier die ketogene Diät, eine extrem fettreiche und kohlenhydratarme Ernährung, die bei der Therapie von medikamentös nicht einstellbaren Epilepsien im Kindesalter sowie bei Defekten des Glukosetransporters zur Anwendung kommen kann.

Seltene und diagnostische Diäten

Dazu zählen Diätformen zur Therapie bei angeborenen Stoffwechselstörungen, z.B. Phenylketonurie oder zur Allergiediagnostik. Auf diese soll hier nicht näher eingegangen werden.

Wunschkost

Die so genannte Wunschkost ist nicht im Rationalisierungsschema enthalten. Schwerstkranke Patienten sollten jedoch die Möglichkeit haben, individuelle Speisenwünsche zu äußern und diese Speisen zu erhalten. Der Verzehr dieser Speisen kann erheblich zu einer Verbesserung der Lebensqualität beitragen. Außerdem stellt dies eine gute Prophylaxe gegen Mangelernährung dar.

> Es würde den Rahmen sprengen, an dieser Stelle alle Forderungen des Rationalisierungsschemas aufzuführen. Hierzu werden das Originaldokument bzw. die entsprechenden Kapitel dieses Buches, die sich mit speziellen Situationen oder Erkrankungen beschäftigen, empfohlen. Des Weiteren finden sich viele praktische Hinweise in den aktuellen DGE-Qualitätsstandards für die Verpflegung in Krankenhäusern bzw. Rehabilitationskliniken „Station Ernährung".

Literatur

Deutsche Gesellschaft für Ernährung e.V.: Station Ernährung – Vollwertige Ernährung in Krankenhäusern und Rehakliniken, DGE-Qualitätsstandard für die Verpflegung in Krankenhäusern, 1. Auflage (2011)

DGE Qualitätsstandard für die Verpflegung in Rehabilitationskliniken, 1. Auflage (2011) http://www.station-ernaehrung.de/

Das Rationalisierungsschema: In: Aktuelle Ernährungsmedizin. Georg Thieme Verlag KG Stuttgart New York 29 (2004) 245–253

2.2 Diät- und Ernährungsberatung

Daniel Buchholz und Sabine Ohlrich

Hintergrund

Im Gegensatz zu Medikamenten, die in den meisten Fällen lediglich zu bestimmten Zeiten eingenommen werden und hinsichtlich der oralen Aufnahme des Therapeutikums keine umfangreiche Schulung benötigen, müssen Patienten bzw. Kunden, die eine Diät einhalten sollten bzw. sich anders ernähren möchten, dazu befähigt werden, ernährungsbezogene Maßnahmen in die Praxis umsetzen zu können. Dies setzt einen Therapeuten und Berater voraus, der neben einem umfangreichen theoretischen und praktischen Wissen in Diätetik und Ernährung auch fundierte Kenntnisse in den relevanten Teilbereichen der Medizin, Soziologie, Psychologie und Pädagogik vorweisen kann.

Die praktische Umsetzung ernährungsbezogener Maßnahmen wird den Patienten/ Kunden in den Interventionsformen Diät- und Ernährungsberatung vermittelt.

Definitionen

Für einen Großteil der Begriffe, die im Kontext der Diät- und Ernährungsberatung verwendet werden, existieren in Deutschland und im deutschsprachigen Raum keine allgemeinen Definitionen. So werden Begriffe wie Diätberatung, Diättherapie, ambulante Ernährungsberatung, ernährungsmedizinische Beratung oder therapeutische Ernährungsberatung oft synonym aber auch in unterschiedlichem Kontext verwendet. In Anlehnung an die Definition Ernährungsberatung nach Pudel und Westenhöfer (1998) und des Koordinierungskreises Qualitätssicherung in der Ernährungsberatung und Ernährungsbildung (2008) versteht der Verband der Diätassistenten (VDD) Ernährungsberatung wie folgt:

> Die individuelle *Ernährungsberatung* richtet sich an gesunde Menschen. Sie kann als Einzelberatung oder als Gruppenberatung erfolgen.

Es werden drei Formen unterschieden:

- individuelle Ernährungsberatung für gesunde Menschen, die sich besser ernähren möchten
- individuelle Ernährungsberatung für gesunde Menschen in besonderen Lebenssituationen, z.B. ältere Menschen, Schwangere, Stillende, Kinder, Sportler
- individuelle, präventive Ernährungsberatung für Personen, die noch nicht erkrankt sind, aber bei denen ein Risiko besteht, z.B. Übergewicht (aber kein krankhaftes Übergewicht/Fettsucht), leicht erhöhte Blutfettwerte, Risikopatienten für Osteoporose.

Die Ernährungsberatung ist somit dem Bereich der Primärprävention zuzuordnen. Im Gegensatz zur Ernährungsberatung wird die Diätberatung der Sekundär- und Tertiärprävention zugeordnet, wobei die „Gemeinsamen Rahmenempfehlungen für ambulante und stationäre Leistungen zur medizinischen Vorsorge und Rehabilitation auf der Grundlage des § 111b SGB V" nur die Primär- und Sekundärprävention zuordnen. Die Tertiärprävention wird dort weitgehend durch den Begriff der Rehabilitation abgedeckt.

> Eine individuelle Diätberatung als therapeutische Vorgehensweise ist dann indiziert, wenn bereits eine Erkrankung besteht.

Der VDD versteht unter Diätberatung folgendes:
Die *Diätberatung* (oder auch diättherapeutisches Gespräch) bezeichnet das Gespräch über die Diättherapie durch den Diätassistenten mit dem Patienten und evtl. seinen Angehörigen. Eine Diätberatung geschieht immer auf ärztliche Anordnung und besteht in der Regel aus einem Erstgespräch und Folgegesprächen. Gegenstand des Gespräches ist die praktische Umsetzung der Diättherapie zur Lösung eines oder mehrerer Ernährungsprobleme. Hierbei spielen neben den Vorlieben des Patienten, weitere Therapien (z.B. Sprachtherapie), Medikamente (z.B. Antidiabetika), pflegerische Maßnahmen und die Lebensumstände eine wichtige Rolle.
Neben der Diät- und Ernährungsberatung gibt es weitere Formen von Ernährungsinterventionen auf die hier nicht weiter eingegangen wird. Dabei handelt es sich beispielsweise um die Ernährungsaufklärung oder Ernährungsinformation. Diese Maßnahmen sind im Gegensatz zu Diät- und Ernährungsberatung in der Regel nicht individuell angelegt.

Diät- und Ernährungsberatung als eine Form der Nutrition Intervention (Ernährungsintervention)

Die Diät- und Ernährungsberatung stellt eine von mehreren Formen der Nutrition Intervention (Ernährungsintervention) dar (siehe Kapitel *„4.2 Pflegeprozess und Nutrition Care Process"*). Für die Diät- und Ernährungsberatung werden üblicherweise Richt-, Grob- und Feinziele ermittelt, die auf die Lösung des Ernährungsproblems abzielen.

Richtziel:	Beratungsziele mit sehr hohem Abstraktionsgrad
Grobziel:	Beratungsziele mit mittlerem Abstraktionsgrad
Feinziel:	Beratungsziele mit niedrigem Abstraktionsgrad

Abstraktionsebenen von Zielen für die Diät- und Ernährungsberatung

Hoher Abstraktionsgrad ↓ ↓ ↓ ↓ ↓ Niedriger Abstraktionsgrad	Richtziel	Meist sehr allgemein gehalten, bildet den Gesamtrahmen der Therapie / Beratung ab	Vollwertige und schmackhafte Ernährung zur Gewichtsreduktion
	Grobziel	Konkreter gehalten, gliedert das Richtziel in logische Teile auf, die meist den Therapie- bzw. Beratungseinheiten zuzuordnen sind	Möglichkeiten der Energiereduzierung durch Auswahl geeigneter Kohlenhydratträger
	Feinziel	Sehr detailliert, gliedert das Grobziel in weitere Untereinheiten, meist den Themenschwerpunkten der Beratungseinheit zuzuordnen	Auswahl von Speisen und Gerichten unter Berücksichtigung leicht resorbierbarer Kohlenhydrate

Hierbei ist zu entscheiden, in welchem Umfang Wissensdefizite, Einstellungs-/Verhaltens- oder Entscheidungsdefizite oder Defizite in der praktischen Umsetzung bestehen. Danach richten sich Umfang, Inhalt und Verlauf der Beratung. Folglich können die Anzahl und Dauer sowie die eingesetzten Medien und Beratungsmaterialien erheblich variieren.

Gemeinsamkeiten und Unterschiede von Diät- und Ernährungsberatung

Die Interventionsformen Diät- und Ernährungsberatung haben Gemeinsamkeiten und Unterschiede, die in der Tabelle 2.1 zusammenfassend gegenübergestellt werden:

Tabelle 2.1: Gemeinsamkeiten und Unterschiede von Diät- und Ernährungsberatung

Gemeinsamkeiten	
Diät- und Ernährungsberatung…	
• … sind individuell und auf die Bedürfnisse des Patienten/Klienten ausgerichtet, • erfordern seitens des Beraters bzw. Therapeuten umfangreiches Fachwissen sowie Kompetenzen in Beratung und Kommunikation, • zielen nicht nur auf Wissensvermittlung, sondern auch auf eine • Verhaltensänderung und ein • höchstmögliches Maß an Lebensqualität ab.	
Unterschiede	
Diätberatung…	Ernährungsberatung…
… richtet sich an Menschen mit Erkrankungen und ist therapeutisch.	…richtet sich an Menschen ohne Erkrankungen und ist präventiv.
… beginnt durch eine ärztliche Überweisung oder ein positives Screening	…ergibt sich auf Wunsch des Betroffenen oder durch eine Empfehlung, beispielsweise durch Pflegekräfte, Diätassistenten, Physiotherapeuten etc.
…ist meist direktiv angelegt, da • aufgrund der Erkrankung für den Betroffenen häufig keine oder stark eingeschränkte Wahlalternativen, z.B. in der Lebensmittelauswahl und Darreichung bestehen.	…ist nicht-direktiv angelegt, da • gemeinsam nach Lösungsvorschlägen gesucht wird bzw. diese erarbeitet werden. • in der Regel Empfehlungen ausgesprochen und keine Verbote erteilt werden.

• die gemeinsame Suche nach Alternativen einge- schränkt sein kann. • häufig Verbote ausgesprochen und eingehalten werden sollten, z.B: glutenhaltige Speisen bei Zöliakie oder Milchprodukte bei Milcheiweiß- allergie. • eine bedarfsdeckende Ernährung angestrebt wird, die jedoch gelegentlich durch Substitution ergänzt werden muss.	• eine bedarfsdeckende Ernährung ohne Supple- mente angestrebt wird.

Verlauf einer Diät- oder Ernährungsberatung

Die Diät- oder Ernährungsberatung lässt sich mittels Nutrition Care Process abbilden. Im ersten Schritt wird ein umfangreiches Assessment (Nutrition Assessment) durchgeführt, in dem alle relevanten Bereiche (z.B. Ernährungsgewohnheiten, Aufnahme von Makro- und Mikronährstoffen, Einstellungen zu Ernährung, familiäre Situation) erfasst werden. Bei einer Diätberatung sind neben der Indikation zusätzliche klinische Informationen, wie z.B. Labordaten und medikamentöse Therapie relevant und müssen durch den Diätassistenten eingeholt und interpretiert werden. Dem Assessment folgt die Bestimmung und Benennung des Ernährungsproblems. Diese Bestimmung und Benennung des Ernährungsproblems in Form der Nutrition Diagnosis (Ernährungs- befund) ist ein komplexer Schritt. Er kann nur dann richtig erfolgen, wenn zum einen alle Informationen aus dem Assessment vorliegen und richtig interpretiert wurden. Zum anderen basiert auf der Nutrition Diagnosis die Planung und Umsetzung der Ernährungsintervention, hier z.B. die Inhalte und der Umfang der Diätberatung. Eine Diät- und Ernährungsberatung wird permanent monitoriert und evaluiert. Die Kriterien für die Evaluation werden dabei im Vorhinein festgelegt, wobei es sich dabei um subjektive Parameter, wie individuelles Wohlbefinden, oder objektive Parameter, wie Labordaten, handeln kann.

Da Ernährung nie losgelöst vom Umfeld betrachtet werden kann und von sozialen und kulturellen Determinanten geprägt ist, sollte insbesondere die Diätberatung zusammen mit versorgenden Angehörigen stattfinden. Des Weiteren sollten im Einzelfall auch mit dem Pflegedienst, hauswirtschaftlichen Betreuer/innen und Anbietern von Dienstleistungen wie „Essen auf Rädern" Rücksprachen gehalten werden, um eine optimale diättherapeutische Versorgung zu gewährleisten.

Ambulante Diät- und Ernährungsberatung

Neben der Diät- und Ernährungsberatung in Kliniken, Klinikambulanzen und Rehaeinrichtungen findet Diät- und Ernährungsberatung auch im ambulanten Bereich statt. Im Durchschnitt werden Patienten hier bis zu 5-mal beraten, wobei eine Beratungseinheit durchschnittlich 45–60 Minuten umfasst. Das Beratungsspektrum der Praxen für Diättherapie und Ernährungsberatung ist umfangreich und umfasst sowohl die primärpräventive Ernährungsberatung als auch die diättherapeutische Beratung. Einige Praxen haben sich auf die Therapie bestimmter Erkrankungen und Bevölkerungsgruppen spezialisiert, wie z.B. Diabetes mellitus oder gastroenterologische Erkrankungen (Tabelle 2.2). Die ambulante Diät- und Ernährungsberatung ist auch bei Patienten nach einem Klinikaufenthalt von großer Bedeutung, und zwar immer dann, wenn eine Diättherapie indiziert ist, diese aber während des Klinikaufenthaltes nicht oder in nicht ausreichendem Maße besprochen werden konnte. Gründe hierfür könnten beispielsweise sein, dass aufgrund von kurzer Liegedauer nicht genügend Zeit bestand, alle diättherapeutisch relevanten Maßnahmen mit dem Patienten und dessen Angehörigen zu besprechen. Bei der Überleitung von Patienten von einem Versorgungssektor in einen anderen sind bestehende Schnittstellen zu beachten, so auch bei der Notwendigkeit einer Diätberatung. Dazu ist ein gutes Entlassungsmanagement zwingend notwendig. Um eine optimale Versorgung des Patienten zu gewährleisten, sollten daher Pflege und Diätassistenz eng mit ambulanten Praxen für Diättherapie und Ernährungsberatung oder Ernährungsmedizinischen Schwerpunktpraxen zusammenarbeiten und dem Patienten gegebenenfalls Adressen nennen können .

Eine ambulante Diätberatung ist immer zu initiieren, wenn eine Diättherapie angezeigt ist, die während des Klinikaufenthaltes nicht oder in nicht ausreichendem Maß besprochen werden konnte. Dazu ist ein gutes Entlassungsmanagement zwingend notwendig.

Tabelle 2.2: Relative Häufigkeit der beratenen Indikationen/Diätformen von selbstständigen Ernährungsberatern in den letzten 6 Monaten (n=57) (Vgl. Buchholz D, Wechsler JG, Babitsch B: Ambulante Diät- und Ernährungsberatung in Deutschland – eine Bestandsaufnahme, Aktuelle Ernährungsmedizin 35 (2010): S. 135)

	Mittelwert (%)	Standard-abweichung	Minimum (%)	Maximum (%)
Übergewicht/Adipositas	34,6	28,8	0	100
Metabolisches Syndrom#	17,9	18,7	0	70
Gastroenterologische Erkrankungen	13,4	18,4	0	80
Diabetes mellitus	6,3	8,9	0	40
Allergien	5,4	8,8	0	50
Essstörungen	4,2	10,0	0	50
Besondere Personengruppen (z.B. Schwangerschaft und Stillzeit, Sportler)	3,1	5,9	0	30
Dyslipoproteinämie	2,9	3,8	0	12
Allgemeine Ernährungsberatung ohne Vorliegen einer Indikation (z.B. Vegetarier)	2,2	3,6	0	15
Sonstige*	2,0	8,0	0	50
Hyperurikämie	1,9	2,7	0	10
HIV/AIDS	1,6	11,9	0	90
Hypertonie	1,5	2,8	0	15
Seltene Erkrankungen (z.B. PKU, Glykogenosen)	1,4	10,6	0	80

| Diagnostische Diäten | 1,1 | 2,7 | 0 | 15 |
| Systemerkrankungen | 1,0 | 2,1 | 0 | 10 |

Definition des metabolischen Syndroms nach IDF, 2005: Adipositas und mindestens zwei der folgenden Faktoren; Hypertriglyzeridämie, HDL < 50 mg/dl (Männer), < 40 mg/dl (Frauen), Diabetes mellitus oder Glukosetoleranzstörung, Hypertonie > 130/85 mmHg;
* davon 82 % onkologische Patienten, 14 % Niereninsuffizienz und 4 % keine Angaben (Aspekt wurde von den Befragten selber angegeben, keine Antwortoption)

Kostenerstattung

Grundsätzlich kann Diät- und Ernährungsberatung von den Krankenkassen anteilig erstattet werden. Allerdings bestehen Unterschiede in der Kostenerstattung bei Ernährungsberatung und Diätberatung.

Ernährungsberatung als präventive Maßnahme kann dem gesetzlich Versicherten nach § 20 des Sozialgesetzbuchs erstattet werden. Grundlage der in den meisten Fällen anteiligen Kostenerstattung sind die Richtlinien des Leitfadens Prävention des GKV-Spitzenverbandes. Pflegekräfte sollten Patienten, die unter dem Risiko stehen, eine ernährungs(mit)bedingte Krankheit zu entwickeln (z.B. Übergewicht), auf dieses Angebot der Krankenkassen aufmerksam machen. Eine ärztliche Überweisung zur Teilnahme an Angeboten zur primärpräventiven Ernährungsberatung ist nicht notwendig.

Diätberatung gehört in Deutschland (noch) nicht zu den sogenannten Heilmitteln wie beispielsweise Physiotherapie oder Logopädie. Der Verband der Diätassistenten war hierzu mit einer Klage beim Bundessozialgericht erfolgreich. Nun muss der Gemeinsame Bundesausschuss (G-BA) in einem formalen Verfahren die Aufnahme der Diättherapie in die Heilmittelrichtlinien prüfen. Dies geschieht seit dem Jahr 2005, ohne bisher zu einem konkreten Ergebnis zu führen. Dennoch ist auch heute zumindest eine teilweise Kostenerstattung für die Diätberatung möglich, wobei es sich dabei um eine Kann-Leistung durch die Krankenkassen handelt. Dafür muss eine ärztliche Notwendigkeitsbescheinigung vorgelegt werden.

Grundlage für die Kostenerstattung bildet der § 43 des Sozialgesetzbuchs V. In der Regel werden von den Kassen fünf Beratungen mit ca. 33–38 Euro für jede Beratungseinheit zurückerstattet. Der Eigenteil des Patienten ist abhängig vom Stundensatz des selbstständigen Diätassistenten. Die Kostenübernahme durch die Krankenkasse für eine Diätberatung muss vor Beginn der Beratung dem Patienten schriftlich vorliegen, und der Leistungsanbieter muss entsprechend qualifiziert sein. Die Kassen können diese Maßnahmen jedoch ablehnen.

> Bei der Diätberatung handelt es sich um eine „Kann-Leistung" der Krankenkassen. Dennoch ist in der Regel eine teilweise Kostenerstattung möglich. Hierfür muss eine ärztliche Notwendigkeitsbescheinigung vorliegen.

Anbieterqualifikation

Wenngleich die Berufsgruppe der Diätassistenten den einzigen bundesrechtlich geregelten Gesundheitsfachberuf im Bereich der Diättherapie und Ernährungsberatung repräsentiert, sind in diesem Feld auch andere Berufsgruppen aktiv, wie Ernährungswissenschaftler und Oecotrophologen. Für die primärpräventive Ernährungsberatung, die verpflichtender Bestandteil des Leistungsspektrums der Kasse ist, wurden bereits Mindestanforderungen für die Leistungsanbieter definiert. Viele Kassen verwenden daher diese Mindestanforderungen für die Leistungsanbieter im Bereich der Ernährungsberatung auch als Mindestanforderung für die Leistungsanbieter in der Diättherapie, da diese noch nicht verpflichtend im Leistungsspektrum der Kasse verankert ist. Diese Mindestanforderungen sind relativ komplex, lassen sich aber grob wie folgt zusammenfassen:

Diätassistenten gelten als qualifizierte Leistungsanbieter, weil sie eine staatlich geregelte Ausbildung in einem Gesundheitsberuf absolviert haben. Zudem müssen sie sich nach ihrem Examen regelmäßig und in einem definierten Umfang weiter- und fortbilden. Dies wird beispielsweise durch das Fortbildungszertifikat des Verbands der Diätassistenten nachgewiesen.

Diese Fortbildungspflicht gilt ebenso für *Ernährungswissenschaftler und Oecotrophologen*, die aber zusätzlich entweder die anerkannten Weiterbildungen zum Ernährungsberater DGE (Deutsche Gesellschaft für Ernährung e.V.) oder Ernährungsberater VDOe (Verband der Oecotrophologen e.V.) erfolgreich abgeschlossen haben müssen[1].

Ein weiterer anerkannter Leistungsanbieter im Bereich der ambulanten Diät- und Ernährungsberatung sind die *Ernährungsmedizinischen Schwerpunktpraxen BDEM* (Berufsverband Deutscher Ernährungsmediziner e.V.). Diese zertifizierten Praxen haben das Ziel, die Qualität der Behandlung von Patienten mit ernährungsbedingten Erkrankungen und Patienten mit Adipositas zu verbessern und langfristige Folgeerkrankungen zu vermeiden. Der große Vorteil dieser Einrichtungen ist die interdisziplinäre Betreuung durch das ernährungstherapeutische Team, bestehend aus Ernährungsmediziner, Ernährungsfachkraft (Diätassistent und/oder Oecotrophologe mit Weiterbildung), Verhaltenstherapeut und Bewegungstherapeut (Physiotherapeut, Sportwissenschaftler).

Adressen von selbstständigen Diätassistenten, Oecotrophologen und Ernährungswissenschaftlern sind auf den Webseiten folgender Verbände zu finden:

Verband der Diätassistenten (VDD): www.vdd.de
Deutsche Gesellschaft für Ernährung (DGE): www.dge.de
Verband der Oecotrophologen (VDOe): www.vdoe.de
Verband für Ernährung und Diätetik (VFED): www.vfed.de
Adressen von Ernährungsmedizinischen Schwerpunktpraxen sind auf der Webseite des Berufsverbandes deutscher Ernährungsmediziner (BDEM) aufgeführt: www.bdem.de

---

1   Die vollständige Liste der Mindestanforderungen für die Leistungsanbieter nach den Richtlinien des § 20 SGB V sind im Leitfaden Prävention veröffentlicht.

Literatur

American Dietetic Association, International Dietetics and Nutrition Terminology (IDNT) Reference Manual: Standardized Language for the Nutrition Care, 3rd Edition, Chicago, IL (2011)

Bekanntmachung des Gemeinsamen Bundesausschusses gemäß §91 Abs. 5 des Fünften Buches Sozialgesetzbuch (SGB V) über die anstehende Methodenbewertung der Ambulanten Ernährungsberatung vom 21. Oktober 2005, Bundesanzeiger Nr. 209 (S. 15750) vom 7. November 2005

Brehme U, Hülsdünker A, Kreutz J, Oberritter H, Leonhäuser IU: DGE-Zulassungskriterien für die Ernährungsberatung. Mindestanforderungen für Absolventinnen und Absolventen oecotrophologischer und ernährungswissenschaftlicher Studiengänge zur Zertifizierung, Ernährungsumschau 10 (2011) 559–561

Buchholz D, Ohlrich S: In der Diättherapie und Ernährungsberatung prozessgeleitet handeln: der Nutrition Care Prozess, Diät+Information 5 (2011) 10–15

Buchholz D, Wechsler JG, Babitsch B: Ambulante Diät- und Ernährungsberatung in Deutschland – eine Bestandsaufnahme, Aktuelle Ernährungsmedizin 35 (2010) 131–138

Bundesärztekammer (Hrsg.): Konferenz der Fachberufe im Gesundheitswesen bei der Bundesärztekammer: Prozessverbesserung in der Patientenversorgung durch Kooperation und Koordination zwischen den Gesundheitsberufen – keine weiteren Angaben

Bundessozialgericht (BSG) Urteil vom 28.06.2000 – Az: B 6 KA 26/99 R

GKV-Spitzenverband, Leitfaden Prävention: Handlungsfelder und Kriterien des GKV-Spitzenverbandes zur Umsetzung von §§ 20 und 20a SGB V vom 21. Juni 2000 in der Fassung vom 27. August 2010

Koordinierungskreis Qualitätssicherung in der Ernährungsberatung und Ernährungsbildung, Rahmenvereinbarung zur Qualitätssicherung in der Ernährungsberatung und Ernährungsbildung in Deutschland, 2008 – keine weiteren Angaben

MDS – Medizinischer Dienst des Spitzenverbandes Bund der Krankenkassen e.V. (Hrsg.): Begutachtungsrichtlinien, Vorsorge und Rehabilitation, Oktober 2005 mit Aktualisierungen Februar 2012

Müller SD, Grundlagen der Durchführung einer Diät- und Ernährungsberatung, 1. Auflage, GRIN – Verlag für akademische Texte (2011)

Plasser G: Essen und Lebensstil. In: Richter R, Sinnbasteln: Beiträge zur Soziologie der Lebensstile, Wien, Köln, Weimar (1994) 88–98

Prahl H, Setzwein M: Ernährung und soziale Norm, Soziologie der Ernährung, Leske + Bundrich, Opladen (1999) 89–119

Pudel V, Westenhöfer J: Ernährungspsychologie, 2. Auflage, Hogrefe-Verlag, Göttingen (1998)

Suchner U, Dormann A, Hund-Wissner E, Shang E, Senkal M: Requirement for the structure and function of a nutritional support team. Anaesthesist 49 (2000) 675–864

Verband der Diätassistenten – Deutscher Bundesverband e.V. (VDD): Diättherapie und Ernährungsberatung, 2010 – keine weiteren Angaben

2.3 Ernährungsteam

Daniel Buchholz und Sabine Ohlrich

Vorbemerkungen

Eine adäquate ernährungsmedizinische Versorgung stellt im klinischen Bereich einen wichtigen Aspekt in der Therapie vieler Erkrankungen dar.

> Eine optimale diät- und ernährungstherapeutische Therapie verbessert klinische Outcomes, hat einen positiven Einfluss auf die Länge des Klinikaufenthaltes und auf die Behandlungskosten.

Einer effektiven ernährungsmedizinischen Versorgung kommt daher eine zunehmend wichtigere Bedeutung zu.

Interdisziplinärer Ansatz – Ernährungskommission und Ernährungsteam

Um der wachsenden Bedeutung der ernährungsmedizinischen Versorgung gerecht zu werden, hat sich in Kliniken die Einrichtung von interdisziplinären Ernährungskommissionen und/oder Ernährungsteams bewährt. Die interdisziplinäre Ernährungskommission besteht aus Repräsentanten verschiedener Abteilungen und kann vor allem sinnvoll sein, um die Bedeutung und Akzeptanz von Ernährungsmedizin sowie Diät- und Ernährungstherapie in einer Einrichtung zu erhöhen. Weiterhin stellt eine interdisziplinäre Ernährungskommission eine wichtige Informationsquelle und Anlaufstelle für ein bestehendes oder noch zu etablierendes Ernährungsteam dar. Das Ernährungsteam ist für die praktische Durchführung der Diät- und Ernährungstherapie zuständig (Abbildung 2.1).

Im optimalen Fall finden sich in einer Klinik eine interdisziplinäre Ernährungskommission und ein Ernährungsteam wieder. Das Ernährungsteam besteht aus je mindestens einem Arzt/Ärztin, Gesundheits- und Krankenpfleger/in, Diätassistenten/in und Pharmakologen/in. In forschenden Einrichtungen sollte dem Team weiterhin ein/e Oecotrophologe/in bzw. Ernährungswissenschaftler/in angehören. Ein Ernährungsteam sollte bei Bedarf um weitere Berufsgruppen, wie Physiotherapeuten, Logopäden oder Sozialarbeiter erweitert werden. Die verschiedenen Berufsgruppen haben unterschiedliche Aufgaben, aber auch gemeinsame Kernkompetenzen und das Ziel, den Ernährungsstatus zu erfassen und zu verbessern (Tabelle 2.3). Das Augenmerk des Ernährungsteams gilt insbesondere der parenteralen und enteralen Ernährungstherapie.

Trotz der nachgewiesenen positiven Effekte von Ernährungsteams in Kliniken haben einer Veröffentlichung aus dem Jahr 2005 zufolge, lediglich 3,2% der Kliniken in Deutschland, Österreich und der Schweiz ein Ernährungsteam etabliert. Ist die Einrich-

Abbildung 2.1: Mitglieder der Ernährungskommission und des Ernährungsteams und deren Beziehungen untereinander (vgl. Howard P: Organizational aspects of starting and running an effective nutritional support service, Clinical Nutrition 20 (2001): 368)

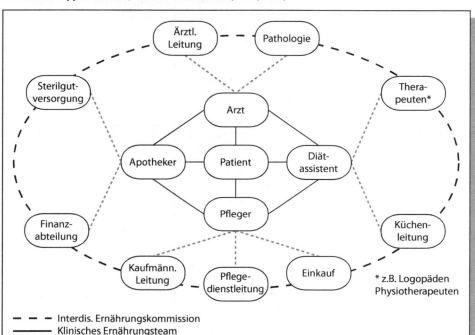

tung eines Ernährungsteams in einer Klinik nicht möglich, sollte mindestens ein Arzt als Ansprechpartner für die ernährungsmedizinische Versorgung zur Verfügung stehen, der in seiner Arbeit von Fachpersonal, wie Diätassistenten oder Gesundheits- und Krankenpflegern unterstützt wird.

Tabelle 2.3: Die Mitglieder des Ernährungsteams und ihre Aufgaben (vgl. Ockenga K, Valentini L, Organisation der ernährungsmedizinischen Kompetenz, Ernährungsteams und -kommissionen. In: Biesalski KH, Bischoff SC, Puchstein C (Hrsg.): Ernährungsmedizin. Nach dem neuen Curriculum Ernährungsmedizin der Bundesärztekammer, 4. Auflage, Georg Thieme Verlag, Stuttgart, New York, (2010) 1068 und U. Suchner; A. Dormann, E. Hund-Wissner, E. Shang, M. Senkal und die Projektgruppe Klinischer Ernährung (PROKER) (2000): Anforderungen an Struktur und Funktion eines Ernährungsteams, Anaesthesist; 49: 675-684)

Bezeichnung	Aufgabenbereich/Kompetenzen	Empfohlene Weiterbildungen
Arzt	• Gesamtverantwortung der Therapie • Teamführung • Qualitätskontrolle • Medizinische Behandlungen	• Erfahrung im Bereich klinische Ernährung • Weiterbildung Ernährungsmediziner DAEM/DGEM

Diätassistent	• Planung und Überwachung der Verpflegung • Initiale und fortlaufenden Erfassung des Ernährungsstatus • Durchführung und Planung diät- und ernährungstherapeutischer Maßnahmen • Monitoring und Evaluation diät- und ernährungstherapeutischer Maßnahmen • Diät- und Ernährungsberatung • Aus- und Fortbildung	• Parenterale/enterale Ernährungstherapie • Gastroenterologische Ernährungstherapie • Pädiatrische Diätetik
Gesundheits- und Krankenpfleger	• Implementierung ernährungstherapeutischer Maßnahmen (insbesondere für die häusliche par/enterale Ernährungstherapie • Aus- und Fortbildung • Qualitätssicherung (insbesondere für die häusliche par/enterale Ernährungstherapie)	• Parenterale/enterale Ernährungstherapie
Apotheker/Pharmazeut	• Lagerung und Herstellung von Ernährungslösungen • Stabilität und Kompatibilität von Ernährungslösungen • Ggf. Teamkoordination	
Oectrophologe/Ernährungswissenschaftler	• Forschung • Methodenentwicklung • Expertise zu immunologischen und zellbiologischen Fragestellungen • Entwicklung von Programmen zur Weiterbildung	

Literatur

Bischoff SC, Kester L, Meier R, Radziwill R, Schwab D, Thul P: Working group for developing the guidelines for parenteral nutrition of The German Association for Nutritional Medicine. German Medical Science 18 (2009) 1–8

Bischoff CS, Köchling K, Biesalski HK: Erfolgskonzept Ernährungsteam in unterschiedlichen medizinischen Einrichtungen, Pabst Sciences Publishers, Lengerich (2011)

Howard P: Organizational aspects of starting and running an effective nutritional support service, Clinical Nutrition 20 (2001) 367–374

Ockenga K, Valentini L: Organisation der ernährungsmedizinischen Kompetenz, Ernährungsteams und -kommissionen. In: Biesalski KH, Bischoff SC, Puchstein C (Hrsg.): Ernährungsmedizin. Nach dem neuen Curriculum Ernährungsmedizin der Bundesärztekammer, 4. Auflage, Georg Thieme Verlag, Stuttgart, New York (2010) 1062–1070

Shang E, Hasenberg T, Schlegel B, Sterchi AB, Schindler K, Druml W, Koletzko B, Meier R: An European survey of structure and organisation of nutrition support teams in Germany, Austria and Switzerland. Clinical Nutrition 24 (2005) 1005–1013

2.4 Künstliche Ernährung

Arved Weimann

Indikationen und Kontraindikationen

Eine nicht ausreichende Nahrungszufuhr für mehr als 14 Tage ist mit einer erhöhten Letalität assoziiert. Die Indikation zur künstlichen Ernährung besteht daher bei Patienten auch ohne Zeichen einer vorbestehenden Mangelernährung, die voraussichtlich mehr als sieben Tage keine orale Nahrungszufuhr oder mehr als 14 Tage oral eine nicht bedarfsdeckende Kost erhalten. Nicht bedarfsdeckend ist ein Energiedefizit von täglich mindestens 500 kcal oder 50–60 % des Energiebedarfs.

> Eine künstliche Ernährung ist nur indiziert, wenn eine orale Kostzufuhr nicht oder nicht ausreichend möglich ist und alle Möglichkeiten der Diätberatung und „Nahrungsverstärkung" ausgeschöpft worden sind.

Die Indikationen für eine künstliche Ernährung sind die Prophylaxe und Behandlung der Mangelernährung. Dies betrifft vor allem perioperativ *substitutiv* den Erhalt des Ernährungszustandes zur Verhinderung einer Mangelernährung. Für die *therapeutische* Indikation einer künstlichen Ernährung sind Kriterien des Erfolgs unter Berücksichtigung ökonomischer Faktoren die sogenannten Outcomeparameter Morbidität, Krankenhausverweildauer und Letalität. Wann immer möglich, sollte die Substratzufuhr auf enteralem Wege bzw. kombiniert enteral/parenteral (duales Ernährungskonzept) erfolgen. Eine längerfristige parenterale Ernährung bleibt nur wenigen Indikationen wie einem ausgedehnten Kurzdarmsyndrom oder einer fortgeschrittenen Peritonealkarzinose vorbehalten.

Die Indikation muss regelmäßig im Verlauf der künstlichen Ernährung überprüft werden.

Ernährungsform	Indikationen	Kontraindikationen
Enterale Ernährung	• orale Ernährung nicht oder nicht ausreichend möglich • tägl. Energiezufuhr von < 50–60 % der Energiebedarfs	• Darmfunktiosstörungen z. B. Ileus, Peritonitis, schwere Malassimilation • Stoffwechselentgleisungen
Parenterale Ernährung	• orale und enterale Ernährung nicht möglich oder kontraindiziert • - Kurzdarmsyndrom - enterokutane Fisteln - fortgeschrittene Peritonalkarzinose	• weit fortgeschrittenes Tumorleiden mit Lebenserwartung unter 6 Wochen

Vor- und Nachteile enteraler bzw. parenteraler Ernährung

	Enteral	Parenteral
Vorteile	• physiologische Nahrungsaufnahme • in Abhängigkeit vom Zugang wenig invasiv • Erhalt der Darmmukosa • geringe Komplikationsrate, kostengünstig	• schnell realisierbar • Nährstoffe direkt verfügbar • individuell anpassungsfähig auch bei Stoffwechselentgleisungen
Nachteile	• mögliche Diarrhoen • möglicher Reflux • Gefahr von Aspiration und Ileus	• Atrophie der Darmmukosa mit möglichen septischen Komplikationen • Assoziierte Cholestase („Sludgebildung") und Steatose der Leber (PNALD) • Katheterassoziierte Komplikationen • langfristig: Vitamin- und Spurenelementmangel • Osteoporose

Ethische Aspekte

Die künstliche Ernährung wird heute als eine invasive Maßnahme angesehen, die des Patientenwunsches und der nach ausführlicher Aufklärung gegebenen Einwilligung bedarf. Dies betrifft besonders die Aufklärung über die mit den Zugangswegen assoziierten möglichen Komplikationen.

Für den bewusstlosen, nicht einwilligungsfähigen Patienten ohne Patientenverfügung ist über die Notfallversorgung hinaus ein Betreuungsverhältnis anzustreben. Der Verlust von Appetit und Durst muss auch als mögliches Initialzeichen der Sterbephase gesehen werden. Besonders streng abzuwägen ist der Nutzen für den Patienten gemessen am Komplikationsrisiko einer ernährungsmedizinischen Intervention z.B. parenterale Substratzufuhr über zentralen Venenkatheter.

Im Einzelfall kann für das Für und Wider einer Indikation zur künstlichen Ernährung auch die Einbeziehung eines interdisziplinären Ethik-Komitees hilfreich sein. Hiermit wird ein strukturiertes auf Konsens zielendes Vorgehen angestrebt:

• Klare Definition des Problems im Rahmen der Erkrankung und ihrer Prognose
• Vorliegen einer Patientenverfügung, eines Betreuungsverhältnisses
• Bekannte Wünsche und Grundhaltungen des Patienten
• Vorliegen von Leitlinien

Literatur

Deutsche Gesellschaft für Ernährungsmedizin e.V. (Hrsg.) DGEM-Leitlinien Enterale und Parenterale Ernährung, Thieme, Stuttgart, 2008

Kreymann KG, Berger MM, Deutz NEP et al.: ESPEN Guidelines Enteral Nutrition: Intensive Care. Clin Nutr 25 (2006) 210–223

McClave SA, Martindale RG, Vanek VW et al.: Guidelines for the provision and assessment of nutrition support therapy in the adult critically patient: Society of Critical Care Medicine (SCCM) and American Society for Parenteral and Enteral Nutrition (A.S.P.E.N.) JPEN J Parenter Enteral Nutr 33 (2009) 277–316

Singer P, Berger MM, Van den Berghe G et al.: In: Biolo G, Calder P, Forbes A. Griffiths R, Kreymann G, Leverve X, Pichard C: ESPEN Guidelines on Parenteral Nutrition: Intensive Care, Clin Nutr 28 (2009) 387–400
Weimann A, Ebener CH, Holland-Cunz S et al.: Working group for developing the guidelines for parenteral nutrition of The German Association for Nutritional Medicine. Surgery and transplantation – Guidelines on parenteral nutrition, Chapter 18. Ger Med Sci. 7 (2009) Doc10.

2.5 Perkutane Ernährungssonden

Ingo Wallstabe

Einleitung

Die Ernährung über perkutane Ernährungssonden dient seit vielen Jahren als Methode der Wahl zur Gewährleistung einer adäquaten enteralen Ernährung, wenn die orale Nahrungsaufnahme nicht möglich oder nicht ausreichend ist. Die Perkutane Endoskopische Gastrostomie (PEG) stellt heute die Standardmethode dar und wurde erstmals von Gauderer und Ponski 1980 beschrieben. Seitdem wurde die Methode mehrfach modifiziert und verbessert. Sie hat mittlerweile herkömmliche chirurgische Gastrostomieverfahren mit einer deutlich höheren Komplikationsrate (z.B. Witzel-Fistel, Magenfistel nach Stamm) verdrängt.

> Die Anlage einer Ernährungssonde ist ein elektiver Eingriff, der in jedem Fall eine vorherige rechtsgültige Einverständniserklärung verlangt.

Indikationen zur Anlage perkutaner Ernährungssonden

Die Notwendigkeit einer perkutanen Sondenernährung besteht generell, wenn eine adäquate orale Nahrungsaufnahme voraussichtlich länger als 2-3 Wochen nicht möglich ist. Für eine solche Zeitspanne ist auch die Ernährung über eine nasogastrale oder zur Vermeidung eines Reflux vor allem über eine endoskopisch platzierte nasoduodenale oder -jejunale Sonde möglich.

Zu den wichtigsten Indikationen gehören (siehe auch entsprechende Kapitel *„3.1 Gastroenterologische Erkrankungen, 3.3 Neurologische Erkrankungen, 3.5 Ernährung bei Tumorerkrankungen",* etc.):

- Neurologische Erkrankungen (potenziell reversible und irreversible Schluckstörungen, Zustand nach Apoplex, Schädel-Hirntrauma, Hirntumoren, apallisches Syndrom, Bulbärparalyse, etc.)
- Onkologische Erkrankungen (stenosierende Tumore im Kopf-Halsbereich sowie des oberen Gastrointestinaltraktes, Radiatio/Chemotherapie mit zu erwartendem Gewichtsverlust, Tumorkachexie, etc.)
- Infektionskrankheiten (z.B. „wasting" bei AIDS)

- Kurzdarmsyndrom
- Rekonstruktive Gesichtschirurgie

Kontraindikationen

- Fehlende rechtsgültige Einverständniserklärung
- Schwere Gerinnungsstörungen (Quick < 50 %, INR > 2, PTT > 50 s)
- Thrombozytenzahl < 50 000 Gpt/l
- Ausgeprägte Peritonealkarzinose oder großflächige Tumorinfiltration im Bereich der Punktionsstelle
- Massiver Aszites
- Peritonitis, Ileus
- Anorexia nervosa
- Schwere Psychose
- Endstadium einer Demenz
- Alle Erkrankungen mit deutlich eingeschränkter Lebenserwartung (< 4 Wochen)

Vorbereitungen für die perkutane Sondenanlage in Magen und Dünndarm

- Aufklärung
- 8h Nüchternzustand
- Aktuelle Laborwerte, insbesondere Gerinnungsstatus und Thrombozytenzahl
- Antibiose (z.B. 1 g Ceftriaxon ca. 30 min vorher) ratsam, jedoch bisher keine generelle Empfehlung
- Ösophagogastroduodenoskopie zum Ausschluss einer Kontraindikation wie z.B. florides Ulkus im Bereich des Stichkanals

Perkutane gastrale Sondensysteme

Die Sonden werden in verschiedenen Materialien (Polyurethan und Silikon), verschiedenen Längen (ca. 30–35 cm) und Größen (Durchmesser 9–22 Charrière (CH); 1 CH = 1 French = 0,33 mm) angeboten. Weiterhin unterscheiden sich die PEG-Sonden verschiedener Hersteller hinsichtlich der inneren und der äußeren Halteplatte, welche der Fixierung der Sonden dienen.

Anlagemethoden:
- Fadendurchzugsmethode (Pull-Technik) in Form einer perkutanen endoskopischen Gastrostomie (PEG)
- Seldinger-Technik (Push-Methode)
- Direktpunktion (sonographisch, radiologisch, endoskopisch)
- Chirurgische Gastroenterostomie, z.B. laparoskopische PEG (Lap-PEG)

Die Fadendurchzugsmethode wird am häufigsten angewendet. Während der Ösophagogastroduodenoskopie (ÖGD) sucht man möglichst unter der Diaphanoskopie eine geeignete Punktionsstelle auf der vorderen Bauchwand, führt unter sterilen Kautelen eine Lokalanästhesie und Probepunktion bis in den Magen durch. Danach erfolgt mit der Kanüle unter Aspiration die Magenpunktion. Durch die Kanüle wird ein Faden in den Magen eingebracht, der endoskopisch oral extrahiert wird. Daran knüpft man den Faden die PEG-Sonde, die dann durch Ziehen in den Magen und schließlich in den Punktionskanal implantiert wird. Die Halteplatte gewährleistet die korrekte Lage.

Über eine liegende PEG kann zusätzlich eine Dünndarmsonde eingeführt werden, deren Spitze endoskopisch distal des Treitzschen Bandes ins Jejunum platziert werden sollte (Jet-PEG). Indikationen für die Jet-PEG stellen insbesondere eine komplizierte Refluxösophagitis und refluxassoziierte Erkrankungen (z.B. Aspiration, Pneumonien) dar.

Perkutane gastrale Sondenanlagen können auch in Seldinger-Technik oder als Direktpunktionen erfolgen, wenn die Fadendurchzugsmethode aufgrund veränderter anatomischer Verhältnisse nicht anwendbar ist (z.B. hochgradige Stenose). Direktpunktionen, vorzugsweise nach vorheriger Gastropexie, sind auch ratsam bei Kopf-Hals- und Ösophagustumoren, um eine Tumorzellverschleppung mit Metastasen im Stichkanal zu vermeiden.

Die chirurgische Gastrostomie (z.B. Witzel-Fistel, Janeway-Fistel) wird nur noch in seltenen Ausnahmefällen vorgenommen, wenn andere perkutane gastrale oder enterale Verfahren zur Sondenanlage nicht in Frage kommen oder erfolglos waren.

Zu bevorzugen ist die laparoskopische PEG-Anlage.

Nach vollständiger Ausbildung der gastrokutanen Fistel (nach 4 Wochen) kann die Magensonde auf eine Button-PEG (15 CH, ca. 5–7 cm Gesamtlänge, im Hautniveau endend) oder andere Modelle (z.B. Gastro Tube) gewechselt werden. Die Lage sollte danach endoskopisch oder sonografisch kontrolliert werden.

Eine PEG sollte frühestens zehn Tage nach initialer Anlage entfernt werden, um eine Leckage und Peritonitis weitestgehend zu vermeiden. Nach vier Wochen gilt die Fistelbildung als sicher.

Abbildung 2.2: Perkutane endoskopische Gastrostomie (PEG), Jejunostomie (PEJ), Jet-PEG (J-PEG)
a: Perkutane endoskopische Gastrostomie (PEG)
b: Perkutane endoskopische Gastrostomie mit jejunaler Einschubsonde (J-PEG)

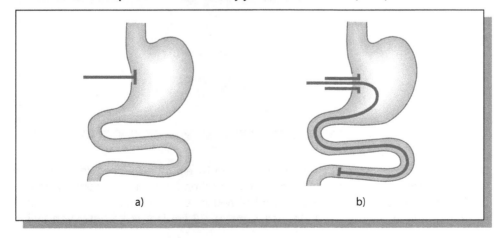

a)   b)

Perkutane enterale Sondensysteme

Für die Anlage einer Perkutanen Endoskopischen Jejunostomie (PEJ) werden die gleichen Sonden wie bei der gastralen Sondenanlage verwendet (siehe oben).
Die Sonden werden aus Polyurethan oder Silikon hergestellt und in verschiedenen Größen (9-22 Charrière (CH), 1 CH = 1 French = 0,33 mm) angeboten.

Anlagemethoden:
*   Fadendurchzugsmethode (Pull-Technik) in Form einer perkutanen endoskopischen Jejunostomie (PEJ)
*   Perkutane endoskopische Jejunalsonde über eine PEG (Jet-PEG)
*   Chirurgische Verfahren
    -   Feinnadelkatheterjejunostomie (FKJ)
    -   Laparoskopische PEJ (Lap-PEJ)

Die Fadendurchzugsmethode ist die Methode der Wahl. Die Ernährungssonde wird analog zur PEG (siehe oben) endoskopisch direkt in das Jejunum implantiert. Zur Sondenanlage sollten längere Endoskope, z.B. Enteroskop, verwendet werden, die das Auffinden einer geeigneten Punktionsstelle distal des Treitzschen Bandes gewährleisten.
Eine Jejunalsonde kann auch bei liegender PEG transgastral in den Dünndarm eingebracht werden (Jet-PEG). Dazu wird im Rahmen einer Ösophagogastroduodenoskopie die Jejunalsonde durch die PEG zunächst bis in den Magen vorgeschoben und sie mit Hilfe des Endoskops und einer Fasszange bis jenseits des Treitzschen Bandes ins Jejunum implantiert. Je tiefer und spannungsfreier die Sonde im Magen-Darm-Trakt liegt, desto seltener treten spontane Dislokationen auf.

Abbildung 2.3: Feinnadelkatheterjejunostomie (FKJ)

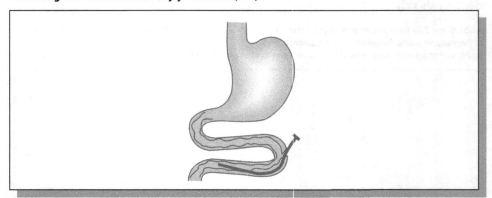

Die Anlage einer Feinnadelkatheterjejunostomie ist ein chirurgisches Verfahren und kann im Rahmen eines größeren viszeralchirurgischen Eingriffs z.B. Ösophagusresektion, Gastrektomie, partielle Duodenopankreatektomie oder primär laparoskopischen Eingriffs erfolgen. Hierbei wird ein insgesamt ca. 75 cm langer Katheter von außen durch submuköse Tunnelung ca. 20–30 cm weit in den Darm eingebracht und die Darmschlinge an der vorderen Bauchwand fixiert. Eine innere Halteplatte am Katheter existiert nicht. Der Katheter wird transkutan ausgeleitet und mit einer Halteplatte außen am Bauch mit Nähten fixiert. Dislokationen sind umso seltener, je tiefer die Sonde in das Darmlumen vorgeschoben wurde. Der Außendurchmesser der Sonden beträgt ca. 3 mm, der Innendurchmesser ca. 2 mm.

Eine mittels Fadendurchzugsmethode angelegte PEJ sollte frühestens zehn Tage nach initialer Anlage entfernt werden, um eine Leckage und Peritonitis weitestgehend zu vermeiden. Auch hier gilt nach vier Wochen die Fistelbildung als sicher.

Applikation von Nahrung über perkutane Ernährungssonden

Risikoadaptierter Beginn der Flüssigkeits- und Nahrungsapplikation

* Unkomplizierte Anlage ohne Risiken: Beginn nach ein bis zwei Stunden
* Komplizierte Anlage, mäßig erhöhtes Risiko z.B. bei Kachexie, metabolischen Störungen, konsumierender Erkrankung: Beginn nach > 12 Stunden
* Hohes Risiko z.B. bei Aszites, Peritonealkarzinose, Immunsuppression: Beginn nach > 24 Stunden

Methoden der Applikation von Nährlösungen

* Bolusapplikation
* Schwerkraftmethode
* Pumpenmethode

Monitoring der enteralen Ernährung

Für die praktische Durchführung der enteralen Ernährung wird insbesondere bei Intensivpatienten eine langsame Steigerung auf max. 50 ml/h innerhalb der ersten vier Tage in 10–20 ml-Schritten/Tag unter Beobachtung der Toleranz anhand von Sondenrückfluss und Distension empfohlen. Es sollten hochmolekulare (ballaststoffreiche) Diäten unter ausreichender Flüssigkeitszufuhr zum Einsatz kommen.

Komplikationen perkutaner Sonden

Die perkutane Anlage von Ernährungssonden weist eine Mortalität von unter einem Prozent auf.

Akute leichte und schwere Komplikationen
* Wundschmerz
* Lokale Infektionen
* Pneumoperitoneum
* Hautemphysem

- Perforationen
- Blutungen
- Fistelbildungen
- Sondendislokationen
- Peritonitis

Chronische leichte und schwere Komplikationen
- Sondenprobleme, z.B. Verstopfung
- Granulationen
- Leckagen der Sonden
- Eingewachsene Halteplatte (Buried-Bumper-Syndrom)
- Chronische Infektionen
- Tumorverschleppung
- Aspiration

Tabelle 2.4: Schema zum enteralen Kostaufbau

	Volumen	Kalorien
1. Stufe	25 ml/h ; 500 ml	500 kcal/d
2. Stufe	35 ml/h ; 750 ml	750 kcal/d
3. Stufe	45 ml/h ; 1000 ml	1000 kcal/d
4. Stufe	65 ml/h ; 1500 ml	1500 kcal/d
5. Stufe	85 ml/h ; 2000 ml	2000 kcal/d
Steigerung der Stufen je nach individueller Verträglichkeit		

Literatur

DiSario JA: Endoscopic approaches to enteral nutritional support. Best Pract Res Clin Gastroenterol 20 (2006) 605–630

Dormann AJ, Huchzermeyer H: Endoscopic techniques for enteral nutrition: standards and innovations. Dig Dis 20 (2002) 145–153

Graepler F: Ernährungssonden: wieso, wann, welche, wie? Endo-Praxis 28 (2012) 18–24

Grund KE, Königrainer I, Zipfel A: Endoskopisch gelegte Ernährungssonden: Technische Tipps und Tricks. Teil 1: PEG und PEJ in Fadendurchzugsmethode. Endo heute 19 (2006) 98–105

Grund KE, Ingenpaß R, Königrainer I et al.: Endoskopisch gelegte Ernährungssonden: Technische Tipps und Tricks. Teil 2: Jet-PEG und Direktpunktion. Endo heute 19 (2006) 158–164

Grund KE, Ingenpaß R, Königrainer I et al.: Endoskopisch gelegte Ernährungssonden: Technische Tipps und Tricks. Teil 3: Buried-Bumper-Syndrom. Endo heute 20 (2007) 28–32

Jain R, Maple JT, Anderson MA et al.: The role of endoscopy in enteral feeding. Gastrointest Endosc 74 (2011) 7–12

Löser C: Perkutane endoskopische Gastrostomie (PEG). In: Sauerbruch T, Scheurlen C: Empfehlungen der Deutschen Gesellschaft für Verdauungs- und Stoffwechselkrankheiten (DGVS) für die Durchführung endoskopischer Untersuchungen, 3rd edition, Demeter-Verlag, Stuttgart (2002) 228–238

Mathus-Vliegen LM, Koning H: Percutaneous endoscopic gastrostomy and gastrojejunostomy: a critical reappraisal of patient selection, tube function and the feasibility of nutritional support during extended follow-up. Gastrointest Endosc 50 (1999) 746–754

Strauss T, Meyer G, Rau HG et al.: Die laparoskopische Gastrostomie nach Janeway in der palliativen Chirurgie. Zbl Chir 123 (1998) 1160–1163

Stute A, Ley B, Dormann J.: Komplikationsmanagement bei perkutanen endoskopischen Gastrostomien. Endo-Praxis 26 (2010) 150–157

2.6 Enterale Ernährung

2.6.1 Praxisorientierte Kategorisierung diätetischer Lebensmittel für besondere medizinische Zwecke

Dietmar Stippler

Das Lebensmittelrecht – hier besonders die Diätverordnung (DiätVO) – definiert die formalen Anforderungen an bilanzierte Diäten für besondere medizinische Zwecke. Diese Produkte sind – im Gegensatz zu „normalen" Lebensmitteln – speziell für die Bedürfnisse von kranken Menschen, also Patientinnen und Patienten, bestimmt. Insofern gelten für diese Produkte, die Zusammensetzung und die Kennzeichnung betreffend, besondere Regelungen.

Die folgenden Tabellen 2.5 und 2.6 geben eine Übersicht über die Produktkategorien der bilanzierten Diäten, die zur enteralen Ernährung bestimmt sind. Diese spiegeln den Konsens wider, den die Mitgliedsunternehmen der relevanten Industrieverbände vor dem Hintergrund der Anforderungen des europäischen Lebensmittelsrechts und des deutschen Sozialrechts gefunden haben.

Tabelle 2.5: Übersicht über die Produktkategorien von diätetischen Lebensmitteln für besondere medizinische Zwecke zur enteralen Ernährung

Bilanzierte Diäten zur enteralen Ernährung							
Definition:	Alle Produkte sind diätetische Lebensmittel für besondere medizinische Zwecke und erfüllen die einschlägigen Anforderungen.						
Zweck:	Die Produkte dienen zur diätetischen Behandlung (Ernährungstherapie).						
Merkmale:	Die Produkte zur Ernährungstherapie entsprechen der Legaldefinition für diätetische Lebensmittel für besondere medizinische Zwecke (bilanzierte Diäten) gemäß DiätV und entsprechen in der Zusammensetzung dem aktuellen Stand der Wissenschaft und der Technik. Sie bestehen aus Proteinen/ Peptiden/ Aminosäuren, Kohlenhydraten, Fetten, Mineralstoffen, Spurenelementen und Vitaminen.						
Orale Bilanzierte Diäten				**Sondennahrung**			
Aminosäurenmischungen und weitere defektspezifische Produkte für seltene Stoffwechselerkrankungen	**Trinknahrung (TN)** **Pulver zur Herstellung einer TN** **Flüssigkeiten höherer Viskositäten**						
Besondere Merkmale: • teil- oder vollbilanzierte Produkte, zur vollständigen oder ergänzenden Ernährung bestimmt • Eignung als einzige Nahrungsquelle nicht unbedingt erforderlich				Besondere Merkmale: • vollbilanzierte Produkte zur vollständigen Ernährung • Eignung als einzige Nahrungsquelle zur Ernährung über die Sonde			
Aminosäurenmischungen	**Nährstoffmodifizierte Spezialnahrungen**	**Standard**	**Spezial**		**Standard**	**Spezial**	
			Spezial A	**Spezial B**		**Spezial A**	**Spezial B**

Tabelle 2.6: Detaillierte Erläuterungen zu den Unterkategorien von bilanzierten Diäten zur enteralen Ernährung

Unterkategorien	Definitionen und Erläuterungen zur Unterkategorie
Aminosäurenmischungen	Produkte, die zur diätetischen Behandlung von seltenen erblichen oder pädiatrischen Erkrankungen des Proteinstoffwechsels z.B. Phenylketonurie (PKU) bestimmt sind. Wichtigste Inhaltsstoffe: qualitativ und quantitativ definierte Gemische von Aminosäuren. Überwiegend nicht für die Verwendung als einzige Nahrungsquelle bestimmt. Enthalten entsprechend Zweckbestimmung und medizinischer Notwendigkeit gesetzlich vorgeschriebene Mineralstoffe, Vitamine, Spurenelemente und ggf. Fette und Kohlenhydrate und andere Inhaltsstoffe (z.B. Zusatzstoffe, Aromen).
Nährstoffmodifizierte Spezialnahrungen	Produkte, die zur diätetischen Behandlung von seltenen erblichen oder pädiatrischen Erkrankungen im Kohlenhydrat-, Fett- oder Energiestoffwechsel, schwer beherrschbaren Epilepsien und weiteren diätpflichtigen Erkrankungen bestimmt sind.
Trink- und Sondennahrungen • Standard	Produkte sind zur diätetischen Behandlung bei fehlender oder eingeschränkter Fähigkeit zur ausreichenden normalen Ernährung bestimmt und zum Einsatz bei normalen Stoffwechsellagen von Erwachsenen geeignet. Sie sind damit bei der überwiegenden Zahl der zu versorgenden Patienten einsetzbar.
Trink- und Sondennahrungen • Spezial A	Produkte sind durch eine spezifisch gewählte Zusammensetzung zur diätetischen Behandlung bei fehlender oder eingeschränkter Fähigkeit zur ausreichenden normalen Ernährung bei besonderen Stoffwechsellagen bestimmt. Beispiele dafür sind • altersadaptierte Produkte für Säuglinge und Kleinkinder • Produkte mit einer speziellen Anpassung für Organinsuffizienzen (z.B. Niereninsuffizienz) • Produkte mit hochhydrolysierten Eiweißen oder Aminosäuremischungen für Säuglinge und Kleinkinder mit Kuhmilcheiweißallergie oder Patientinnen und Patienten mit multiplen Nahrungsmittelallergien • niedermolekulare oder speziell mit mittelkettigen Triglyzeriden angereicherte Produkte zur diätetischen Behandlung bei dokumentierten Fettverwertungsstörungen oder Malassimilationssyndromen (z.B. Kurzdarmsyndrom) • u.v.m.
Trink- und Sondennahrungen • Spezial B	Produkte, die eine spezifisch gewählte Zusammensetzung zur diätetischen Behandlung bei einer fehlenden oder eingeschränkten Fähigkeit zur ausreichenden normalen Ernährung bei besonderen Stoffwechsellagen aufweisen. Diese sind darüber hinaus zur unmittelbaren diätetischen Behandlung einer Stoffwechselstörung oder vergleichbaren Erkrankung (z. B. Morbus Crohn) bestimmt.

Zweckbestimmung der Produkte – Ziele einer enteralen Ernährungstherapie

Produkte zur enterale Ernährung dienen – im Gegensatz zu „normalen" Lebensmitteln – der Ernährung kranker Menschen (= Patienten). Sie sind entweder zum Ersatz für die normale Ernährung bestimmt (z.B. Produktkategorie Sondennahrung), wenn diese krankheitsbedingt nicht möglich ist (z.B. Dysphagie). Enterale Produkte können auch als Ergänzung der normalen Ernährung notwendig sein: Beispiele dafür liegen bei krankheitsassoziiertem Gewichtsverlust oder krankheitsassoziierter Mangelernährung (z.B. Tumorkachexie) oder bei Stoffwechselerkrankungen (z.B. Pankreatitis) vor, wenn keine ausreichende Ernährung mit „normalen" Lebensmitteln möglich ist.

Die Enterale Ernährung ist eine ernährungsmedizinische Intervention, die darauf abzielt, den Ernährungszustand mindestens zu erhalten oder wenn möglich zu verbessern. Sie kann auch der diätetischen Behandlung einer diätpflichtigen Erkrankung dienen. Dabei versteht man unter diätpflichtigen Erkrankungen laut Rationalisierungsschema der Fachgesellschaften und Leitlinienempfehlungen solche, die einer bestimmten Ernährung bedürfen, um gesundheitliche (Folge-)Beeinträchtigungen zu vermeiden.

Grundlage für die Gestaltung der Produkte für die enterale Ernährung sind die einschlägigen Rechtsnormen (z.B. DiätVO). Diese regeln z.B. Mindest- und Höchstmengen der Mikronährstoffe. Die Zusammensetzung und der Gehalt der Makronährstoffe fußt auf den Empfehlungen der relevanten Fachgesellschaften. Für eventuelle Komorbiditäten werden die Produkte inhaltlich verändert, z.B. werden bei Produkten für Patienten bei Malassimilation MCT-Fette zugesetzt. Auch Mikronährstoffgehalte können für spezielle Krankheitsbilder – beispielsweise bei chronischer Niereninsuffizienz – adaptiert werden. Enterale Ernährung ist auch bei der diätetischen Behandlung von seltenen erblichen bzw. pädiatrischen Stoffwechselerkrankungen, die unbehandelt zu geistiger und/oder körperlicher Beeinträchtigung führen, medizinisch notwendig. Ein Beispiel hierfür ist die Phenylketonurie. Hier ist diese spezielle enterale Ernährungstherapie oftmals lebenslang erforderlich, um den betroffenen Patienten eine annähernd normale Entwicklung und ein ebensolches Leben zu ermöglichen.

Enterale Ernährung ist nach der gültigen Verordnungsrichtlinie (Arzneimittelrichtlinie) medizinisch notwendig bei fehlender oder eingeschränkter Fähigkeit zur ausreichenden normalen Ernährung, wenn eine Modifizierung der normalen Ernährung oder sonstige ärztliche, pflegerische oder ernährungstherapeutische Maßnahmen zur Verbesserung der Ernährungssituation nicht ausreichen. Dabei schließen sich enterale Ernährung und sonstige Maßnahmen zur Verbesserung der Ernährungssituation nicht aus, sondern sind erforderlichenfalls miteinander zu kombinieren.

Erläuterungen und Definitionen der Produktkategorien

Allgemeine Anforderungen an Produkte zur enteralen Ernährung

Alle Produkte zur enteralen Ernährung sind formal bilanzierte Diäten für besondere medizinische Zwecke. Sie müssen deshalb der Legaldefinition für diese Produktgruppen entsprechen und die Anforderungen erfüllen, die in der DiätVO festgeschrieben sind. Deshalb enthalten sie entsprechend ihrer diätetischen Zweckbestimmung die erforderlichen Inhaltsstoffe, wie Makro- und Mikronährstoffe.

Die Produkte dienen einer diätetischen Behandlung von Patienten

- mit eingeschränkter, gestörter oder fehlender Fähigkeit zur Aufnahme, Verdauung, Verstoffwechselung oder Ausscheidung gewöhnlicher Lebensmittel oder

• mit einem sonstigen medizinisch bedingten Nährstoffbedarf, für deren diätetische Behandlung eine Modifizierung der normalen Ernährung, andere diätetische
Lebensmittel oder eine Kombination aus beiden nicht ausreichen.

Inhaltsstoffe sind Proteine/Peptide/Aminosäuren, Kohlenhydrate und/oder Fette, Mineralstoffe, Spurenelemente und Vitamine. Die exakte Zusammensetzung richtet sich nach
den speziellen diätetischen Anforderungen des zugrunde liegenden Krankheitsbildes.
Die Produkte können entweder zur vollständigen (s.u.) oder ergänzenden (s.u.) Ernährung
genutzt werden. Dabei sind sie voll- (s.u.) oder ergänzend bilanziert (teilbilanziert) (s.u.).
Bilanzierte Diäten zur enteralen Ernährung weisen keine den Arzneimitteln vergleich-
bare pharmakologische Wirkungen auf. Sie sind auch KEINE Nahrungsergänzungsmittel gemäß der Nahrungsergänzungsmittelverordnung (NemV). Sie entsprechen in ihrer
Zusammensetzung dem aktuellen Stand von Wissenschaft und Technik.

Vollbilanzierte Diät

Ein solches Produkt ist ein vollständig bilanziertes diätetisches Lebensmittel nach § 1
Abs. 4a DiätVO. Wenn es nach den Empfehlungen des Herstellers verwendet wird, kann
es als einzige Nahrungsquelle für die Personen, für die es bestimmt ist, fungieren.

Ergänzend bilanzierte (teilbilanzierte) Diät

Ein solches Produkt ist ein diätetisches Lebensmittel, das sich – basierend auf § 1 Abs.
4a DiätVO – nicht für die Verwendung als einzige Nahrungsquelle eignet. Damit sind
auch Produkte umfasst, die wegen einer höheren Konzentration einzelner Inhaltsstoffe
nicht als einzige Nahrungsquelle geeignet sind.

Zur vollständigen Ernährung geeignet

Eine bilanzierte Diät ist zur vollständigen Ernährung geeignet, wenn sie ein vollbilan-
ziertes diätetisches Lebensmittel ist. Das bedeutet, dass sie aufgrund der Zusammensetzung und empfohlenen Tageszufuhrmenge als einzige Nahrungsquelle geeignet ist.
Bei Einhaltung der empfohlenen Tageszufuhrmengen werden alle Makro- und Mikronährstoffe bedarfsdeckend zugeführt.

Zur ergänzenden Ernährung geeignet

Eine bilanzierte Diät ist zur ergänzenden Ernährung geeignet, wenn sie in Kombination
mit anderen Ernährungsformen (z.B. normal, enteral, parenteral) angewendet werden
soll. Dafür muss das Produkt nicht vollbilanziert sein. Auch ein ergänzend bilanziertes (teilbilanziertes) diätetisches Lebensmittel kann hierzu verwendet werden. Solche
Produkte dienen der ernährungstherapeutischen Intervention und enthalten dementsprechend Makro- und Mikronährstoffe in relevanten Mengen.

Oberkategorie „Orale bilanzierte Diäten"

Orale bilanzierte Diäten müssen nicht als einzige Nahrungsquelle geeignet sein. Zu den oralen bilanzierten Diäten zählen die Unterkategorien „Aminosäuremischungen und weitere defektspezifische Produkte für seltene erbliche bzw. pädiatrische Stoffwechselerkrankungen" und „Trinknahrung, Pulver zur Herstellung einer Trinknahrung und Flüssigkeiten höherer Viskosität".

Kategorie „Aminosäuremischungen und weitere defektspezifische Produkte für seltene erbliche bzw. pädiatrische Stoffwechselerkrankungen"

Aminosäuremischungen sind bilanzierte Diäten zur Behandlung seltener erblicher Störungen des Proteinstoffwechsels wie z.B. Phenylketonurie (PKU).
Bei den „weiteren defektspezifischen Produkten für seltene erbliche bzw. pädiatrische Stoffwechselerkrankungen" handelt sich um diätetische Lebensmittel für besondere medizinische Zwecke in Form von nährstoffmodifizierten Spezialnahrungen für die Behandlung von seltenen erblichen Störungen im Kohlenhydrat-, Fett- oder Energiestoffwechsel (z.B. Mitochondriopathien), Mukoviszidose, Epilepsie und weiteren diätpflichtigen Erkrankungen, bei denen eine diätetische Intervention medizinisch notwendig ist.

Kategorie „Trinknahrung, Pulver zur Herstellung einer Trinknahrung, Flüssigkeiten höherer Viskosität"

Hierbei handelt es sich um bilanzierte Diäten unterschiedlicher Viskosität oder Pulver zum Anrühren. Alle können vollbilanziert oder teilbilanziert sein. Sie sind zur oralen Ernährung im Rahmen einer Ernährungstherapie bestimmt.

Oberkategorie „Sondennahrung"

Sondennahrungen sind vollbilanzierte Diäten. Sie sind – basierend auf § 1 Abs. 4a DiätVO – als einzige Nahrungsquelle geeignet und zur Ernährung über die Sonde bestimmt. Sie sind flüssige oder pulverförmige Produkte. Letztgenannte müssen mit Flüssigkeiten zubereitet werden, um appliziert werden zu können.

Subkategorien für Trink- und Sondennahrungen

Standardprodukte

Diese Produkte sind zur diätetischen Behandlung bei fehlender oder eingeschränkter Fähigkeit zur ausreichenden normalen Ernährung für normale Stoffwechsellagen von

Erwachsenen bestimmt. Sie weisen keine spezifische, sondern eine ausgewogene Zusammensetzung auf und sind bei der überwiegenden Zahl der Patienten einsetzbar.

Spezialprodukte

Diese Produkte sind zur diätetischen Behandlung bei fehlender oder eingeschränkter Fähigkeit zur ausreichenden normalen Ernährung bei besonderen Stoffwechsellagen *(Spezial A)* oder auch darüber hinaus zur unmittelbaren diätetischen Behandlung einer Stoffwechselstörung oder vergleichbarer Erkrankung (z.B. Morbus Crohn) *(Spezial B)* bestimmt. Um diese Zwecke erfüllen zu können, weisen sie eine spezifisch gewählte und auf die Störung angepasste Zusammensetzung auf. Dies umfasst adaptierte Nährstoffprofile.

Beispiele für diese Produkte sind:

* altersadaptierte bilanzierte Diäten für Säuglinge und Kleinkinder
* Spezialprodukte für Niereninsuffiziente
* Produkte mit hochhydrolysierten Eiweißen oder Aminosäuremischungen für Säuglinge und Kleinkinder mit Kuhmilcheiweißallergie oder Patientinnen und Patienten mit multiplen Nahrungsmittelallergien
* niedermolekulare (bereits gespaltene Hauptnährstoffe) oder speziell mit mittelkettigen Triglyzeriden angereicherte Produkte zur Ernährungstherapie bei dokumentierten Fettverwertungsstörungen oder Malassimilationssyndromen (z.B. Kurzdarmsyndrom).

Literatur

Arzneimittelrichtlinie (AMR) des Gemeinsamen Bundesausschusses Kapitel I §§18–26 http://www.g-ba.de/downloads/62-492-625/AM-RL_2004-12-21_2012-04-19.pdf

ESPEN Guidelines on Enteral Nutrition. Clinical Nutrition 25 (2006) 177–360

Fünftes Sozialgesetzbuch (SGB V) §31 Abs. 5

Kluthe R, Dittrich A, Everding R et al.: Das Rationalisierungsschema des Bundesverbands der Deutscher Ernährungsmediziner (BDEM) e.V., der Deutschen Adipositas Gesellschaft e.V., der Deutschen Akademie für Ernährungsmedizin (DAEM) e.V., der Deutschen Gesellschaft für Ernährung (DGE) e.V. der Deutschen Gesellschaft für Ernährungsmedizin (DGEM) e.V., des Verbandes der Diätassistenten – Deutscher Bundesverband (VDD) e.V. und des Verbandes der Diplom-Oecotrophologen (VDOe) e.V. Aktuel Ernahrungsmed 29 (2004) 245–253

Richtlinie 1999/21/EG der Kommission vom 25. März 1999 über diätetische Lebensmittel für besondere medizinische Zwecke
http://eur-lex.europa.eu/LexUriServ/LexUriServ.do?uri=OJ:L:1999:091:0029:0036:DE:PDF

Stippler D, Bode V: Vorschlag zur praxisorientierten Kategorisierung diätetischer Lebensmittel für besondere medizinische Zwecke. Aktuel Ernahrungsmed 36 (2011) 169–173

Verordnung über diätetische Lebensmittel (Diätverordnung) §4 (zuletzt geändert durch Art. 1 V v. 1.10.2010 I 1306) – http://www.gesetze-im-internet.de/bundesrecht/di_tv/gesamt.pdf

Verordnung über Nahrungsergänzungsmittel (Nahrungsergänzungsmittelverordnung – NemV) http://www.gesetze-im-internet.de/nemv/index.html

Weimann A, Gola U, Kern BR et al.: Konsensusgespräch Machern – Kriterien für eine sachgerechte Verordnung von Trinknahrungen. Aktuel Ernahrungsmed 37 (2012) 223–226

2.6.2 Arzneimittelgabe über enterale Ernährungssonden – Vermeidung von Komplikationen

Maike Fedders

Arzneimittelauswahl

Patienten, bei denen eine transnasale oder perkutane Ernährungssonde gelegt wurde, benötigen aufgrund vielfältiger Grunderkrankungen und akuter Ereignisse zum Teil mehrfach tägliche Arzneimittelgaben. Daraus ergibt sich die Frage, ob und in welcher Form ein spezifisches Therapeutikum über die Sonde applizierbar ist.

Trotz der alltäglichen Bedeutung dieser Fragestellung finden sich häufig keine speziellen Hinweise zur Verabreichung von Arzneimitteln über Ernährungssonden in den einzelnen Gebrauchs- bzw. Fachinformationen.

Bei der Arzneimittelauswahl für ältere Patienten sind selbstverständlich die altersabhängigen Veränderungen hinsichtlich Resorption, Verteilung und Ausscheidung der Arzneimittel zu berücksichtigen. Wichtige Hinweise für die Auswahl geeigneter Arzneimittel für geriatrische Patienten gibt die aus Deutschland stammende frei verfügbare Priscus-Liste.

> Zunächst sollte kritisch geprüft werden, welche Arzneimittel zwingend erforderlich sind, erst danach können die für eine Sonden-Verabreichung geeigneten Arzneimittel ausgewählt werden. Hierbei müssen besonders die Arzneiform, das Gefahrenpotenzial und Unverträglichkeiten mit der Nahrung beachtet werden. Weitere wichtige zu berücksichtigende Eigenschaften des Arzneimittels sind der pH-Wert, die Osmolarität, der Geruch, die Stabilität und mögliche Wechselwirkungen.

Ein wichtiger Schritt vor dem Entschluss zu einer Sondenapplikation ist die generelle Überprüfung der Notwendigkeit, d.h. die Überlegung, ob nicht andere Darreichungsformen wie Zäpfchen, Sublingualtabletten oder Pflaster wählbar sind. Für die Applikation von Arzneimitteln über transnasale oder perkutane Sonden muss eine geeignete Arzneiform entweder direkt ausgewählt werden (z.B. Tropfen) oder durch Zerkleinern (z.B. Mörsern von Tabletten) erreicht werden. Geeignete Arzneiformen sind per se perorale flüssige Tropfen, Säfte (cave: Osmolarität, ggf. Verdünnen mit Wasser) und nicht retardierte Tabletten, Hartgelatinekapseln und Filmtabletten. Weniger geeignete Arzneiformen sind magensaftresistente oder retardierte Arzneiformen und Parenteralia (cave: pH-Wert, Osmolarität). Mögliche Folgen bei einer Zerkleinerung und damit Aufbrechen der speziellen Galenik der ungeeigneten Arzneiformen können ein frühzeitiges Freisetzen der Wirkstoffe (Boluseffekt), Veränderung der Pharmakokinetik und Resorption sowie einer Verkürzung der Wirkdauer sein. Arzneimittel mit besonderem Gefahrenpotenzial stellen die CMR-Arzneimittel dar (CMR = kanzerogen, mutagen und reprodotoxisch). Diese stark gesundheitsgefährdenden Arzneimittel sollen möglichst unverändert appliziert werden. Wenn möglich, sollen diese Arzneimittel als Flüssigkeit, Zäpfchen oder Wirkstoffpflaster verabreicht werden. CMR-Arzneimittel (z.B. Zytostatika, Immunsuppressiva, Virusstatika, Hormonpräparate) müssen – wenn notwendig – unter strengen Sicherheitsvorkehrungen wie Handschuhe, Mundschutz und Schutzkleidung aufgrund der entstehenden Stäube in einem geschlossenen System zerkleinert und gemörsert werden. Das Jugendschutzgesetz und der Schutz werdender und stillender Mütter verbietet diese Tätigkeit für betroffene Personen.

Eine Vermischung der Arzneimittel mit Sondennahrung ist unbedingt zu vermeiden. Valide Literaturdaten zu der physiko-chemischen Stabilität in Ernährungslösungen sind nur spärlich vorhanden. Mögliche Folgen bei einer Vermischung von Arzneimitteln mit enteralen Ernährungslösungen können bedingt durch eine pH-Wert-Verschiebung in den sauren Bereich ein Ausflocken der Proteine und ein Brechen der Emulsion sein. Weiterhin können Vitamine zerstört werden oder Spurenelemente katalytisch die Arzneimittel verändern bzw. inaktivieren.

Applikation von Arzneimitteln über die Sonde

Die nach obigen Kriterien ausgewählten Arzneiformen sollen unter Beachtung einiger Grundregeln zerkleinert und appliziert werden. Grundsätzlich sollen keine Arzneimittel der Sondennahrung zugesetzt und zeitgleich mit deren Zufuhr appliziert werden. Ein sauberer und hygienischer Arbeitsplatz sowie eine Händedesinfektion sind notwendig. Die Arzneimittel werden mit ca. 10–20 ml Wasser entweder als Lösung oder Suspension in einer Spritze aufgenommen. Die Nahrungszufuhr wird gestoppt und die Sonde mit ca. 30 ml Wasser gespült. Die Arzneimittel werden mittels der Spritze verabreicht. Mehrere Arzneimittel werden grundsätzlich getrennt gegeben (Spülen mit 10 ml Wasser). Nach erneutem Spülen mit 30 ml Wasser kann dann die Zufuhr der Sondennahrung neu gestartet werden.

Feste Arzneimittel

Filmtabletten und Tabletten werden in einem Mörser zu einem feinen Pulver zerrieben. Brausetabletten enthalten häufig schleimhautreizende Begleitstoffe. Daher sollten diese in ca. 50 ml aufgenommen und appliziert werden. Nicht retardierte und magensaftresistente Hartgelatinekapseln können geöffnet werden und das Pulver wird in 10–20 ml Wasser aufgenommen. Pelletgefüllte Hartgelatinekapseln dürfen nicht zerkleinert werden. Häufig ist eine Applikation der intakten Pellets dennoch über die Sonde möglich; die Details sind aber für jedes einzelne Arzneimittel zu ermitteln. Das Öffnen oder die Entnahme des Wirkstoffes (meist ölig) mittels Spritze von Weichgelatinekapseln ist sehr zeitaufwendig und umständlich. Hier sollte unbedingt auf eine andere Arzneiform, ggf. auch auf einen anderen Wirkstoff ausgewichen werden. Retardierte Arzneiformen, häufig Tabletten oder Kapseln, sollen aufgrund des Boluseffektes und möglicher Überdosierungen beim schnellen Freisetzen des Wirkstoffes grundsätzlich nicht zermörsert werden, da hierdurch die spezielle Galenik zerstört werden würde. Nur in Ausnahmen ist beispielsweise ein Zerfallen einer Tablette in Wasser möglich – individuelle spezielle Anwendungshinweise sind zu beachten. Alternativ zu retardierten Arzneiformen wird häufig auf die schnell freisetzende Tablette ausgewichen, die dann aber – entsprechend der Halbwertszeit des Wirkstoffes – mehrmals täglich gegeben werden muss. Typische Beispiele für Wirkstoffe, bei denen auf die unretardierte Arzneiform gewechselt werden kann, sind Metoprolol, Diclofenac oder Ibuprofen. Ein Zerkleinern von magensaftresistenten Arzneiformen ist ebenfalls als problematisch anzusehen. Bei einem Zerkleinern der magensaftresistenten Tabletten würde bei einer gastralen Sondenlage der Wirkstoff bereits im Magen freigesetzt und ggf. inaktiviert werden oder die Magenschleimhaut reizen. Ein typisches Beispiel für magensaftresistente Tabletten oder Kapseln sind Protonenpumpenhemmer mit dem Wirkstoff Pantoprazol oder Omeprazol. Hier ist es möglich, auf einen Protonenpumpenhemmer mit einer so genannten Micro-Pellet-Galenik zu wechseln, die eine Sondengabe ermöglicht.

Flüssige Arzneimittel

Flüssige Arzneimittel wie Tropfen oder Säfte, aber auch Parenteralia (z.B. Ampullen) können bei Beachtung des pH-Werts, der Osmolarität und evtl. vorhandener Begleitstoffe (Sorbitol) unproblematisch über die Sonde verabreicht werden. Lösungen und Parenteralia können einen sauren pH-Wert haben, so dass bei unverdünnter Gabe Schleimhautreizungen oder Ausfällungen der Nahrung verursacht werden können. Es empfiehlt sich daher, diese Lösungen zu verdünnen. Eine Osmolarität von > 1 000 mosmol/l, aber auch ein hoher Gehalt von Begleitstoffen wie beispielsweise Sorbitol können ebenfalls gastroinestinale Beschwerden auslösen, sodass sich auch hier eine Verdünnung der Lösung empfiehlt. Der Einsatz von Parenteralia spielt aufgrund des hohen Preises keine große Rolle bei der Applikation von Arzneimitteln über die Sonde.

Fazit

Bei Beachtung der Hinweise für eine korrekte Applikation von Arzneimitteln über eine nasale oder perkutane Sonde ist eine sichere Arzneimitteltherapie parallel zu der enteralen Nahrungszufuhr für diese Patienten möglich. Die potenziellen Pharmaka-Nahrungs-Wechselwirkungen sowie die speziellen pharmazeutischen Besonderheiten des Arzneimittels, insbesondere die Arzneiform, sind zu beachten. Hier ist es sicherlich hilfreich, auf die Expertise eines Apothekers zurückzugreifen.

Literatur

Datenbank Pharmatrix (www.pharmatrix.de)
Franken C, Hartmann M (Hrsg.): Klinische Pharmazie – Ein Kompendium (2007)
Hartig W, Weimann A et al.: Ernährungs- und Infusionstherapie, 8. Auflage (2004)
Priscus-Liste (www.priscus.net)
Warlich R, Dörje F, Brüngel M: Blaue Reihe, Medikamentenapplikation bei Sondenernährung, 2. Auflage (2007)

2.7 Parenterale Ernährung

2.7.1 Grundlagen

Arved Weimann

Parenterale versus enterale Ernährung

In der Vergangenheit wurden die enterale und parenterale Nährstoffzufuhr konkurrierend bewertet und diskutiert. Zweifellos sprechen der physiologische Zugang und ökonomische Faktoren für die enterale Applikation. Nach den aktuellen Leitlinien muss es das Ziel sein, möglichst frühzeitig mit einer enteralen Ernährung zu beginnen. Die Vorteile einer frühzeitigen enteralen Ernährung für die Vermeidung von Infektionen und die Verkürzung der Intensivbehandlungs- und Krankenhausverweildauer sind eindeutig. Das Argument, dass die parenterale Ernährung die Darmpermeabilität und die Gefahr septischer Komplikationen erhöhe, hat sich in klinischen Studien nicht bestätigt. Umstritten ist jedoch, ob und wann eine parenterale Ernährung bei den Patienten begonnen werden sollte, die eine adäquate enterale Zufuhr nicht tolerieren. Dies betrifft vor allem Intensivpatienten, hierbei besonders viszeralchirurgische Patienten mit kompliziertem Verlauf. In der aktuellen Leitlinie der Society of Critical Care Medicine (SCCM) und der American Society for Parenteral and Enteral Nutrition (A.S.P.E.N.) wird der Beginn einer parenteralen Ernährung im Gegensatz zu den Europäischen Leitlinien (ESPEN) erst nach sieben Tagen für Patienten ohne Zeichen der Mangelernährung und bei inadäquater enteraler Ernährung empfohlen. Es gibt jedoch auch Daten, die eine Ernährungsverzögerung bzw. die Notwendigkeit einer parenteralen Ernährung als prognostischen Faktor für die Länge der Krankenhausverweildauer gezeigt haben. So besteht in der Europäischen Leitlinie die Empfehlung zum Beginn einer parenteralen Ernährung bei den Patienten, die nicht innerhalb von 24 Stunden nach Aufnahme auf der Intensivstation bzw. nach Polytrauma enteral ernährt werden können.

Parenterale Zugangswege

Peripherer Zugang („Flexüle")

- nur für passagere hypokalorische und hypoosmolare Ernährung geeignet
- Fette können verabreicht werden

Zentraler Venenkatheter

- Platzierung über V. subclavia oder V. jugularis
- nach Anlage röntgenologische Lagekontrolle!
- zur total parenteralen Ernährung geeignet

- sterile Handhabung wichtig
- bei Ernährung > 7–10 Tage steigt das Risiko für eine Kathetersepsis, bei längerer parenteraler Ernährung deshalb besser frühzeitig Implantation eines der folgenden Kathetersysteme

Port

- Implantation erfolgt chirurgisch in V. cephalica oder V. subclavia – Lagekontrolle!
- Katheter ist mit einer Portkammer verbunden, die subkutan fixiert wird
- Infusion erfolgt über eine Spezialnadel (Huber-Nadel, spezieller Schliff), mit der die Portkammer transkutan punktiert wird
- keine Blutentnahmen über das Portsystem! – Thrombosierung der Portkammer möglich
- gute Toleranz, vor allem aus kosmetischen Gründen

Broviac-Katheter (ein- und mehrlumig)

- Implantation chirurgisch über V. cephalica – Lagekontrolle!
- Wahrscheinlich geringere Infektionsrate als bei Portsystem
- Nachteil: kosmetische Belastung
- Mehrlumige Katheter sind für Patienten geeignet, die neben der parenteralen Ernährung noch Medikamente verabreicht bekommen

---

Für alle parenteralen Zugänge gilt:
Bei Verdacht auf Katheterinfekt (erhöhte Temperatur)
- Stopp der Infusion
- Blutkultur (peripher) und aus dem Kathetersystem, ggf. Antibiotikagabe, Stilllegung – bei septischem Bild sofortige Explantation
- bakteriologische Untersuchung des Katheters

Indikation zur total parenteralen Ernährung

Es besteht Übereinstimmung, gerade beim Intensivpatienten eine kalorienbedarfsdeckende enterale Ernährung nicht zu erzwingen. Bei fraglicher Funktion des Gastrointestinaltrakts Versuch einer enteralen Ernährung – ggf. kombiniert enteral / parenteral. Für Problempatienten mit längerfristiger parenteraler Ernährung (chronisches Darmversagen) kann der Energiebedarf individuell mit der indirekten Kalorimetrie festgelegt werden.
Eine Indikation zur total parenteralen Ernährung besteht nur bei Intoleranz oder Kontraindikationen für eine enterale Ernährung.

Indikation zur kombinierten enteralen/parenteralen Ernährung

Die kombinierte enterale/parenterale Ernährung wird in den DGEM-Leitlinien in den Situationen empfohlen, in denen der Kalorienbedarf wegen eingeschränkter gastrointestinaler Toleranz nicht adäquat gedeckt werden kann.

Die aktuelle Leitlinienempfehlung lautet: „Kombinationen aus enteraler und parenteraler Ernährung sollten bei Patienten erwogen werden, bei denen es eine Indikation für die Ernährungstherapie gibt und bei denen > 60 % des Energiebedarfs nicht über den enteralen Weg gedeckt werden kann, z.B. bei enterokutanen Fisteln mit hoher Fördermenge oder bei Patienten mit partieller Darmobstruktion aufgrund gutartiger oder bösartiger Raumforderungen, bei denen eine Ernährung kontraindiziert ist."

Makronährstoffe in der parenteralen Ernährung

Aminosäuren

Gerade für den katabolen Patienten mit massiver Proteolyse und hieraus resultierendem Verlust an Körperzellmasse ist die Aminosäurezufuhr essenziell. Da die Proteinsynthese ein energieverbrauchender Prozess ist, wird die optimale Nutzung der Aminosäuren nur bei gleichzeitiger Energiezufuhr durch Glukose und/oder Lipide gewährleistet. In Phasen von Krankheit und Stress wird nach der ESPEN-Leitlinie eine tägliche Stickstoffzufuhr entsprechend einer Proteinaufnahme von 1,5 g/kg des idealen Körpergewichts (oder ungefähr 20 % des Gesamtenergiebedarfs) empfohlen, um Stickstoffverluste zu begrenzen. In der Sepsis können auch bei adäquater parenteraler Ernährung die Proteinverluste nur vermindert, jedoch nicht völlig gestoppt werden. Eine Zufuhr über 1,5 g/kg des idealen Körpergewichts bietet keine metabolischen Vorteile, sondern führt zu einer erhöhten energetischen Verwertung der Aminosäuren selbst. Beim ausschließlich parenteral ernährten, kritisch Kranken wird die Supplementierung mit Glutamin in den aktualisierten US-amerikanischen, den DGEM-/ ESPEN- und den Sepsis-Leitlinien empfohlen. Zur Glutaminsupplementierung bei kombinierter enteraler/parenteraler Ernährung liegen derzeit keine Daten vor.

Glukose

Glukose ist der Hauptenergieträger, wobei eine Zufuhr von maximal 4–5 g/kg Körpergewicht und Tag nicht überschritten werden sollte. Die „intensivierte Insulintherapie" hat nach den Arbeiten von Van den Berghe (2001) ein neues metabolisches Verständnis für die Behandlung von Patienten mit einer Insulinresistenz eingeleitet. In einer aktuellen Metaanalyse der verfügbaren Daten aus 38 Studien zur Insulintherapie sind die Vorteile der „intensivierten Insulintherapie" im Hinblick auf die Letalitätssenkung vor allem bei chirurgischen und diabetischen Intensivpatienten gezeigt worden.

Die „intensivierte Insulintherapie" mittels Perfusor stellt hohe Ansprüche an das Monitoring, das günstigerweise kontinuierlich erfolgen sollte. Gerade aufgrund der Gefahr der Hypoglykämie bleibt die „intensivierte Insulintherapie" der Intensivstation vorbehalten. Besonders wichtig ist in diesem Zusammenhang die enge Kooperation von Ärzten und Pflegekräften. Dennoch sollten auch auf der Normalstation Hyperglykämien durch eine angepasste Glukosezufuhr vermieden werden. Hier sollte die Reduktion der Glukosezufuhr gegenüber der Insulingabe bevorzugt werden..

Für den anzustrebenden Blutzuckerspiegel wird derzeit ein Wert von etwa 140–150 mg % angegeben.

Lipidemulsionen

Heute wird die Gabe von Lipidemulsionen als integraler Bestandteil einer parenteralen Ernährung insbesondere bei längerfristiger Durchführung angesehen. Dies betrifft einerseits den Energiestoffwechsel, andererseits die Rolle der Lipide als Träger fettlöslicher Vitamine und im Hinblick auf die neueren Emulsionen ihr Einfluss auf das Immunsystem. Lange war dazu geraten worden, erst nach zehn Tagen mit der Lipidzufuhr zu beginnen. Als wesentliches Argument galt die in einer Studie bei Traumapatienten mit Lipidinfusion signifikant höhere Rate an Infektionen, Lungenversagen und Verweildauer auf der Intensivstation. Problem älterer Studien ist, dass diese in den meisten Fällen mit Sojabohnenemulsionen, d.h. ausschließlich langkettige Triglyzeriden (LCT) enthaltenden Fettemulsionen, durchgeführt wurden. Die langkettigen Triglyzeride enthalten vor allem mehrfach ungesättigte Omega-6-Fettsäuren mit hohem inflammatorischem Potenzial, das in der Synthese von Prostaglandinen und Leukotrienen liegt. So ist die Gabe dieser Fettemulsionen im Rahmen einer systemischen Entzündungsreaktion als problematisch anzusehen.

Um diesen negativen Auswirkungen wirksam begegnen zu können, wurden in Europa Fettemulsionen mit einem deutlich reduzierten Gehalt an Omega-6-Fettsäuren entwickelt. Zu nennen sind hierbei die physikalischen Mischemulsionen mit mittel- und langkettigen Triglyzeriden und die synthetischen „strukturierten" Triglyzeride, die in zufälliger Reihenfolge mittel- und langkettige Fettsäuren am Glyzeringerüst tragen. Einen etwas anderen Ansatz verfolgen die im wesentlichen immunneutralen Olivenöl-basierten Fettemulsionen. In den neuen Lösungen werden mittel- und langkettige Triglyzeride mit Omega-3-Fettsäuren kombiniert. Nach tierexperimentellen Ergebnissen in einem Rattenmodell mit Beobachtung der Abstoßung nach allogener Herztransplantation gilt ein Verhältnis von Omega-6/Omega-3 von 3:1 als immunneutral. Gezeigt werden konnte auch, dass die Supplementierung einer parenteralen Ernährung mit Omega-3-Fettsäuren dosisabhängig das Outcome bei kritisch Kranken, hierbei vor allem bei Patienten mit abdomineller Sepsis, verbessern kann. Eine aktuelle Metaanalyse der verfügbaren Daten spricht für den Einsatz von Omega-3-Fettsäuren bei kritisch Kranken.

Substratverhältnis

Das Protein : Fett : Glukose-Kalorienverhältnis sollte ungefähr 20 : 30 : 50 % betragen. In der Sepsis kann eine Erhöhung des Glukose : Fett-Kalorienverhältnisses auf 50 : 50 metabolisch günstiger sein.

Kalorienzufuhr

In der Akutphase der Erkrankung ist wie beim Intensivpatienten die fehlende Substrattoleranz Ausdruck der Schwere der Erkrankung.

> Eine inadäquat hohe Substratzufuhr stellt für Intensivpatienten eine zusätzliche Belastung des Organismus' mit möglichen ungünstigen Auswirkungen auf das Outcome dar. So sollte die Kalorienzufuhr in der Akutphase in Abhängigkeit von der individuellen Toleranz 25 kcal/kg des idealen Körpergewichts nicht überschreiten.

Allgemein liegen die empfohlenen Zufuhrmengen bei 3–4 g Glukose/kg KG ideales Körpergewicht (Blutzuckerspiegel um 140–150 mg/dl), Lipide 0,7–1,5 g/kg KG ideales Körpergewicht (Serumtriglyzeride < 300 mg/dl) und Aminosäuren 1,0–1,5 g/kg KG ideales Körpergewicht.
Beim Intensivpatienten sollte in der Phase der beginnenden Rekonvaleszenz eine gemessen am Energiebedarf und der normalisierten Substrattoleranz zu niedrige Kalorienzufuhr unbedingt vermieden werden.

Vitamine und Spurenelemente in der parenteralen Ernährung

Weiterhin gilt die Empfehlung einer täglichen Standardsupplementierung mit Vitaminen und Spurenelementen bei total parenteraler Ernährung. Dies betrifft auch chirurgische Patienten, die nach der Operation nicht auf enteralem Weg ernährt werden können und bei denen eine vollständige oder fast vollständige parenterale Ernährung erforderlich ist. Vitamine und Spurenelemente sollten möglichst getrennt verabreicht werden. Daten für die kombiniert enterale/parenterale Ernährung liegen nicht vor.
Beim kritisch Kranken hat die Gabe von Antioxidanzien aufgrund des besseren Verständnisses der systemischen Entzündungsreaktion an besonderer Bedeutung gewonnen. Eine Metaanalyse der Daten aus den wenigen randomisierten Studien hat die prognostische Bedeutung der Antioxidanziengabe für die Reduktion der Letalität vor allem bei parenteraler Applikation gezeigt. Es ist davon auszugehen, dass die abgeleiteten derzeitigen Empfehlungen den Bedarf unterschätzen. Dies gilt besonders für die Supplementierung mit dem Spurenelement Selen sowohl als Monosubstanz als auch in Kombination mit anderen Antioxidanzien. Obwohl in der Metaanalyse keine Toxizität beobachtet wurde, gibt es aufgrund der begrenzten Menge kontrollierter

Daten derzeit jedoch noch keine Leitlinienempfehlung für eine konkrete Erhöhung der Gabe einzelner Mikronährstoffe. Die neuere Generation der Fettemulsionen enthält alpha-Tocopherol, die biologisch aktive Komponente des Vitamin E, in unterschiedlicher Konzentration, so dass hierdurch eine Zufuhr unabhängig von der separaten Supplementierung erfolgt.

Heimparenterale Ernährung

Die Möglichkeit zur parenteralen Ernährung im häuslichen Umfeld bedeutet einen entscheidenden Zugewinn an Lebensqualität. Die Durchführung stellt jedoch höchste Ansprüche an Organisation und Pflege. Dies gilt besonders für die Vermeidung einer Infektion, so dass hier auf die Einhaltung etablierter Pflegestandards unbedingt zu achten ist. Dies kann häufig nur von spezialisierten Pflegediensten oder sogenannten „Home Care Providern" geleistet werden. Selbstverständlich muss auch der betreuende Arzt mit der Technik, Durchführung und den möglichen Komplikationen einer heimparenteralen Ernährung vertraut sein. Die Vermeidung von Komplikationen erfordert eine umfassende medizinische Aufklärung und Schulung von Patient und Familie. Voraussetzung ist letztlich die Kooperationsbereitschaft aller Versorgungsakteure.

Es besteht auch hier Konsens, bei der Indikation zur künstlichen Ernährung der enteralen Ernährung, wann immer möglich, den Vorzug zu geben. Die Gründe liegen in der physiologischeren, risiko- und komplikationsärmeren und letztlich kostengünstigeren Nahrungszufuhr. Bei bestimmten Grunderkrankungen wie dem chronischen Darmversagen ist eine enterale Ernährung jedoch zumindest vorübergehend nicht durchführbar. Dennoch sollte im Verlauf einer parenteralen Ernährung die Indikation immer wieder kritisch geprüft und zumindest eine kombinierte enterale/parenterale Ernährung angestrebt werden.

Die Indikation zur heimenteralen und -parenteralen Ernährung wird in den Leitlinien dann gestellt, wenn

1. der Patient nicht in der Lage ist, sich ausreichend oral oder enteral zu ernähren,
2. keine anderen Gründe gegen die Entlassung aus dem Krankenhaus sprechen,
3. die ärztliche Einschätzung einen mindestens vierwöchigen Zeitraum für die heimparenterale Ernährung erwarten lässt,
4. der Patient die Maßnahme wünscht bzw. einverstanden ist,
5. anzunehmen ist, dass durch die Maßnahme der Krankheitszustand oder die Lebensqualität gebessert bzw. erhalten wird.

Von denjenigen Patienten, die eine heimparenterale Ernährung erhalten, leiden 90 % an einer malignen Grunderkrankung mit häufig infauster Prognose und kurzer Überlebens- und damit auch Therapiezeit. Die Indikation zur total parenteralen Ernährung ist bei Malignom mit zu erwartender Überlebenszeit von wenigen Wochen sehr kritisch zu stellen.

Tabelle 2.7: Komplikationen bei parenteraler Ernährung

Quelle der Komplikation	Komplikation
technisch	Sepsis Thrombosen Katheterbruch Katheterdislokation
metabolisch	Hyperglykämie Laktazidose Leberverfettung, Cholestase hohe Atemarbeit, hohe CO_2-Produktion Ödeme Hypertriglyzeridämie Elektrolytentgleisung Mangel an Vitaminen und Spurenelementen Knochenentkalkung

Monitoring der parenteralen Ernährung

Täglich:
- Katheterfunktion (Lage, Einstichstelle, Durchgängigkeit, Liegedauer)
- Verträglichkeit (Anamnese)
- Überprüfung der Energiezufuhr (Körpergewicht, körperliche Aktivität, Atem- und Herzfrequenz)
- Flüssigkeitszufuhr (Hydratationszustand, Ein-/Ausfuhr-Bilanz, Körpertemperatur, Gewichtsverlauf)
- Zufuhr von Elektrolyten, Spurenelementen, Vitaminen (Laborwerte)

Laborkontrollen beim Intensivpatienten – Häufigkeit angepasst an den Krankheitszustand:
- Blutbild
- Gerinnung
- Serum: Elektrolyte
- C-reaktives Protein/Prokalzitonin,
- Glukose, Triglyzeride, Cholesterol, Lipase, Leberenzyme, Kreatinin, Protein, Albumin, Harnstoff, Ammoniak,
- evtl. Urin-Harnstoff.

Tabelle 2.8: Stufenschema einer kombinierten enteralen/parenteralen Ernährung mit einer Kalorienzufuhr von 2 000 kcal

Stufe	Enteral	Parenteral
1	500 ml	1 000 ml Glukose 25% 250 ml Lipide 20% 1 000 ml Aminosäuren 10%
2	750 ml	750 ml Glukose 25% 250 ml Lipide 20% 1 000 ml Aminosäuren 10%

3	1 000ml	500 ml Glukose 25 % 250 ml Lipide 20 % 1 000 ml Aminosäuren 10 %
4	1 500 ml	500 ml Glukose 25 % 500 ml Aminosäuren 10 %
5	2 000 ml	-

Zu beachten:

- Steigerung der Stufen nach Toleranz
- Bis Stufe 3 tägliche parenterale Substituion mit Vitamin (fett- und wasserlöslich) und Spurenelementsupplementen

Literatur

Bischoff SC, Kester L, Meier R et al.: Organisation, Verordnung, Zubereitung und Logistik der enteralen und parenteralen Ernährung im Krankenhaus und zu Hause. Die Rolle von Ernährungsteams. Aktuel Ernaehr Med 32 (2007) 35–40

Braga M, Ljungqvist O, Soeters P et al.: ESPEN Guidelines on Parenteral Nutrition: Surgery Clin Nutr 28 (2009) 379–386

Crispin A, Schild S, Arnold D, Thul P, Weimann A Central venous catheter complications during home parenteralnutrition: A prospective pilot study 481 Patients with more than 30,000 catheder days. Onkologie 31 (2008) 605–609

Griesdale DEG, de Souza RJ, van Dam RM et al.: Intensive insulin therapy and mortality among critically ill patients: a meta-analysis including NICE-SUGAR data. CMAJ 180 (2009) 821–827

Grimm H, Tibell A, Norrlind B et al.: Immunoregulation by parenteral lipids: impact of the n-3 to n-6 fatty acid ratio. JPEN J Parenter Enteral Nutr 18 (1994) 417–421

Heller AR, Rössler S, Litz RJ et al.: Omega-3 fatty acids improve the diagnosis-related clinical outcome. Crit Care Med 34 (2006) 972–979

Heyland DK, Dhaliwal R, Suchner U et al.: Antioxidant nutrients: A systematic review of trace elements and vitamins in the critically ill patient. Intensive Care Med 31 (2005) 327–337

Kreymann KG, Berger MM, Deutz NEP et al.: ESPEN Guidelines Enteral Nutrition: Intensive Care. Clin Nutr 25 (2006) 210–223

McClave SA, Martindale RG, Vanek VW et al.: Guidelines for the provision and assessment of nutrition support therapy in the adult critically patient: Society of Critical Care Medicine (SCCM) and American Society for Parenteral and Enteral Nutrition (A.S.P.E.N.) JPEN 33 (2009) 277–316

Menne R, Adolph M, Brock E et al.: Cost analysis of parenteral nutrition regimens in the intensive care unit: three-compartment bag system vs. multibottle system. JPEN J Parenter Enteral Nutr 32 (2008) 506–512

Pradelli L, Mayer K, Muscaritoli M, Heller AR n-3 fatty acid-enriched parenteral nutrition regimes in elective surgial and ICU patients: a meta-analysis. Crit Care Oct 4, 16 (5) (2012) R184

Qaseem A, Humphrey LL, Chou R et al.: Clinical Guidelines Committee of the American College of Physicians. Use of intensive insulin therapy for the management of glycemic control in hospitalized patients: a clinical practice guideline from the American College of Physicians. Ann Intern Med 154 (2011) 260–267

Reinhart K, Brunkhorst FM, Bone HG et al.: Prävention, Diagnose, Therapie und Nachsorge der Sepsis – erste Revision der S2-k Leitlinien der Deutschen Sepsis-Gesellschaft e.V. (DSG) und der Deutschen Interdisziplinären Vereinigung für Intensiv- und Notfallmedizin (DIVI), Intensivmed 47 (2010) 185–207

Singer P, Berger MM, Van den Berghe G et al.: ESPEN Guidelines on Parenteral Nutrition: Intensive Care, Clin Nutr 28 (2009) 387–400

Umpierrez GE, Hellman R, Korytkowski MT et al.: Endocrine Society. Management of hyperglycemia in hospitalized patients in non-critical care setting: an endocrine society clinical practice guideline. J Clin Endocrinol Metab 97 (2012) 16–38

Van den Berghe G, Wouters P, Weekers F et al.: Intensive insulin therapy in the critically ill patients N Engl J Med 345 (2001) 1359–1367

Weimann A, Ebener CH, Holland-Cunz S et al.: Working group for developing the guidelines for parenteral nutrition of The German Association for Nutritional Medicine. Surgery and transplantation – Guidelines on parenteral nutrition, Chapter 18, GMS German Medical Science – an Interdisciplinary Journal 2009; ISSN 1612-3174
Weimann A, Andrä J, Sablotzki A: Ernährung bei Intensivpatienten, Dtsch Med Wschr 136 (2011) 2251–2262
Woodcock NP, Zeigler D, Palmer MD et al.: Enteral versus parenteral nutrition: a pragmatic study. Nutrition 17 (2001) 1–12

2.7.2 All-in-one vs. single bottle-Systeme

Roland Radziwill

Um Patienten eine bedarfsgerechte parenterale Ernährung zuzuführen, die grundsätzlich viele Einzelkomponenten enthält und als Mischung nicht per se stabil ist, gibt es zwei Alternativen. Die erste Möglichkeit besteht darin, die Einzelflaschen frei zusammenzustellen und als sogenanntes Mehrflaschensystem bzw. single bottle-System dem Patienten Aminosäuren, Kohlenhydrate in Form von Glucose, Fette sowie Elektrolyte getrennt zu verabreichen.

Alternativ können industriell gefertigte Komplettlösungen, die Dreikammerbeutel, oder in der Apotheke hergestellte Komplettlösungen eingesetzt werden. Diese beiden Formen bezeichnet man als All-in-one-Systeme (AIO-Beutel). Als Zwischensystem werden noch Kombinationslösungen verabreicht. Dabei kommen Zweikammerbeutel oder Kombinationen in Flaschen zum Einsatz, die Aminosäuren, Kohlenhydrate und Elektrolyte enthalten, Fett wird hierbei separat zugeführt. Tabelle 2.9 fasst die Vor- und Nachteile der unterschiedlichen Möglichkeiten zusammen.

Tabelle 2.9: Systeme der parenteralen Ernährung

Baustein/Mehr-flaschensystem	Convenience-System (Flaschen)	Convenience-System (Zwei-/Dreikammer-beutel)	Compounding in der Apotheke
KH, AS, Fett getrennt zugeführt	KH und AS in 1 Flasche, Fett separat	KH und AS in 2-Kammerbeutel getrennt. Fett spezieller Zulauf bzw. 3. Kammer	Herstellung einer Mischung aus allen Komponenten durch die Apotheke
Nährstoffmenge und -zusammensetzung individuell	Nur Fett frei kombinierbar	Nach Mischung Nährstoffmenge und -zusammensetzung fix	Individuelles Mischungsverhältnis möglich
• Aufwändiges Handling • Problemanfällig	• Vereinfachtes Handling • 2 Schienen	• Einfaches Handling • Volumengesteuerte PE (bedarfsangepasst)	• Aufwändig in der Herstellung (teuer) • Einfaches Handling
KH = Kohlenhydrate/Glucose, AS = Aminosäuren Hinweis: Convenience-Systeme in Flaschen sind kaum noch auf dem Markt und werden durch 2-Kammerbeutel ersetzt			

Jede dieser Formen der parenteralen Ernährung ist im Krankenhaus einsetzbar, im ambulanten Sektor sind jedoch nur industrielle Dreikammerbeutel bzw. in einer Apotheke gemischte Komplettlösungen praktikabel, da es nicht sinnvoll ist, mehrmals am Tag, zu unterschiedlichen Zeitpunkten, die einzelnen Flaschen durch den Patienten, seine Angehörigen bzw. einen ambulanten Pflegedienst wechseln zu lassen.

> Es ist bekannt, dass jede Manipulation am Katheter zu einer Erhöhung des Infektionsrisikos führt. Daher bieten Komplettlösungen jeder Art unter hygienischen Gesichtspunkten Vorteile.

Jegliche Form der AIO-Beutel führt zu einer Reduktion der Manipulationen und damit zu einer Reduktion des Infektionsrisikos.

Mögliche metabolische Entgleisungen sind reduziert, da die komplette Substratmischung parallel und gleichmäßig zugeführt wird. Für das Pflegepersonal und den Patienten sind diese Mischungen komfortabel, der Zeitaufwand ist reduziert, und die Stabilität wird durch die Industrie bzw. die herstellende Apotheke gewährleistet, falls nicht der fertige Beutel nachträglich durch nicht geprüfte Zuspritzungen manipuliert und damit das physiko-chemisch labile System zerstört wird. In Tabelle 2.10 sind die Vorteile der AIO-Systeme zusammengefasst.

Tabelle 2.10: Vorteile des AIO-Systems (3-Kammer- bzw. individuelle Mischbeutel)

• Klinisch effizient und sicher
  - Gleichzeitige Zufuhr aller benötigten Bestandteile der parenteralen Ernährung
  - Weniger metabolische Schwankungen
  - Vereinfachung der Dokumentation
• Einfach handhabbar (Standardisierung, Lagerhaltung)
• Geringes mikrobielles Kontaminationsrisiko
• Standardisierte Mischungen sind, da geprüft, über den Lager- und Verabreichungszeitraum kompatibel und stabil
• Bequem für Patient und Personal

Ökonomisch wurde in verschiedenen Studien nachgewiesen, dass industriell gefertigte AIO-Mischungen kostengünstiger als Mehrflaschenlösungen sind.

Der Vorteil einer individuell hergestellten AIO-Mischung hinsichtlich der Anpassung an die spezifischen Bedürfnisse wird gleichzeitig durch höhere Kosten erkauft. Zudem birgt die Berechnung die Gefahr eines Rechenfehlers und die vielen Schritte von der Bedarfsberechnung über die Verordnung und die Herstellung bis hin zur Verabreichung am Patienten tragen jeweils weitere Fehlerrisiken in sich. Für den erwachsenen Standardpatienten im Krankenhaus ist, auch auf Intensiv- und IMC-Station, ein Dreikammerbeutel, der an den Aminosäuren- und Energiebedarf des Standardpatienten angepasst ist, einer individuellen Lösung als Mehrflaschensystem oder eines in der Apotheke hergestellten Beutels vorzuziehen.

Im heimparenteralen Bereich sind Dreikammerbeutel ebenfalls für die Patienten indiziert, die zusätzlich noch in unterschiedlichen Mengen normale Nahrung essen können und die parenterale Nahrung dazu dient, die Energie- und Substratdefizite, die sich aus der nicht ausreichenden Ernährung ergeben, auszugleichen.

Individuelle All-in-one-Beutel werden im Krankenhaus vereinzelt für Intensivpatienten bzw. Patienten mit Organeinschränkungen benötigt. Auch in der Neonatologie werden vor Ort in den Apotheken gemischte Beutel eingesetzt, da die Auswahl an Dreikammerbeuteln für diese Patientengruppe im Augenblick noch zu gering ist.

Im ambulanten Sektor werden neben Kindern hauptsächlich Patienten mit einem langfristigen Bedarf an einer totalen parenteralen Ernährung aufgrund einer gastrointestinalen Resorptionsstörung individuell ernährt.

Jegliche Form der Verabreichung von parenteraler Ernährung birgt das Risiko von Inkompatibilitäten, die sich nicht immer sichtbar in Form von Präzipitaten zeigen müssen. Während sich bei den Mehrflaschen-Systemen diese Vorgänge überwiegend in den Schlauchkomponenten abspielen, können hier aber auch, wie bei den AIO-Systemen, bei Zuspritzungen in die Lösungen solche Inkompatibilitäten auftreten.

Die große Zahl der Komponenten in den dispersen Wasser-in-Öl-Emulsionen der AIO-Mischungen sind Ursache der Inkompatibilitäten und Instabilitäten. Diese metastabilen Systeme können durch die vielfältigen Manipulationen, die im Stationsalltag üblich sind, leicht zerstört werden. Die Auswirkungen reichen von einer Destabilisierung der Fettemulsion, von Ausfällungen unlöslicher Salze, Zersetzung von Vitaminen und Spurenelementen durch Energieeinfluss oder Oxidationsprozesse bis hin zu Adsorptionvorgängen an der Primärverpackung. Auch die DGEM-Leitlinien weisen in deren Kapitel 10 „Praktische Handhabung der AIO-Mischungen" darauf hin.

Daher dürfen Zuspritzungen nur zu Standardrezepturen und nach Prüfung der Stabilität durch die Apotheke vorgenommen werden. Sie sollten in Form von schriftlichen Anweisungen auf der Station hinterlegt sein bzw. bei heimparenteraler Ernährung den für die Verabreichung zuständigen Pflegekräften vorliegen.

> Zusammengefasst sind AIO-Mischungen sicher, effektiv und bergen ein geringes Risiko. Sie sind für praktisch alle Indikationen geeignet. Für den Großteil der stationären und ambulanten Patienten kann auf die industriellen Dreikammerbeutel zurückgegriffen werden. Nur wenige Patienten benötigen, vor allem in der Langzeiternährung, individuell gemischte Beutel.

Selbst für die Neonatologie steht der erste kommerzielle Dreikammerbeutel zur Verfügung. Diskutiert wird noch, ob auch bei dieser speziellen Patientengruppe die Sicherheit in der Anwendung eine höhere Priorität gegenüber einer individualisierten Therapie hat.

Literatur

Menne R, Brock E, Schneider H, Senkal M: Cost comparison of different TPN systems in intensive care: An All-in-one versus a multi-component system, Journal für Anästhesie und Intensivbehandlung 14 (2007) 129 ff

Mühlebach S, Franken C, Stanga Z: Kapitel 10: Praktische Handhabung der AIO-Mischung, Leitlinie Parenterale Ernährung der DGEM (2007)

Mühlebach S, Radziwill R, Dörje R: Kapitel 17 Ernährungstherapie. In: Jaehde U, Radziwill R, Kloft C: Klinische Pharmazie – Grundlagen und Anwendungen, Wissenschaftliche Verlagsgesellschaft Stuttgart. 3. Auflage (2010)

Pichard C, Schwarz G, Frei A et al.: Economic investigation of the use of three-compartment total parenteral nutrition bag: prospective randomized unblended controlled study, Clinical Nutrition, 19 (2000) 245–241

2.7.3 Antimikrobielle Lock-Therapie

Thomas Grünewald

Einleitung

Mit der intensiven Nutzung permanenter intravenöser Zugänge für die (dis)kontinu-ierliche Medikamentenapplikation, aber auch für die parenterale Ernährung, stellen sich für die Behandelnden völlig andere Probleme im Vergleich zur kurzfristigen in-travenösen Gabe von Substanzen – solche intravenösen Zugangswege müssen eine lange Verweildauer verbunden mit dem geringen Risiko von Komplikationen jeglicher Art zulassen. Die initialen Lösungen mit der Nutzung zentraler Venenkatheter (ZVK) haben sich schon frühzeitig als wenig praktikabel erwiesen. Neben dem Risiko der Dis-lokation war vor allem das Hygienemanagement, gekennzeichnet durch das häufige Auftreten systemischer und lokaler Infektionskomplikationen, oftmals ein terminie-render Faktor.

Zugangswege und Systeme

Abbildung 2.4: Total implantierbares Katheter-System mit subkutanem Reservoir (Port-System). Die Punktion erfolgt mittels einer speziell angeschliffenen kurzen Nadel (Huber-Nadel).

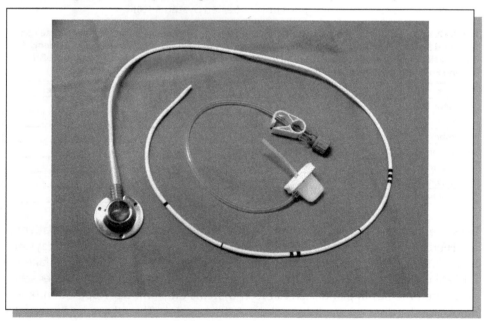

Hierbei ist hinsichtlich unterschiedlicher Zugangswege zu unterscheiden. In der Komplikationshäufigkeit der unterschiedlichen Zugangswege führen Katheteranlagen über die Femoralvenen, dann die peripher inserierten zentralen Katheter (PICC) über die V. brachialis, die Jugularvenen und als am wenigsten betroffene Insertionsregion die V. subclavia links oder rechts. Hinsichtlich der Komplikationen bei Anlage des ZVK in die seltener genutzte V. anonyma fehlen belastbare Daten, aber aufgrund der anatomischen Lokalisation dürfte die Komplikationsrate zwischen der der V. jugularis- und der der V. subclavia-ZVK liegen.

Die Nachteile der konventionellen ZVK-Systeme haben zu drei wesentlichen Weiterentwicklungen geführt, die insbesondere die parenterale Ernährung deutlich erleichtert haben: getunnelte Katheter wie z.B. Hickman- und Broviac-Katheter sowie die in der Dialyse gerne benutzten Shaldon-Katheter; voll implantierbare Kathetersysteme mit subkutanem Reservoir, welches zur Nutzung leicht mit einer speziellen Nadel punktiert werden kann (sog. Port-System, Abbildung 2.4) und beschichtete bzw. imprägnierte Katheter, denen im Produktionsprozess antimikrobielle Substanzen und/oder Antiseptika zugesetzt werden.

Komplikationen und Infektionsrisiko

Durch die heutzutage verwandten Systeme sind die Komplikationsraten über die Dauer der Anwendung deutlich gesenkt worden. Dennoch gehören Infektionen zu den häufigsten (Tabelle 2.11) und oftmals kritischen Komplikationen, da sich hier nicht zuletzt die Frage einer Entfernung des implantierten Systems stellt.

Tabelle 2.11: Komplikationen implantierter intravasaler Kathetersysteme (gemischte Analyse von Port- und Broviac-Kathetern) bei Patienten unter totaler parenteraler Ernährung. Es ist evident, dass die Infektionen neben den spezifischen Nebenwirkungen der applizierten Lösungen die größte Gruppe an Komplikationen darstellen.

Ereignis	Auftreten (pro 1 000 Device-Tage)
Katheter-Sepsis	0,931
Katheter-Okklusion	0,195
Thrombose zentraler Venen	0,074
Hepato-biliäre Probleme	1,151
Osteoporose	0,066
Flüssigkeits-/Bilanzprobleme	0,329
Elektrolytverschiebungen	1,671

Ein wesentliches Risiko für Komplikationen stellt die Grunderkrankung des Patienten dar. Hierbei spielen vor allem maligne Erkrankungen sowie deren Therapie mit zytostatischer Chemotherapie eine entscheidende Rolle (Tabelle 2.12). Weitere Risikofaktoren für Patienten unter einer häuslichen parenteralen Ernährung stellen neben der schon erwähnten Art des implantierten Katheter-Systems die Form der Applikation (kontinuierlich oder diskontinuierlich) und das Auftreten einer Thrombose im System dar. Die entsprechende Pflege des Systems und vor allem Möglichkeiten einer Prophylaxe

Device-assoziierter Infektionen mittels desinfizierender und gleichzeitig antikoagulatorisch wirksamer Substanzen finden hier ihre epidemiologische Grundlage.

Tabelle 2.12: Häufigkeit sogenannter Device-assoziierter Infektionen in Abhängigkeit vom Typ des intravasalen Systems.

Kathetertyp (ausgewertete Studien)	Blutstrominfektionen/1 000 Kathetertage	
	Mittel (gepoolt)	95 % Konfidenz-intervall
Periphere Venenverweilkanüle (13)	0,2	0,3–1,2
Peripherer arterieller Katheter (6)	2,9	1,8–4,5
Zentraler Venenkatheter, Kurzzeitgebrauch (61)	2,3	2,0–2,4
Dialyse-Katheter, mit subkutanem Cuff (15)	2,8	2,3–3,1
Dialyse-Katheter, ohne subkutanen Cuff (5)	1,1	0,7–1,6
Peripher inserierter zentraler Katheter (PICC) (8)	0,4	0,2–0,7
Getunnelter zentraler Venenkatheter (18)	1,2	1,0–1,3
Port-Systeme (13)	0,2	0,1–0,2

Vergleicht man das Risiko der einzelnen Systeme für sog. Device-assoziierte Infektionen zeigt sich, dass ein implantiertes System (Port-System) oftmals die günstigste Alternative darstellt (Tabelle 2.13).

Tabelle 2.13: Risikoanalyse für das Auftreten jedweder Komplikationen bei langfristiger häuslicher parenteraler Ernährung (HPN). Wie auch in anderen Untersuchungen ist ein wesentlicher determinierender Faktor die zugrunde liegende Erkrankung des Patienten.

Variable	Risiko (95 %CI)	p-Wert
Kathetertyp (getunnelt vs. ungetunnelt)	4,373 (0,699–27,346)	0,115
Dauer der HPN (> 405 vs. < 405 Tage)	0,362 (0,08–1,636)	0,187
Alter	0,981 (0,928–1,037)	0,501
Geschlecht (männlich vs. weiblich)	0,958 (0,167–5,486)	0,115
Grundkrankheit (benigne vs. maligne)	**0,035 (0,001–0,852)**	**0,04**

Nicht unerwähnt bleiben soll auch, dass eine adäquate Hygiene nach entsprechender Schulung im Umgang mit solchen Systemen unerlässlich ist. Gerade früh auftretende Infektionen haben ihren Ursprung in unsachgemäßem Umgang mit den jeweiligen Systemen.

Pathogenese und Mikrobiologie

Infektionskomplikationen im Sinne von Haut-Weichgewebsinfektionen wie „exit-site-Infektionen" oder Port-Taschenabszesse sind nahezu alle Ausdruck einer lokalen Erregerinvasion auf dem Boden eines unzureichenden Hygienemanagements. Demgegenüber entstehen Device-assoziierte Blutstrominfektionen vor allem über die Bildung bakterieller Biofilme, die eine dauerhafte Adhäsion von Bakterien am Kathetermaterial auch im an sich bakteriziden Blutstrom erlauben (siehe auch Abbildung 2.5).

Abbildung 2.5: Schematische Darstellung wesentlicher Eintrittspforten von Pathogenen bei Katheter-assoziierten Infektionen.

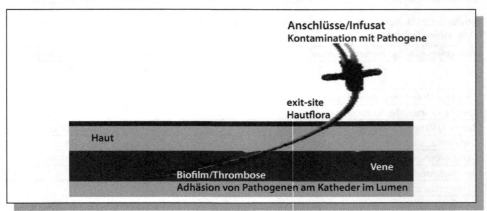

Dieses erklärt auch die Art der bakteriologischen Nachweise bei Katheterinfektionen, bei denen oftmals Erreger aus dem Gram-positiven Spektrum eine entscheidende Rolle spielen: In eigenen Erhebungen finden sich vor allem Staphylokokken (sowohl Koagulase-negative Staphylokokken bzw. *Staphylokokkus epidermidis* als auch *Staphylokokkus aureus* und gerade bei Patienten mit Störungen der gastrointestinalen Integrität und Langzeit-TPN *Enterokokkus spp.*). Bei längerer Liegedauer und Patienten unter einer zusätzlichen zytostatischen Chemotherapie spielen dann auch Gram-negative Bakterien und Hefen (*Candida spp.*) eine Rolle [eigene Daten, 2001–2009]. Alle genannten Erreger haben besondere Mechanismen der Biofilmproduktion und Adhäsion an Fremdkörpern entwickelt, die therapeutische Maßnahmen erheblich erschweren können.

Therapie

Die Therapie solcher Device-assoziierten Infektionen folgt allgemeinen Prinzipien der Infektionstherapie. Neben der systemischen Therapie sollte die notwendige Entfernung des Kathetersystems nicht verzögert werden.
Absolute Indikationen zur Explantation des Systems sind:

- Die Präsentation des Patienten mit klinisch schwerer Sepsis oder mit einem septischen Schock
- Infektionen durch schwer zu therapierende Pathogene (z.B. multiresistente Erreger, Gram-negative Bakterien, Schimmelpilze und polymikrobielle Infektionen)
- Lokale oder systemische Komplikationen der Infektion (sekundäre Abszesse, Klappenendokarditis, septische Thrombophlebitiden oder die gleichzeitige Infektion anderer implantierter Devices)
- Fehlendes oder klinisch unzureichendes Ansprechen auf eine adäquate Therapie

Die Re-Implantation sollte in Abhängigkeit von klinischem Zustand, dem Verlauf der Infektion und natürlich der Notwendigkeit einer selbigen erst nach einem Intervall von mindestens vier Wochen erfolgen. Die systemische antimikrobielle Therapie ist bei Explantation des Devices mindestens 10–14 Tage durchzuführen.

Ist ein Verbleiben des Devices möglich, sollte die antimikrobielle Lock-Therapie (ALT) als zusätzliche supportive Behandlung unbedingt erwogen werden. Aus den Erfahrungen insbesondere bei Patienten, die einer Hämodialyse bedürfen, hat die kombinierte systemische und lokale Behandlung mit antimikrobiellen Substanzen dann vor allem Sinn, wenn die Infektion nicht länger als fünf Tage besteht, der Erreger mit einer Substanz mit schmalem Wirkspektrum behandelt werden kann und die Infektion vom Device ausgeht. Welche Substanzen zum Einsatz kommen, hängt von Erreger und antimikrobieller Sensibilitätstestung ab. In Tabelle 2.14 sind die möglichen Substanzen, für die eine Wirksamkeit der ALT belegt ist, aufgeführt. Obwohl die Stabilität insbesondere von Antibiotika in ALT-Lösungen meist für mehr als zwei Tage gewährleistet ist, erfolgt die Applikation der Substanzen oder Substanzkombinationen idealerweise im täglichen Rhythmus. Die Dauer der Anwendung beträgt normalerweise 14 Tage. Effekte der ALT sind ein verbessertes Outcome der Patienten, mögliche Einsparungen an systemischen Antibiotika und in entsprechenden Fällen den Erhalt des implantierten Devices.

Tabelle 2.14: Antibiotika und gebräuchliche Konzentrationen für die antimikrobielle Lock-Therapie (ALT).

Antimikrobielle Substanz	Gebräuchliche Konzentration (mg/ml)
Vancomycin	5–10
Daptomycin	5–10
Linezolid	0,2–2
Amikacin	5–10
Gentamicin	5–10
Ciprofloxacin	1–2
Cefazolin	5–20
Ceftazidim	5–20
Amphotericin B	2–10 (in G5 %)
Na_3-Citrat*#	30–150
Taurolidin*	13,5–20 (mit 4 % Citrat)
EDTA*#	bis zu 400
Heparin-Na*#	5 000 IE
* geringe antibakterielle Wirksamkeit als Monosubstanzen, Nutzung vor allem in der Kombination mit Antibiotika und zur Prophylaxe # auch antikoagulatorisch wirksam	

Mögliche Nachteile eines solchen Vorgehens können vor allem Resistenzentwicklungen gegen die verwandten Substanzen sein. Ebenso ist theoretisch die Gefahr einer Sensibilisierung des Patienten gegenüber der Substanz möglich.

Prophylaxe

In einer großen Meta-Analyse kommen Yahav und ebenfalls zu positiven Ergebnissen bei der Anwendung von Citrat oder Taurolidin. Der Einsatz von Antibiotika – auch in Kombination mit den o.g. Substanzen – ist wegen der möglichen Resistenzinduktion nicht sinnvoll. Ebenso muss das Risiko systemischer unerwünschter Wirkungen bei der Applikation hochkonzentrierter Citrat-Lösungen bedacht werden.

> Insbesondere die Nutzung von Citrat oder Citrat-Taurolidin-Kombinationen kann das Auftreten einer Device-assoziierten Infektion zu einem hohen Prozentsatz (in Studien bis zu 90 %) verhindern.

Dennoch diskutieren aktuelle Leitlinien der Europäischen Gesellschaft für Klinische Ernährung und Stoffwechsel (ESPEN) und der Infectious Diseases Society of America (IDSA) die ALT mit einer Empfehlung in der Therapie (Evidenzgrad B) und einer möglichen Prophylaxeindikation bei ausgewählten Patienten wie solchen unter einer langfristigen TPN.

Neuere Substanzen/Substanzkombinationen werden die Entwicklung der ALT sicher weiter beflügeln und es kann damit gerechnet werden, dass die ALT für ausgewählte Patientenpopulationen einen positiven Effekt auf die Therapie der Device-assoziierten Infektionskomplikationen haben wird.

Literatur

Anthony TU, Rubin LG: Stability of antibiotics used for antibiotic-lock treatment of infections of implantable venous devices (ports). Antimicrob Agents Chemother 43 (1999) 2074–2076

Bally F, Ruef Ch, Troillet N: Möglichkeiten und Grenzen der konservativen Behandlung von Infektionen implantierter venöser Katheter. Swiss-Noso 11 (2004) 25–29

Bozzetti F, Mariani L, Bertinet DB, Chiavenna G, Crose N, De Cicco M, Gigli G, Micklewright A, Moreno Villares JM, Orban A, Pertkiewicz M, Pironi L, Vilas MP, Prins F, Thul P: Central venous catheter complications in 447 patients on home parenteral nutrition: an analysis of over 100.000 catheter days. Clin Nutr 21 (2002) 475–485

Donowitz GR, Maki DG, Crnich CJ, Pappas PG, Rolston KV: Infections in the neutropenic patient--new views of an old problem. Hematology Am Soc Hematol Educ Program (2001) 113–139

Fortún J, Grill F, Martín-Dávila P, Blázquez J, Tato M, Sánchez-Corral J, García-San Miguel L, Moreno S: Treatment of long-term intravascular catheter-related bacteraemia with antibiotic-lock therapy. J Antimicrob Chemother 58 (2006) 816–821

Howard L, Ashley C: Management of complications in patients receiving home parenteral nutrition. Gastroenterology 124 (2003) 1651–1661

Mermel LA, Farr BM, Sherertz RJ, Raad II, O'Grady N, Harris JS, Craven DE; Infectious Diseases Society of America; American College of Critical Care Medicine; Society for Healthcare Epidemiology of America: Guidelines for the management of intravascular catheter-related infections. Clin Infect Dis 32 (2001) 1249–1272.

O'Grady NP, Alexander M, Burns LA, Dellinger EP, Garland J, Heard SO, Lipsett PA, Masur H, Mermel LA, Pearson ML, Raad II, Randolph AG, Rupp ME, Saint S; Healthcare Infection Control Practices Advisory Committee (HICPAC): Guidelines for the prevention of intravascular catheter-related infections. Clin Infect Dis 52 (2011) e162–93

Onder AM, Chandar J, Billings AA, Simon N, Diaz R, Francoeur D, Abitbol C, Zilleruelo G: Comparison of early versus late use of antibiotic locks in the treatment of catheter-related bacteraemia. Clin J Am Soc Nephrol 3 (2008) 1048–1056

Pittiruti M, Hamilton H, Biffi R, MacFie J, Pertkiewicz M; ESPEN: ESPEN Guidelines on Parenteral Nutrition: central venous catheters (access, care, diagnosis and therapy of complications). Clin Nutr 28 (2009) 365–377

Poole CV, Carlton D, Bimbo L, Allon M: Treatment of catheter-related bacteraemia with an antibiotic lock protocol: effect of bacterial pathogen. Nephrol Dial Transplant 19 (2004) 1237–1244

Timsit JF, Dubois Y, Minet C, Bonadona A, Lugosi M, Ara-Somohano C, Hamidfar-Roy R, Schwebel C: New materials and devices for preventing catheter-related infections. Ann Intensive Care (2011) 1: 34

Shirotani N, Iino T, Numata K, Kameoka S: Complications of central venous catheters in patients on home parenteral nutrition: an analysis of 68 patients over 16 years. Surg Today 36 (2006) 420–424

Sherertz RJ, Heard SO, Raad II: Diagnosis of triple-lumen catheter infection: comparison of roll plate, sonication, and flushing methodologies. J Clin Microbiol 35 (1997) 641–646

Weijmer MC, van den Dorpel MA, Van de Ven PJ, ter Wee PM, van Geelen JA, Groeneveld JO, van Jaarsveld BC, Koopmans MG, le Poole CY, Schrander-Van der Meer AM, Siegert CE, Stas KJ; CITRATE Study Group: Randomized, clinical trial comparison of trisodium citrate 30% and heparin as catheter-locking solution in hemodialysis patients. J Am Soc Nephrol 16 (2005) 2769–2777

Yahav D, Rozen-Zvi B, Gafter-Gvili A, Leibovici L, Gafter U, Paul M: Antimicrobial lock solutions for the prevention of infections associated with intravascular catheters in patients undergoing hemodialysis: systematic review and meta-analysis of randomized, controlled trials. Clin Infect Dis 47 (2008) 83–93

2.8 Hygienische Anforderungen

Gerit Görisch

Definition

Auszüge aus dem Gesetzestext: Lebensmittel-, Bedarfsgegenstände- und Futtermittelgesetzbuch (Lebensmittel- und Futtermittelgesetzbuch – LFGB):

*   Lebensmittel sind alle Stoffe oder Erzeugnisse, die dazu bestimmt sind oder von denen nach vernünftigem Ermessen erwartet werden kann, dass sie in verarbeitetem, teilweise verarbeitetem oder unverarbeitetem Zustand von Menschen aufgenommen werden. [...]
*   Zu Lebensmitteln zählen auch Getränke, Kaugummi sowie alle Stoffe, einschließlich Wasser, die dem Lebensmittel bei seiner Herstellung, Be- oder Verarbeitung absichtlich zugesetzt werden.
*   Den Lebensmitteln stehen gleich ihre Umhüllungen, Überzüge oder sonstige Umschließungen, die dazu bestimmt sind, mitverzehrt zu werden oder bei denen der Mitverzehr vorauszusehen ist.

Das Infektionsschutzgesetz in der jeweilig gültigen Fassung regelt Tätigkeits- und Beschäftigungsverbote beim Umgang mit Lebensmitteln und die Notwendigkeit eines Gesundheitszeugnisses, ausgegeben vom zuständigen Gesundheitsamt in Abhängigkeit von der Tätigkeit mit ausgewählten Lebensmitteln.

Erkrankungen im Umfeld von Lebensmitteln

- Durch Lebensmittel verursachte Infektionen (Bakterien, Viren, Rickettsien, Protozoen, Parasiten)
- Bakterielle Intoxikationen (z.B. Clostridium botulinum, enterotoxinbildende Staphylokokken)
- Erkrankungen auf Grund massiver Verunreinigungen mit fakultativ pathogenen Keimen (z.B. Clostridium perfringens, Bacillus cereus, Streptokokken)
- Erkrankungen mit ungewisser Ätiologie (z.B. Proteus, E. coli, andere Enterobacteriaceae)
- Intoxikationen durch chemische Verbindungen
- (Wundinfektionen bei PEG-Sonden)

Maßnahmen zur Verhütung von Erkrankungen

Definieren von kritischen Punkten und Organisation von Kontrollpunkten/Ableiten von Maßnahmen (sog. Hazzard Analysis Critical Control Point – HACCP-Programm) zur Vermeidung von Erkrankungen

1. Persönliche Hygiene (saubere Kleidung, Haare zusammen fassen, ggf. Haarschutz, kein Tragen von Schmuck an Händen und Unterarmen, hygienische Händedesinfektion, ggf. Schutzhandschuhe; kein Husten und Niesen auf das Lebensmittel und Einhalten der Bedingungen des Infektionsschutzgesetzes [auch Haut beachten!]) AUCH beim Patienten beachten: Mundpflege! Hochlagerung des Patienten bei Nahrungszufuhr!
2. Umgang mit Lebensmittel/Sondennahrung (s. unten)
3. Umgang mit Sonden (Verbandwechsel bei PEG: bis 1 Woche nach Neuanlage – täglich; bei unauffälligen Wundverhältnissen 2- bis 3-tägig bzw. individuelle Lösungen)

Umgang mit Lebensmitteln

- Auf Sauberkeit in der Küche achten, Spüllappen regelmäßig wechseln oder Einweglappen verwenden; mögliche Kontaminationen erfolgen durch Hände oder Arbeitsgeräte (z.B. Spritze zum Spülen der Sonde; aber auch alle Geräte, die zu einer Teezubereitung gehören, auch Überleitsysteme; die Sonde) oder die Sondennahrung selbst
- Beachtung der Lagerbedingungen der Nahrung, regelmäßige Reinigung der Lagermöglichkeiten und des Kühlschrankes vornehmen
- Ungezieferbefall sofort beseitigen
- Mindesthaltbarkeitsdatum kontrollieren und Lebensmittel rechtzeitig verbrauchen
- Neue Vorräte immer nach hinten ins Regal stellen, erst die ältere Ware verbrauchen

- Angebrochene Packungen in dicht schließende Behälter aus Glas, Metall oder Kunststoff umfüllen – Chargendokumentation nicht vergessen!
- Inhalt von Konserven, bei denen Boden oder Deckel nach außen gewölbt sind, nicht mehr verzehren!
- Rohei/frisches Gehacktes nicht im Rahmen Gemeinschaftsversorgung darreichen
  - immer nach dem Umgang mit rohen Lebensmitteln, besonders tierischer Herkunft, Hände waschen/desinfizieren
- Rohe Lebensmittel tierischer Herkunft und Rohkost (Salat etc.) separat behandeln, Küchengeräte (Messer, Schneidbretter, Arbeitsplatten) nach jedem Arbeitsgang gründlich reinigen
- Nach dem Kochen von Speisen: Verzehr innerhalb von 4 Stunden nach Beendigung des Kochprozesses bei einer Warmhaltung von mind. 70°C oder Kühlen innerhalb von einer Stunde auf Kühlschranktemperatur, Lagerung im Kühlschrank, innerhalb von 12 bis 24 Stunden verzehren (Herstellerangabe!)
- ACHTUNG: Mikrowelle tötet keine Keime!
- Haltbarkeit nach dem Öffnen beachten, z.B. ultrahocherhitzte Milch nach Öffnung innerhalb von 3 Tagen verbrauchen
- Tee (kein Früchte- oder Schwarztee für Sonden)
  - zur Teezubereitung und zur Zubereitung von pulverförmiger Nahrung ist kochendes Wasser zu verwenden
  - Standzeit des zubereiteten Tees soll 4 Stunden nicht überschreiten
  - „Zieh"zeit der Teebeutel soll je nach Teesorte ca. 5 Minuten betragen, Teebeutel anschließend entfernen.

Lagerung im Kühlschrank

- Möglichst frische Lebensmittel einkaufen
- Lebensmittel nach dem Einkauf sofort einräumen
- Im Hochsommer Kühltasche mit zum Einkauf nehmen!
- Lebensmittel gut verpacken. Die Verpackung schützt vor dem Austrocknen und vor Geschmacksveränderungen.
- Jedes Lebensmittel an den richtigen Platz im Kühlschrank:
  - Fisch und Fleisch im unteren Bereich des Kühlschranks
  - Milchprodukte darüber
  - auf die oberste Ablage Käse und Speisereste
  - Obst und Gemüse ins Gemüsefach

Sondennahrung

- Pulverförmige Nahrung und Sondennahrung trocken, bei Raumtemperatur lagern, vor Sonneneinstrahlung schützen
- Kontakt der Sondennahrung mit der Luft und den Materialien stellt erhöhte Gefahr der bakteriellen Verunreinigung dar

- Zur Vermeidung von Keimwachstum im Überleitsystem und dem Verderben der Nahrung ist jedes Überleitsystem nach der Nahrungsapplikation zu spülen und nach max. 24 Stunden zu wechseln
- Händedesinfektion bei jeder Manipulation – kein direktes Berühren der Anschlussstelle mit den Händen
- Spritzen zum Spülen der Sonde, zur Bolusgabe der Nahrung oder zur Verabreichung gelöster Medikamente sind nach Benutzung zu verwerfen (Einmalartikel!)
- Angebrochene Flaschen mit Trink- oder Sondennahrung können bis zu 24 Stunden verschlossen im Kühlschrank bei einer Temperatur von 4–6°C (Thermometer erforderlich!) aufbewahrt werden, d.h. angebrochene Flaschen mit Datum und Uhrzeit des Anbruchs versehen
- Sondennahrung soll nicht länger als 8 Stunden (ungekühlt) am Infusionsständer hängen, sondern innerhalb dieser Zeit verbraucht werden. Ausnahme Kühllagerung siehe oben
- Beachte: Sondennahrung für Säuglinge – bei der Dauersondierung sollten Restmengen nach vier Stunden verworfen und durch frische Sondennahrung ersetzt werden
- Sonde nach jeder Applikation mit stillem Mineralwasser oder wohl temperiertem Tee (kein Früchte- und Schwarztee, auch keine Obstsäfte) spülen (ca. 30–50 ml), damit keine Nahrungs- bzw. Medikamentenreste in der Sonde verbleiben
- Allgemeine Sauberkeit:
  - Infusionsständer und Ernährungspumpe täglich mit einem desinfektionsmittelgetränktem Tuch desinfizierend reinigen (Gerät währenddessen vom Netz nehmen!).
  - Verunreinigungen mit Nahrung sofort beseitigen.

Auszug aus der DGEM-Leitlinie Parenterale Ernährung:

Die Zubereitung einer *individuell rezeptierten* Ernährungslösung zur parenteralen Anwendung erfordert einige Voraussetzungen, wie den sterilen Arbeitsplatz (z.B. Werkbank), regelmäßige mikrobiologische Kontrollen sowie eine Überwachung der Kompatibilität und Stabilität der Lösungen. Weitere Einzelheiten werden in der Leitlinie der Bundes*apotheker*kammer geregelt. In Deutschland ist gesetzlich vorgeschrieben, dass die Herstellung von Lösungen für die parenterale Anwendung im Krankenhaus unter der Verantwortung eines Pharmazeuten durchgeführt werden muss. Herstellung ist im Arzneimittelgesetz (AMG) wie folgt definiert: „Herstellen ist das Gewinnen, das Anfertigen, das Zubereiten, das Be- und Verarbeiten, das Umfüllen einschließlich Abfüllen, das Abpacken und das Kennzeichnen von Arzneimitteln, zu denen auch die PE gehört."

> Die Händehygiene, der richtige Umgang mit Lebensmitteln und die Lagerung, die Durchführung von Pflege sowie der regelmäßige Verbandwechsel sind die wichtigsten Maßnahmen zur Vermeidung (nosokomialer) Infektionen.

Literatur

Verordnung (EG) Nr. 178/2002 des Europäischen Parlaments und des Rates vom 28. Januar 2002 zur Festlegung der allgemeinen Grundsätze und Anforderungen des Lebensmittelrechts, zur Errichtung der Europäischen Behörde für Lebensmittelsicherheit und zur Festlegung von Verfahren zur Lebensmittelsicherheit

EU-Hygienepaket zur Lebensmittelhygiene (EU-Verordnungen Nr. 852/2011, 853/2004, 854/2004) sowie ergänzend 882/2004, Aufhebungs-Richtlinie RL 2004/41 einschl. Durchführungsverordnungen (VO (EG) Nr. 2073/2005, 2074/2005, 2075/2005, 2076/2005)

Lebensmittel-, Bedarfsgegenstände- und Futtermittelgesetzbuch (Lebensmittel- und Futtermittelgesetzbuch – LFGB); Ausfertigungsdatum: 01.09.2005

Gesetz zur Verhütung und Bekämpfung von Infektionskrankheiten beim Menschen (Infektionsschutzgesetz – IfSG); Ausfertigungsdatum: 20.07.2000, zuletzt geändert durch Artikel 1 des Gesetzes vom 28. Juli 2011 (BGBl. I S. 1622)

Richtlinie für Krankenhaushygiene und Infektionsprävention veröffentlicht in Bundesgesundheitsblättern sowie im Internet unter www.rki.de, verschiedene Anlagen, u.a.
Anforderungen an die Hygiene bei der Lebensmittelversorgung und ihre Qualität (Stand Juli 2006) Händehygiene (Stand März 2000)
Prävention postoperativer Infektionen im Operationsgebiet (Stand März 2007)
Infektionsprävention in Heimen (Stand Sept. 2005)

Leitlinien:
Organisation, Verordnung, Zubereitung und Logistik der parenteralen Ernährung im Krankenhaus und zu Hause, die Rolle von Ernährungsteams (Stand 2007)
Technik und Probleme der Zugänge in der parenteralen Ernährung (Stand 2007)
Praktische Handhabung von AIO-Mischungen (Stand 2007)

Weiterführende Literatur:
Borneff J: Hygiene, Thieme, Stuttgart New York (1977)
Fiedler K et al.: Hygienepraxis, VEB Verlag Volk und Gesundheit, Berlin (1982)
Gellert F: Praxishandbuch, Arbeitssicherheit und Gesundheitsschutz im Betrieb, Lebensmittelhygiene, Loseblattsammlung, März 2011
Grahneis H, Horn K et al.: Taschenbuch der Hygiene, VEB Verlag Volk und Gesundheit, Berlin (1979)
Gundermann KO, Rüden H, Sonntag HG: Lehrbuch der Hygiene, Gustav Fischer, Stuttgart New York (1991)
Juchli L et al.: Praxis und Theorie der Gesundheits- und Krankenpflege, Thieme, Stuttgart (1997)
Klischies R, Gierhartz KH, Kaiser U: Hygiene und medizinische Mikrobiologie, Schattauer, Stuttgart, New York (2004)

2.9 Überleitung vom stationären in den ambulanten Bereich

Roland Radziwill

Entlassungsmanagement

In Zeiten knapper Ressourcen wird es immer wichtiger, dass der ambulante und der stationäre Sektor inhaltlich strukturiert zusammenarbeiten. Der Druck wird verstärkt durch eine ständige Verkürzung der Liegedauer seit Einführung der DRGs in Deutschland.

Da bei der Überleitung vom stationären in den ambulanten Sektor Versorgungslücken entstehen können, welche mitunter zu einer Wiedereinweisung des Patienten, den so genannten Drehtüreffekt und somit zu zusätzlichen finanziellen Aufwendungen seitens des Krankenhauses führen können, ist es unabdingbar, ein strukturiertes Entlassungsmanagement zu etablieren. In diesem Zusammenhang fordert der Gesetzgeber im Paragraf 11 Abs. 4 SGB V ausdrücklich ein Entlassungsmanagement: *„Versicherte haben Anspruch auf ein Versorgungsmanagement insbesondere zur Lösung von Problemen beim Übergang in die verschiedenen Versorgungsbereiche; ... Die betroffenen Leistungserbringer sorgen für eine sachgerechte Anschlussversorgung des Versicherten und übermitteln sich gegenseitig die erforderlichen Informationen. ... In das Versorgungsmanagement sind die Pflegeeinrichtungen einzubeziehen; dabei ist eine enge Zusammenarbeit mit Pflegeberatern und Pflegeberaterinnen nach § 7a des Elften Buches zu gewährleisten."*

Paragraf 39 Abs. 1 SGB V regelt speziell die Verpflichtung des Krankenhauses zum Entlassungsmanagement: „Die Krankenhausbehandlung umfasst auch ein Entlassungsmanagement zur Lösung von Problemen beim Übergang in die Versorgung nach der Krankenhausbehandlung. Das Entlassungsmanagement und eine dazu erforderliche Übermittlung von Daten darf nur mit Einwilligung und nach vorheriger Information des Versicherten erfolgen."

> Das Entlassungsmanagement muss verantwortlich koordiniert werden. Die Vorbereitung der Entlassung, dazu gehört auch die frühzeitige Planung des Entlassungstermins, erfolgt interdisziplinär und orientiert sich an der Notwendigkeit des Einzelfalles. Ein gut funktionierendes Entlassungsmanagement soll dazu beitragen, Probleme beim Übergang in die Nach- bzw. Weiterversorgung zu lösen oder mindestens zu minimieren.

Aufgaben des Krankenhauses hierbei sind u.a.

- Identifikation von Patienten, die ein Entlassungsmanagement benötigen (Assessment)
- Koordination der Hausärzte, Nachversorger, Angehörigen und Kostenträger
- Erstellen von Arztbriefen
- Überleitungsprotokolle
- Schulung und Beratung der Patienten und Angehörigen

Für den Bereich der klinischen Ernährung bedeutet dies, dass nicht nur die Verordnungen und die Ernährungspläne, sondern auch die benötigten Arzneimittel und Hilfsmittel sowie ggf. die Genehmigung der Krankenkasse für die Nachversorgung zum Zeitpunkt der Entlassung vorliegen müssen.

Günstig als Entlassungszeitpunkt ist grundsätzlich der Vormittag, da für die Nachversorger noch die Möglichkeit besteht, kurzfristige Änderungen im Laufe des Tages umzusetzen. Am kritischsten ist eine Entlassung am Freitagnachmittag, da hierbei durch das folgende Wochenende nur noch bedingt reagiert werden kann und das Risiko einer Wiedereinweisung ins Krankenhaus erhöht ist.

Positive Auswirkungen eines strukturierten Entlassungsmanagements für das Krankenhaus können sein:

- Verkürzung der Liegezeit
- Verhinderung des Drehtüreffektes
- Steigerung der Zufriedenheit des Patienten und der Angehörigen (Patientenbindung)
- Erhöhung der Zufriedenheit der nachversorgenden Ärzte und Einrichtungen (Einweisermarketing)

Der nationale Expertenstandard Entlassungsmanagement in der Pflege fordert seit 2002 eine strukturierte Überleitung: „Jeder Patient mit einem poststationären Pflege- und Unterstützungsbedarf erhält ein individuelles Entlassungsmanagement zur Sicherung einer kontinuierlichen bedarfsgerechten Versorgung."

Überleitung von Patienten mit klinischer Ernährung

Die Überleitung von Patienten mit klinischer Ernährung in den ambulanten Sektor bedarf besonderer Planung, da die erforderlichen Produkte (Nahrung und Hilfsmittel) nicht einfach vom Krankenhaus oder vom Hausarzt verordnet und über eine öffentliche Apotheke versorgt werden können. Die Kenntnisse über das genaue Prozedere aber auch über die individuelle Bedarfsberechnung sind nicht flächendeckend im ambulanten Sektor vorhanden.

Auch deshalb haben sich in diesem Bereich kommerzielle Leistungserbringer etabliert, die die Nachversorgung dieser Patientengruppe übernehmen. Vorteilhaft ist es für alle Beteiligten, wenn eine sachkundige Person/Institution die Koordination übernimmt und damit eine dauerhafte, bedarfsgerechte Versorgung sicherstellt. Abbildung 2.6 zeigt einen freizugänglichen Algorithmus zum Entlassungsmanagement für diese Patientengruppe.

Verordnungsfähigkeit

Bei der Verordnung von klinischer Ernährung ist zu berücksichtigen, dass unterschiedliche rechtliche Zuordnungen für die einzelnen Komponenten vorliegen.

Die parenterale Ernährung unterliegt komplett dem Arzneimittelrecht, da die Einzelflaschen, die Mehrkammerbeutel und die individuellen Mischbeutel sowie alle parenteralen Zuspritzungen Arzneimittel darstellen.

Die enterale Sondennahrung und die supplementierende Trinknahrung sind diätetische Lebensmittel für besondere Zwecke. Sie sind aber aufgrund der gültigen Arzneimittelrichtlinie (AM-RL) Kapitel I § 18–26 in bestimmten Fällen erstattungsfähig. Dieses Kapitel wurde zum 01.10.2005 neu verfasst.

§ 21 Abs. 1 AM-RL definiert die medizinisch notwendigen Fälle, in denen enterale Ernährung verordnet werden kann:

(1) Enterale Ernährung ist bei fehlender oder eingeschränkter Fähigkeit zur ausreichenden normalen Ernährung verordnungsfähig, wenn eine Modifizierung der normalen Ernährung oder sonstige ärztliche, pflegerische oder ernährungstherapeutische Maßnahmen zur Ver-

Abbildung 2.6: Algorithmus Überleitungsmanagement (www.baxter-algorithmen.de; DocCheck-Passwort erforderlich)

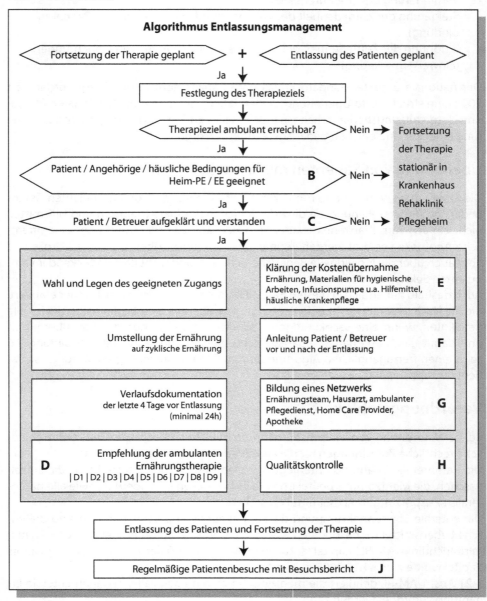

besserung der Ernährungssituation nicht ausreichen. (2) Enterale Ernährung und sonstige Maßnahmen zur Verbesserung der Ernährungssituation schließen einander nicht aus, sondern sind erforderlichenfalls miteinander zu kombinieren.

Der § 23 AM-RL regelt hingegen die verordnungsfähigen Standard- und Spezialprodukte.

Erstattung der ambulanten Ernährung

Heimparenterale Ernährung

Parenterale Ernährungsbeutel und Infusionslösungen sowie i.v.-Vitamine und i.v.-Spurenelemente sind Arzneimittel und unterliegen dem Arzneimittelrecht. Sie sind apotheken- bzw. verschreibungspflichtig und verordnungsfähig. Sie werden nach der gültigen Arzneimittelpreisverordnung vergütet und müssen gegenwärtig noch nicht im Voraus von den Kostenträgern genehmigt werden. Die Hilfsmittel können von Apotheken oder Homecare-Versorgern abgegeben werden, die in diesem Markt aktiv sind. Wie alle Hilfsmittel können diese erst nach Genehmigung von den Kostenträgern abgerechnet werden.

Enterale Ernährung

Während bei der heimparenteralen Therapie die Produkte noch klar den Bereichen Arzneimittel und Hilfsmittel zugeordnet werden können, ist dies bei der enteralen Ernährung nur aufgrund einer Hilfskonstruktion möglich.
Die enteralen Nahrungen, also Trink- und Sondennahrungen, sind unter bestimmten Bedingungen (siehe Verordnungsfähigkeit) verordnungsfähig, obwohl sie als diätetische Lebensmittel für besondere Zwecke nicht dem Arzneimittelrecht unterliegen. Um die enterale Nahrung abrechnen zu können, bedarf es der Zulassung durch die einzelnen Krankenkassen zur Abrechnung der Produktgruppe 03 Applikationshilfen. Hierbei werden vertraglich die vom „Händler" – dies können auch Krankenhausapotheken sein – zu erbringenden Leistungen hinsichtlich Aufgaben, Dokumentation, Erreichbarkeit und Qualifikation des versorgenden Personals festgeschrieben. Öffentliche Apotheken unterliegen in der Regel noch nicht diesem „Zulassungsverfahren" der Krankenkassen. Die meisten Krankenkassen fordern eine Genehmigung nicht nur der benötigten Hilfsmittel für die enterale Ernährung, sondern auch für die Sondennahrung; dies entspricht einer Gleichstellung mit Hilfsmitteln. Nahrung und Applikationshilfen werden in diesen Fällen je nach Kostenträger über unterschiedliche Pauschalen in der Regel für einen Monat abgerechnet. Zusätzlich verordnungsfähig sind auch die für die Versorgung notwendigen Verbandsmittel.
Der Patient muss sowohl für die enterale als auch die parenterale Ernährung die gesetzlich vorgeschriebenen Zuzahlungen leisten.

Homecare

Die Versorgung von Patienten mit klinischer Ernährung wird im ambulanten Sektor hauptsächlich von auf die Versorgung dieser Patientengruppe spezialisierten Leis-

tungserbringern, seltener ambulanten Pflegediensten, übernommen. Deren Pflegekräfte nehmen in der Regel schon im Krankenhaus Kontakt mit den Patienten auf und
arbeiten mit dem Haus- und Krankenhausarzt in der Weiterversorgung der Patienten
zusammen. Sie schulen den Patienten, die Angehörigen und/oder die ambulanten
Pflegedienste, organisieren die rechtzeitige Versorgung des Patient mit Nahrung
und Hilfsmitteln und führen regelmäßige Besuche beim Patienten durch, um Probleme
rechtzeitig zu erkennen und zusammen mit dem behandelndem Arzt zu lösen.

Die arztersetzenden Tätigkeiten in diesem Rahmen müssen von dem behandelnden
Arzt auf die Pflegekräfte delegiert werden. Er muss sich zuvor von den Fachkenntnissen
der einzelnen Pflegekraft überzeugen. Dies gelingt am besten, wenn die Qualifikation
durch eine geeignete Bescheinigung nachgewiesen werden kann, z.B. über ein aktuelles Fortbildungszertifikat.

Da die Ernährung häufig pumpengestützt verabreicht wird, müssen die Mitarbeiter
der Homecare Provider die Sachkenntnis nach § 31 Medizinproduktegesetz (Medizin-
produkteberater) besitzen, um Patienten bzw. Angehörigen in den Umgang mit den
enteralen oder parenteralen Ernährungspumpen einzuweisen.

Um die enterale Nahrung und die Hilfsmittel abrechnen zu können, müssen die Homecare Provider einen Vertrag mit den einzelnen Krankenkassen abgeschlossen haben.
Die parenterale Ernährung muss als Arzneimittel jedoch durch den Patienten über eine
öffentliche Apotheke bezogen werden.

Die klinische Ernährung im häuslichen Bereich stellt eine anspruchsvolle Therapie dar,
die eine enge Abstimmung aller Beteiligter erfordert, um den Patienten optimal ernäh-
rungstherapeutisch zu versorgen. Die Besonderheiten in stationären Pflegeeinrichtungen werden in Kapitel 2.10 „Künstliche Ernährung in der Pflegeeinrichtung" behandelt.

Literatur

Nüssler et al.: Deutsches Ärzteblatt 103 (2006) A927–A932
Expertenstandard Entlassungsmanagement in der Pflege, Die Schwester, Der Pfleger, 42. Jhrg. 03/03,
www.dnqp.de

2.10 Künstliche Ernährung in der Pflegeeinrichtung

Britta Radziwill

Hintergrund

Der Bereich der künstlichen Ernährung stellt in der Heimversorgung einen vielfältigen
und relevanten Themenkomplex dar. Essen und Trinken sind Grundbedürfnisse des
Menschen. Erkrankungsbedingt ist es vielen älteren Bewohnern nicht mehr möglich,

sich adäquat und ausreichend zu ernähren. Aktuell werden etwa 750 000 Pflegebedürftige in voll- und teilstationären Einrichtungen versorgt. Immerhin 6–7 % aller Heimbewohner werden künstlich ernährt, davon der überwiegende Teil enteral unter Verwendung einer PEG (perkutanen endoskopischen Gastrostomie).

An der Betreuung und damit an der Versorgung von Patienten bzw. Bewohnern mit künstlicher Ernährung sind in der Heimversorgung viele (Berufs-)gruppen beteiligt. Arzt, Pflegeheim, Homecare-Unternehmen, Apotheken und ggf. Angehörige bzw. Betreuer seien in erster Reihe angeführt. Dies erfordert neben qualitätsgerechtem und verantwortungsvollem Handeln der beteiligten Berufsgruppen eine übergreifende Kommunikation, Organisation und Koordination der Patientenversorgung.

Abbildung 2.7: Beteiligte am Versorgungsprozess Ernährungstherapie

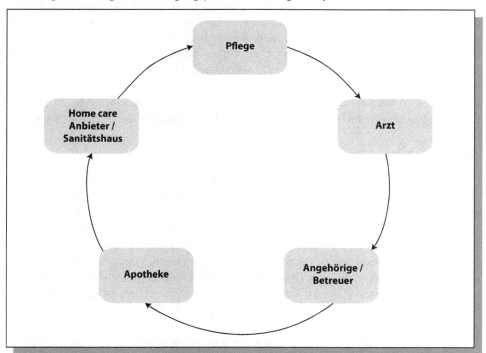

Strukturelle Voraussetzungen

Gesetzliche Rahmenbedingungen für die vollstationäre Pflege

Stationäre Pflegeeinrichtungen im Sinne des Gesetzes sind *„selbstständig wirtschaftende Einrichtungen, in denen Pflegebedürftige unter ständiger Verantwortung einer ausgebildeten Pflegefachkraft ganztägig (vollstationär) gepflegt werden".* Durch den Versorgungsvertrag (§ 72 SGB XI), den die Kassen mit den Pflegeeinrichtungen schließen, werden Art und Umfang der pflegerischen Versorgung geregelt. Um jedoch einen Versorgungsvertrag abschließen zu können, müssen die Einrichtungen folgende Anforderungen erfüllen:

- eine wirtschaftliche und leistungsfähige pflegerische Versorgung gewährleisten
- ein Qualitätsmanagement nach den Maßstäben des § 113 SGB XI errichten und weiterentwickeln
- die Expertenstandards nach § 113 a SGB XI anwenden
- entsprechend qualifiziertes Personal vorhalten

Neben zahlreichen gesetzlichen Anforderungen, zu nennen seien hier unter anderem auch das Heimgesetz und die Mindestbauverordnung, spielt auch die fachliche Qualifikation der Beschäftigten in der Pflege eine wesentliche Rolle. Um die pflegerische Versorgung im vollen Umfang zu gewährleisten, müssen Pflegeeinrichtungen eine Fachkraftquote (examiniertes Pflegepersonal wie examinierte Altenpfleger/innen, examinierte Gesundheits- und Krankenpfleger/innen mit einer dreijährigen Ausbildung) von mindestens 50 % erfüllen. Dieser gesetzliche Anspruch ergibt sich aus der Heimpersonalverordnung (HeimPersV). Gefordert wird diese Fachkraftquote, damit spezielle Pflegemaßnahmen, Behandlungspflege, aber auch die Umsetzung ärztlicher Verordnungen, wie beispielsweise die enterale oder auch parenterale Ernährung der Bewohner, professionell und nicht durch Pflegehelfer oder gar Laien erbracht werden.

Ärztliche Versorgung der Heimbewohner

Die ärztliche Versorgung der Pflegeheimbewohner ist dem ambulanten Sektor vorbehalten, auch wenn es sich hier um eine vollstationäre Versorgungsform handelt. So ist in § 11 des Heimgesetzes geregelt, dass der Träger eines Heimes Vorkehrungen zu treffen hat, welche die erforderliche ärztliche Versorgung jederzeit gewährleisten. In der Regel erfolgt dies durch Kooperationen mit niedergelassenen Ärzten. Bei der Gestaltung der Kooperationsverträge mit niedergelassenen Ärzten ist laut Heimgesetz ausdrücklich zu beachten, dass die freie Arztwahl in keiner Weise eingeschränkt werden darf. Das bedeutet, dass Bewohner/innen trotz bestehender Kooperationsverträge mit der entsprechenden Pflegeeinrichtung den Arzt ihres Vertrauens frei wählen können.
Doch die Praxis sieht etwas anders aus, denn wer ins Heim umziehen muss, steht häufig – aufgrund der räumlichen Entfernung – ohne seinen vertrauten Hausarzt da. Leider sind nicht alle Hausärzte bereit, ihre Patienten auch in der räumlich entfernten Pflegeeinrichtung weiter zu behandeln. Der Weg ist ihnen meist zu weit, die Bezahlung zu niedrig. Um diesen Missständen erfolgreich zu begegnen, haben sich einige wenige Einrichtungen entschlossen, einen so genannten Heimarzt einzustellen, der die medizinische Versorgung ihrer Bewohner in vollem Umfang gewährleistet. Ebenfalls etabliert haben sich *geriatrische Praxisnetze bzw. Praxisverbände* auf Initiative einiger AOK-Krankenkassen, die regional eine qualitativ hochwertige ärztliche Versorgung für

Heimbewohner gewährleisten sollen. Von diesem Versorgungsmodell profitieren alle Beteiligten. Haus- und Fachärzte, die sich an diesem Versorgungsmodell beteiligen, erhalten zusätzlich eine jährliche Pauschale von 100 Euro pro Bewohner. Damit ist zumindest ein kleiner Anreiz für die Ärzte geschaffen und die Versorgungssituation für Heimbewohner in Ansätzen verbessert.

Auch die Politik hat das Problem der medizinischen Versorgung in den Heimen inzwischen erkannt und entsprechend reagiert. So eröffnet das Pflege-Neuausrichtungsgesetz, das im Januar 2013 greift, der Selbstverwaltung von Ärzten und Krankenkassen die Möglichkeit, Preiszuschläge für Heimbesuche zu vereinbaren. Außerdem werden die Kassenärztlichen Vereinigungen stärker in die Pflicht genommen. Sie sollen künftig Kooperationsverträge mit niedergelassenen Ärzten vermitteln, wenn eine Pflegeeinrichtung dieses wünscht.

Ernährungstherapie in der Pflegeeinrichtung

Mangelernährung ist bei geriatrischen Menschen keine Seltenheit. Gerade Bewohner mit Demenzerkrankungen haben ein erhöhtes Risiko, an Mangelernährung zu erkranken. Aber auch weitere Gründe können zu Unterernährung bei Heimbewohnern führen. So können sich die ungewohnte Umgebung bei Einzug in ein Heim, die Geräuschkulisse oder auch das Speisenangebot negativ auf den Appetit alter Menschen auswirken. Der Appetit spielt somit eine Schlüsselrolle für die Ernährung älterer Menschen in einem Heim, den es zu erhalten, zu fördern und zu unterstützen gilt.

Screening

Inzwischen gibt es eine Menge aussagekräftiger Methoden zur Einschätzung und Identifizierung von Ernährungsproblemen. In der Geriatrie hat sich besonders der Mini Nutritional Assessment (MNA) als geeignet erwiesen und wird auch überwiegend von den geriatrischen Einrichtungen zur Einschätzung des Ernährungszustandes angewandt (siehe Kapitel *„1.4 Screening auf Mangelernährung"*).

Anordnung künstlicher Ernährung

Die Entscheidung und damit auch die Verordnung von künstlicher Ernährung obliegt dem betreuenden Arzt des Bewohners.

> Nur wenn die orale Nahrungszufuhr nicht ausreichend oder gar nicht mehr möglich ist, ist die Indikation zur künstlichen Ernährung gegeben.

Die Anordnung des Arztes muss schriftlich vorliegen, das heißt in der Pflegedokumentation des Bewohners muss diese auch nachvollziehbar dokumentiert sein. Neben der Ernährungsform sollte vor allem der Kalorien-, Nährstoff- und Flüssigkeitsbedarf durch den Arzt festgelegt werden und es sollten Maßnahmen zur Evaluierung des Ernährungszustandes in regelmäßigen Abständen erfolgen.

Besonderes Augenmerk hat der Medizinische Dienst der Krankenkassen (MDK) auf Bewohner mit künstlicher Ernährung. Hier ergeben sich für das Pflegepersonal einige spezielle Anforderungen in der Versorgung, die bei der Qualitätsbewertung eine nicht unwesentliche Rolle spielen. So wird beispielsweise in den Qualitätskriterien gefordert, dass bei Bewohnern mit ausschließlich enteraler Ernährung die Anregung des Geschmacksinnes mehrmals täglich erfolgen muss. Regelmäßige Gewichtskontrollen zur Verlaufskontrolle und Bilanzierungen sind ebenfalls obligat.

Klinische Entscheidungsfindung

Gerade durch schwerwiegende geriatrische Erkrankungen wird die klinische Entscheidung für eine künstliche Ernährung häufig kompliziert. Oft kann die notwendige Zustimmung des Heimbewohners auf Grund der Einschränkungen nicht mehr eingeholt werden oder es fehlt an einer eindeutigen Patientenverfügung. Hier ist die Entscheidung des Arztes auf der Grundlage des mutmaßlichen Willens des Patienten zu fällen und es sind Therapieziele zu definieren. Liegt eine Betreuungsvollmacht vor oder gibt es einen rechtlichen Vertreter für den Bewohner, ist dieser unverzüglich über die Therapieentscheidung zu informieren. Die Therapie als solche darf erst nach Zustimmung des rechtlichen Vertreters erfolgen.

Orale Ernährungstherapie

In Anbetracht des durchschnittlich hohen Lebensalters der Heimbewohner, der Multimorbidität und der daraus resultierenden Pflegebedürftigkeit müssen zunächst immer die Möglichkeiten der oralen Nahrungszufuhr ausgenutzt werden. Hier eignen sich zur Ernährungstherapie und zur Nahrungsergänzung vor allem Trinknahrungen. Das Angebot an Trinknahrung in Form von Trink Packs ist vielfältig. Es gibt eine Auswahl von verschiedenen Geschmacksrichtungen, die bisweilen aber eher in die fruchtige bzw. süß schmeckende Richtung gehen. Für Bewohner, die eine Abneigung gegen Süßspeisen haben, sind diese Trink Packs keine wirklich gute Alternative. Hier ist dann eher das Engagement der Pflege und der Küche gefragt, um energie- und eiweißreiche Speisen bewohnerindividuell zuzubereiten.
Trink Packs sind, wenn sie indiziert sind, auch für Heimbewohner verordnungsfähig. Nicht selten fallen aber – bei fehlender Indikation oder Verordnung – die Kosten der Trinknahrung dann auf den Heimbewohner bzw. dessen Angehörige zurück.

Enterale Ernährung

Vor allem die enterale Ernährungsform ist gängige Praxis für Bewohner, die unzureichend bzw. gar keine Nahrung mehr oral zu sich nehmen können. Bei schätzungsweise 6,2 % aller Heimbewohner liegt eine Magensonde (vgl. 3. MDS-Bericht, 2012). Bei der Zufuhr über eine Sonde wird standardmäßig industriell gefertigte Sondennahrung verabreicht. Allein aus hygienischen und ernährungsphysiologischen Gründen ist von selbstgefertigten Produkten abzuraten.

Da die künstliche Ernährung per Sonde bei Heimbewohnern langfristig angelegt ist, gehört die perkutane endoskopische Gastrostomie (PEG) zur Standardversorgung. Nach Jordan et al. werden geriatrische Patienten in drei Gruppen in Hinblick auf die Indikation zur PEG-Anlage unterschieden:

1. Patienten mit Schluckstörungen auf Grund von Infarkten im Stammhirnbereich, hämorrhagischer Insulte und ischämischer Insulte
2. Patienten mit onkologischen Erkrankungen (diese Gruppe ist jedoch eher weniger in den Heimen vertreten)
3. Patienten mit neuropsychiatrischen Erkrankungen, z.B. demenzielle Syndrome

Im Gegensatz zur Trinknahrung ist Sondennahrung voll verordnungsfähig ohne strenge Indikationseinschränkungen.

Im Rahmen der Versorgung von Heimbewohnern mit enteraler Ernährung sind nicht alleine die zu verordnenden Ernährungsprodukte, sondern eben auch zugehörige Hilfs- und Verbandmittel gegenständlich. Diese sind gemäß § 33 bzw. § 31 Abs. 1 SGB V zu Lasten der Krankenkasse erstattungsfähig. Bei der Rezeptierung ist jedoch darauf zu achten, dass allenfalls Nahrung und Verbandstoffe gemeinsam auf einem Rezept, Hilfsmittel sowie etwaige Arzneimittel hingegen auf gesonderten Rezepten verordnet werden. Auf der Verordnung von Sondennahrung sind Stück- oder Kartonzahl sowie in der Regel der Monatsbedarf anzugeben. Pro Rezept dürfen nicht mehr als drei Produkte verordnet werden.

Die Berechnung der gesetzlichen Zuzahlungen bestimmt sich nach § 61 SGB V und beträgt für Nahrungsprodukte und Verbandmittel je Rezeptzeile 10 % der Kosten, mindestens aber 5 Euro und höchstens 10 Euro; bei Hilfsmitteln 10 % der Kosten, mindestens aber 5 Euro und höchstens 10 Euro.

Die Vorhaltung von Ernährungspumpen, also von technischen Hilfsmitteln, ist hingegen Aufgabe des Heimes. Meistens werden jedoch die erforderlichen Ernährungspumpen als eine Art Serviceleistung durch die Versorger (z.B. Home Care-Unternehmen, Sanitätshaus) zur Verfügung gestellt.

Parenterale Ernährung

Parenterale Ernährung ist als **Ultima Ratio** nur dann indiziert, wenn sich die enterale Ernährung nicht realisieren lässt. Deshalb ist die Form der künstlichen Ernährung eher selten in den Pflegeeinrichtungen anzutreffen.

Auch sind hochbetagte Menschen mehr von geriatrischen Erkrankungen wie beispielsweise Demenz oder auch Parkinson betroffen, als von Tumorerkrankungen oder Erkrankungen des Gastrointestinaltraktes, die eine parenterale Ernährungsform erforderlich machen würden.

Die Diskussion um die Verlegung von Patienten mit parenteraler Ernährung ist von daher unbegründet, dass Pflegeeinrichtungen auf Grund des Versorgungsauftrages verpflichtet sind, die erforderliche pflegerische Versorgung zu erbringen und eine entsprechende ärztliche Versorgung zu gewährleisten. Durch die gesetzlich definierte Fachkraftquote ist eine Ablehnung der Übernahme in ein Heim also keineswegs zu tolerieren. Nicht zuletzt können die Pflegeeinrichtungen zusätzlich erschwerte Pflegeaufwendungen mit den Pflegekassen extra abrechnen.

Künstliche Ernährung im Heimvertrag (Erstattungsanspruch)

In Alten- und Pflegeheimen bereitet es immer wieder große Probleme, wie künstliche Ernährung in Heimverträgen behandelt wird. Die normale Verpflegung des Heimbewohners ist grundsätzlich im Heimentgelt enthalten, das der Bewohner an das Heim entrichtet. Viele Heimbewohner müssen jedoch aufgrund ärztlicher Anordnung künstlich über eine Sonde ernährt werden. Sie können also die normale Verpflegung des Heimes nicht in Anspruch nehmen, zahlen aber meist dennoch eine so genannte Ernährungspauschale. Nach Entscheidung des Bundesgerichtshof (BGH) ist eine Ernährungspauschale unzulässig, wenn der Bewohner ausschließlich über Sonde ernährt wird.

Um solche Probleme bei der künstlichen Ernährung für Heime und Bewohner zu vermeiden, empfiehlt es sich, eine entsprechende Regelung zur Sondenernährung und deren Finanzierung direkt im Heimvertrag aufzunehmen. Auch bestehende Heimverträge können hierauf angepasst werden.

Versorgungsvertrag mit einer Apotheke

Grundlage der Arzneimittelversorgung von Heimbewohnern ist zum einen das Apothekengesetz § 12 a und zum andern das Heimgesetz § 11. Durch den Versorgungsvertrag werden alle Leistungen zwischen dem Heim und der Apotheke geregelt. Dazu zählen unter anderem neben der herkömmlichen Arzneimittelversorgung, zu der auch parenterale Ernährungs- und Infusionslösungen zählen, auch die Versorgung mit Sonden- und Trinknahrung, welche ebenfalls patientenindividuell durch ein Rezept angefordert werden. Inhalt des Versorgungsvertrages und gesetzlich vorgeschrieben ist auch die regelmäßige Stationsbegehung, um die Lagerung und den Verfall von Arzneimitteln sowie die ordnungsgemäße Führung der Betäubungsmittel zu prüfen. In der Regel findet diese halbjährlich statt und dient vor allen der Qualitätssicherung in den Pflegeeinrichtungen.

Versorgungsverträge mit anderen Leistungsanbietern

Nicht selten werden durch Heime auch Versorgungsverträge mit anderen Leistungsanbietern, wie beispielsweise Homecare-Unternehmen oder auch Sanitätshäusern geschlossen, um die Versorgung mit Sondennahrung für ihre Bewohner zu gewährleisten. Diese Verträge beinhalten meistens neben der Lieferung der Sondennahrung auch Leistungen wie Beratung und Schulung der Pflegemitarbeiter.

Um das Pflegepersonal zu entlasten oder auch einzusparen, werden auch Leistungen wie das Screenen der Patienten, einschließlich Gewichts- und Größenbestimmung, aber auch die Berechnung der bedarfsgerechten Ernährung durch die Leistungspartner in den Heimen erbracht. Hierbei gilt es zu beachten, dass diese genannten Leistungen auch Bestandteil eines schriftlichen Vertrages sein sollten und die gesetzlichen Dokumentationsanforderungen eingehalten werden müssen.

Leistungserbringung und Delegation

Gerade im Bereich der parenteralen Ernährung werden Tätigkeiten im Rahmen der Versorgung von Heimbewohnern nicht durchweg persönlich vom Arzt, sondern durch das Kranken- und Pflegepersonal erbracht. Diese Übernahme erfolgt im Rahmen der Delegation, d.h. der Übertragung von Zuständigkeiten und Verantwortung, in der Regel an nichtärztliches Personal.

Bei der Delegation ärztlicher Tätigkeiten an nichtärztliches Personal gilt: Eine Delegierung ist nur soweit zulässig, als sie nicht dem ärztlichen Personal vorbehalten sind. Setzt die entsprechende Tätigkeit Fähigkeiten und Kenntnisse des Arztes voraus, so sind diese auch persönlich zu erbringen. Die parenterale Ernährung und somit die Infusion kann im Einzelfall an eine Pflegeperson delegiert werden, wenn der Arzt sich von deren Ausbildung und deren erworbener spezifischer Qualifikation persönlich überzeugt hat und die Verrichtung unter seiner Aufsicht erfolgt.

Die Abgrenzung zu nichtärztlichen Tätigkeiten ist hingegen schwierig. § 3 KrPflG beschreibt zwar die Ausbildungsziele von Pflegefachpersonal, doch fehlt ein Tätigkeitskatalog, in dem konkrete Aufgaben, insbesondere behandlungspflegerische Tätigkeiten, festgehalten sind.

Literatur

Hartig W, Biesalski HK, Druml W, Fürst P, Weimann A (Hrsg.): Ernährungs- und Infusionstherapie, 8. vollständig neu überarbeitete Auflage, Georg Thieme Verlag Stuttgart New York (2004)

Jordan A, Caspary WF, Stein J: Sondenernährung bei Malnutrition. Z Gerontol Geriat 32 (1 pt1) (1999) 69–74

Volkert D. et al.: ESPEN Guideline on Enteral Nutrition: Geriatrics. Clin Nutr 25 (2006) 330–360

Weimann A, Körner U, Thiele F (Hrsg.): Künstliche Ernährung und Ethik. Pabst Science Publishers, Lengerich (2009)

Qualitätsprüfungs-Richtlinien, Medizinischer Dienst des Spitzenverbandes Bund der Krankenkassen (Hrsg.) (2009)

Internetquellen (Zugriff am 18.09.12)

www.aok-gesundheitspartner.de

www.gesetze-im-internet.de

www.gesetze-im-internet.de/bundesrecht/krpflg_2004/gesamt.pdf

www.juris.de

www.gesetze-im-internet.de/heimg/

dejure.org/dienste/vernetzung/rechtsprechung?Gericht=BGH&Datum=04.11.2004

www.mds-ev.de/media/pdf/MDS_Dritter_Pflege_Qualitaetsbericht_Endfassung.pdf

2.11 Vergütung von Krankenhausleistungen durch das Fallpauschalensystem (DRG)

Angelika Herbst

Einleitung

Seit 2004 werden Krankenhausleistungen in Deutschland durch ein leistungsorientiertes und pauschaliertes Entgeltsystem Diagnosis Related Groups System, kurz DRG – System; deutsch: Fallpauschalensystem vergütet (Fallpauschalengesetz des BGH vom 23.04.2002).

Anhand von Diagnosen und durchgeführten Behandlungen werden Fallgruppen in ein ökonomisch-medizinisches System klassifiziert. Die Fallgruppen werden nach dem für die Behandlung erforderlichen ökonomischen Aufwand unterteilt und bewertet.

Merkmale wie Alter, Geschlecht, Geburtsgewicht und Entlassungsstatus werden in das System einbezogen.

Damit werden Entgelt und Krankenhausleistungen in ein direktes Abhängigkeitsverhältnis gebracht. Krankenhausleistungen werden nach Art, Umfang und Qualität und nicht nach Verweildauer vergütet.

Behandlungskosten gleichartiger (nicht identischer) Fälle werden zu einer Fallgruppe zusammengefasst.

Die Zuweisung einer DRG erfolgt durch die Festlegung der Hauptdiagnose (Diagnose, die zur Aufnahme in das Krankenhaus geführt hat), durchgeführten Prozeduren (Operationen, diagnostische, therapeutische und pflegerische Leistungen) und mitbehandelte Nebendiagnosen.

Kodierrichtlinien regeln die einheitliche Anwendung von Diagnosen- und Prozedurenkodes.

Das Vorliegen von komplizierenden Konstellationen oder Nebendiagnosen wie z.B. die Mangelernährung kann den Schweregrad der DRG erhöhen und zu einer Erlössteigerung führen.

Kodierung der Mangelernährung

Die Kodierung der Mangelernährung setzt die Dokumentation der Diagnose und den dokumentierten Aufwand für die durchgeführte Ernährungstherapie voraus.

Diagnosekodierung

Die Internationale statistische Klassifikation der Krankheiten und verwandter Gesundheitsprobleme – German Modification – (ICD-10-GM) enthält zahlreiche Diagnosekodes zur differenzierten Abbildung von Mangelernährung.

Grundsätzlich sollte so spezifisch wie möglich kodiert werden. Für differenzierte Kodierung von Diagnosen sind auch die entsprechende differenzierte Diagnostik und die entsprechende Therapie erforderlich. Entscheidend ist der dokumentierte Nachweis des Aufwandes. Das bedeutet Dokumentation von diagnostischem und therapeutischem Aufwand.

Pathologische Laborwerte ohne eine ersichtliche Therapie des Wertes können nicht als Diagnose kodiert werden.

In der ICD-10-GM wurden die Kriterien für den Nachweis einer Mangelernährung definiert:

- Nachweis fehlender Gewichtszunahme bei Kindern bzw. Gewichtsabnahme bei Kindern und Erwachsenen durch mehrere Gewichtsmessungen
- Bei Vorliegen nur einer Gewichtsmessung sind weitere klinische Befunde oder Laborergebnisse (Bestimmung Protein/Albumin) notwendig
- Ist in Ausnahmefällen keine Gewichtsmessung erforderlich, so müssen die klinischen Befunde und Laborergebnisse dokumentiert sein.

Die Kodierung einer krankheitsbedingten Mangelernährung erfordert den Nachweis des verursachten Mehraufwandes durch z.B. Erhebung von international akzeptierten Ernährungsscores (NRS), Dokumentation des BMI, Bestimmung von Laborparametern und der Dokumentation der Ernährungstherapie.

Nicht immer führt die Kodierung einer Mangelernährungsdiagnose zu einer Erhöhung der Fallschwere, also zu einer Erlössteigerung.

Deshalb ist in jedem Fall abzuwägen, ob der ökonomische Aufwand (teure Laboruntersuchungen) zur Diagnosedifferenzierung im Verhältnis zur erwarteten erlössteigernden Wirkung der Diagnose des Falles steht.

Tabelle 2.15: Diagnosen für die Mangelernährung (ICD-10-GM 2012)

ICD-10-GM	Bezeichnung
E40	Kwashiorkor
E41	Alimentärer Marasmus
E42	Kwashiorkor-Marasmus
E43	Nicht näher bezeichnete erhebliche Energie- und Eiweißmangelernährung
E44.0	Mäßige Energie- und Eiweißmangelernährung
E44.1	Leichte Energie- und Eiweißmangelernährung
E45	Entwicklungsverzögerung durch Energie- und Eiweißmangelernährung
E46	Nicht näher bezeichnete Energie- und Eiweißmangelernährung
R63.3	Symptome, die die Nahrungs- und Flüssigkeitsaufnahme betreffen
R64	Kachexie (BMI – Wert < 18,5 kg/m²
P92.3	Unterernährung beim Neugeborenen

Tabelle 2.16: Diagnosen für sonstige alimentäre Mangelzustände (ICD-10-GM 2012)

ICD-10-GM	Bezeichnung
E50.-	Vitamin-A-Mangel
E51.-	Thiamin-Mangel (Vitamin-B1-Mangel)
E52	Niazinmangel (Pellagra)
E53.-	Mangel an sonstigen Vitaminen des Vitamin-B-Komplexes
E54	Askorbinsäuremangel
E55.-	Vitamin-D-Mangel
E56.0	Sonstige Vitaminmangelzustände Vitamin-E-Mangel
E56.1	Sonstige Vitaminmangelzustände Vitamin-K-Mangel
E56.8	Mangel an sonstigen Vitaminen
E56.9	Vitaminmangel, nicht näher bezeichnet
E58	Alimentärer Kalziummangel
E59	Alimentärer Selenmangel
E60	Alimentärer Zinkmangel
E61.-	Mangel an sonstigen Spurenelementen
E63.0	Mangel an essenziellen Fettsäuren
E63.1	Alimentäre Mangelzustände infolge unausgewogener Zusammensetzung der Nahrung
E64.-	Folgen von Mangelernährung oder sonstigen alimentären Mangelzuständen

Diagnosekodes (ICD – 10 – GM), die nach der 3. Stelle mit einem Strich gekennzeichnet sind, können entsprechend des Diagnoseoberbegriffes weiter differenziert werden (z.B. E61.- die 5. Stelle charakterisiert den Mangel spezifischer Spurenelemente Kupfer, Eisen, Magnesium, Mangan usw.)

Prozedurenkodierung

Die Kodierung von diagnostischen, operativen und therapeutischen Maßnahmen sowie bestimmte Verabreichungen von Medikamenten erfolgt durch Prozedurenkodes (OPS), geregelt in der Internationalen Klassifikation der Prozeduren in der Medizin.

Im Rahmen der Mangelernährung sind Prozeduren abrechenbar, die den Aufwand und Ressourcenverbrauch im Rahmen der Behandlung dokumentieren.

Tabelle 2.17: Prozedurenkodes für die Ernährungstherapie (OPS Version 2012)

OPS	Bezeichnung
8-015.0	Enterale Ernährungstherapie als medizinische Hauptbehandlung über eine Sonde
8-015.1	Enterale Ernährungstherapie als medizinische Hauptbehandlung über ein Stoma
8-016	Parenterale Ernährungstherapie als medizinische Hauptbehandlung
8-017.0 8-017.1 8-017.2	**Enterale Ernährungstherapie als medizinische Nebenbehandlung über Sonde bzw. Stoma** • Mindestens 7 bis höchstens 13 Behandlungstage • Mindestens 14 bis höchstens 20 Behandlungstage • Mindestens 21 Behandlungstage

	Komplette parenterale Ernährung als medizinische Nebenbehandlung
8-018.0	• Mindestens 7 bis höchstens 13 Behandlungstage
8-018.1	• Mindestens 14 bis höchstens 20 Behandlungstage
8-018.2	• Mindestens 21 Behandlungstage
	Hochaufwändige Pflege von Patienten-Pflegekomplexmaßnahmenscores (PKMS) (Scoringsystem für 5 pflegerische Bereiche, darunter Ernährung)
9-200	• Erwachsene
9-201	• Kinder und Jugendliche
9-202	• Kleinkinder

Seit 2012 sind die komplette parenterale Ernährung und die enterale Ernährung als medizinische Nebenbehandlung durch Prozedurenschlüssel abgebildet.

Hochaufwendige pflegerische Leistungen am Patienten werden durch ein Punktsystem (Erhebung von Scores) aus fünf Bereichen der Aktivitäten des täglichen Lebens (ATL) dargestellt. Der Bereich der Ernährung ist der am höchsten bepunktete Bereich. Die Abrechnung der hochaufwändigen Pflege ist bei Erreichen einer bestimmten Punktzahl direkt erlösrelevant. Seit 2012 ist die hochaufwändige Pflege in den bundeseinheitlichen Zusatzentgeltkatalog aufgenommen.

Tabelle 2.18: Ausschnitt aus dem Zusatzentgelte-Katalog G-DRG-Version 2012

Zusatzentgelt	Bezeichnung	Betrag
ZE 130	Hochaufwändige Pflege von Erwachsenen	1 290,93 €
ZE 131	Hochaufwändige Pflege von Kleinkindern oder Kindern und Jugendlichen	2 805,80 €

Literatur

Praxisausgabe Fallpauschalenvereinbarung 2012 (FPV 2012) mit DRG – Entgeltkatalogverordnung 2012 (DRG – EKV 2012) und Deutschen Kodierrichtlinien Version 2012 (Copyright : Institut für das Entgeltsystem im Krankenhaus (InEK GmbH); pictura Werbung GmbH

Internationale statistische Klassifikation der Krankheiten und verwandter Gesundheitsprobleme, 10. Revision – German Modification (ICD-10-GM 2012; herausgegeben vom Deutschen Institut für Medizinische Dokumentation und Information, DIMDI im Auftrag des Bundesministeriums für Gesundheit unter Beteiligung der Arbeitsgruppe ICD des Kuratoriums für Fragen der Klassifikation im Gesundheitswesen (KKG) Stand: 23.September 2011; pictura Werbung GmbH

Operationen – und Prozedurenschlüssel: Internationale Klassifikation der Prozeduren in der Medizin (OPS Version 2012); herausgegeben vom Deutschen Institut für Medizinische Dokumentation und Information, DIMDI im Auftrag des Bundesministerium für Gesundheit unter Beteiligung der Arbeitsgruppe ICD des Kuratoriums für Fragen der Klassifikation im Gesundheitswesen (KKG) Stand: 14. Oktober 2011 mit Aktualisierung vom 03. November 2011; pictura Werbung GmbH

2.12 Grenzen der Ernährungstherapie

Mathias Plauth

Vorbemerkungen

Die Tätigkeit des Arztes ist es, Leben zu erhalten, Gesundheit zu schützen und wieder herzustellen und Sterbenden bis zum Tod beizustehen. Wenn aber alle Möglichkeiten der kurativen Medizin ausgeschöpft und damit ihre Grenzen erreicht sind, steht der Wechsel des Therapieziels an, von der bestmöglichen Wiederherstellung der Gesundheit durch eine kausale Therapie hin zur Symptomkontrolle, also einer symptomatischen Therapie, und der Sterbebegleitung. Dieser Wechsel des Therapiezieles beziehungsweise das Überschreiten der Grenzen der kurativen Medizin hinein in das Gebiet der Palliativmedizin ist für das Behandlungsteam und den Patienten nicht einfach und mit Krisen verbunden. Dies gilt auch für die Ernährung, die der jeweiligen Krankheitsphase des individuellen Patienten angepasst sein sollte.

Um welche Patienten handelt es sich?

Ernährung spielt bei Tumorkranken eine große Rolle: Inappetenz, Übelkeit, Erbrechen, Schluckstörungen, Bauchschmerzen, Gewichtsverlust, körperliche Schwäche und daraus erwachsende Einschränkung der Autonomie sind auch dem Laien bekannte Symptome von Krebsleiden. Die Frage nach der Rolle der Ernährung bei onkologischen Erkrankungen stellt sich schon sehr früh. Die Ernährung ist relevant hinsichtlich ihrer Rolle in der Tumorprävention, dann in den frühen Phasen der Krankheit als perioperative Ernährung oder als supportive Therapie bei aggressiven Therapieverfahren in der Phase der progredienten, aber noch nicht terminalen Erkrankung bis letztlich zu der Situation des terminal kranken Patienten, des Patienten in den letzten Lebenstagen. Wir müssen uns also darüber klar werden, ob wir einen Palliativpatienten in der terminalen Phase seiner Erkrankung vor uns haben und der Sterbeprozess vielleicht schon begonnen hat oder ob wir einen Palliativpatienten mit einem zwar fortgeschrittenen, nicht mehr in kurativer Intention behandelbaren, aber nicht kurzfristig zum Tode führenden Leiden vor uns haben.

Palliativpatienten sind aber nicht nur Patienten mit einer fortgeschrittenen unheilbaren Tumorerkrankung, sondern auch Patienten mit fortgeschrittenen unheilbaren Krankheiten anderer Genese, beispielsweise Demenz, Herzinsuffizienz, arterieller Verschlusskrankheit, chronisch obstruktiver Lungenkrankheit, amyotropher Lateralsklerose und anderen.

Terminales Krankheitsstadium

Im terminalen Krankheitsstadium rückt die Begleitung des sterbenden Patienten als Therapieziel an die erste Stelle und der Arzt muss von anderen, jetzt nicht mehr angemessenen Therapiezielen abrücken. Es gilt nun umso mehr, von belastenden Eingriffen und Maßnahmen abzulassen. Dieser Wechsel des Therapieziels fällt Ärzten nicht immer leicht, da in der kurativen Medizin die Wiederherstellung physiologischer Verhältnisse durch eine kausale Therapie das Primat hat. Bezüglich der Ernährung des Palliativpatienten gilt es also nicht mehr, eine Bedarfsdeckung von Nährstoffen oder von Flüssigkeit zu erzielen, sondern vielmehr Hunger und Durst zu stillen.

Nicht nur den Ärzten, sondern auch den Angehörigen fällt es nicht leicht, zu akzeptieren, dass die Krankheit stärker ist als alle medizinischen Maßnahmen. Bei Angehörigen bestehen nicht selten solche Vorstellungen, man dürfe den Patienten doch nicht verhungern lassen, man müsse doch etwas tun, die Infusion sei das Letzte, was man noch für den Kranken tun könne, Ernährung sei ein Grundbedürfnis und dürfe niemals zur Disposition gestellt werden bis hin zur Vorstellung, der Verzicht auf Ernährung und Flüssigkeitszufuhr sei aktive Sterbehilfe. Was ist solchen Vorstellungen entgegenzusetzen? Aus den Untersuchungen von McCann wissen wir, dass am Lebensende, wenn der Sterbeprozess eingesetzt hat, fast zwei Drittel dieser Menschen nie ein Hungergefühl äußern und nicht nach Essen verlangen; es ist also kein Hunger zu stillen. Ein Drittel der Patienten klagte weder über Hunger noch über Durst. Alle Patienten waren unter einer palliativen Therapie beschwerdefrei, also einer Therapie, die auf die Kontrolle der Symptome ausgerichtet ist. Wenn wir Symptome kontrollieren wollen, bedeutet das, dass wir die Individualität, also die Subjektivität des Patienten ganz obenan stellen, um diesem Menschen die belastenden Krankheitssymptome zu nehmen. In dieser Situation können eine geringe Menge Flüssigkeit, um das Durstgefühl zu stillen, Zuwendung, individuelle Medikation zur Kontrolle von Schmerzen, Obstipation, etc., Mundpflege die entscheidenden Maßnahmen sein, nicht aber die Zufuhr von Nährstoffen und Flüssigkeit in Mengen, die sich am physiologischen Bedarf orientieren. Durstgefühl kann durch Anfeuchten des Mundes, feuchthalten der Lippen, schlückchenweises Trinken von Flüssigkeit oder Lutschen von Eis, gekühltem Obst oder gefrorenem Obst gestillt werden.

Die Angst vor dem Vorwurf unterlassener Hilfe oder aktiver Sterbehilfe verunsichert noch immer nicht wenige Ärzte, obwohl die öffentliche Diskussion von Patientenverfügungen und Sterbehilfe in den letzten Jahren den Informationsstand verbessert haben dürfte. In einer im Jahr 2001 veröffentlichten Umfrage, die in Rheinland-Pfalz unter Ärzten durchgeführt wurde, die sich selbst als palliativmedizinisch tätig bezeichneten, zeigte sich noch eine große Unsicherheit darüber, welche Formen der Ernährungs- oder Flüssigkeitstherapie aus ärztlicher Sicht zur Basisbetreuung oder zur ärztlichen Behandlung zählen. Die Unsicherheit nahm zu, wenn gefragt wurde, wie diese Zuordnungen aus juristischer Sicht zu treffen seien. Zu dieser Frage geben die Grundsätze zur ärztlichen Sterbebegleitung der Bundesärztekammer eine klare Orientierungshilfe. Danach gehören die Gabe von Flüssigkeit und Nahrung per os nach dem Wunsch des Patienten zur Basisbetreuung, für die der Arzt in jedem Fall zu sorgen hat, ebenso wie für menschenwürdige Unterbringung, Zuwendung, Körperpflege, Lindern von Schmerzen, Atemnot und Übelkeit. Von der Basisbetreuung ist die ärztliche Behandlung zu differenzieren, die in Art und Ausmaß gemäß der medizinischen Indikation vom Arzt zu verantworten ist. Zur Behandlung zählt hier auch die künstliche Nahrungs- und Flüssigkeitszufuhr über Sonde oder als Infusion. Die ärztlichen Pflichten bei Sterbenden bestehen in der palliativmedizinischen Versorgung und damit auch in Beistand und Sorge für die Basisbetreuung. Dazu gehören aber nicht immer Nahrungs- und Flüssigkeitszufuhr, da sie für Sterbende eine schwere Belastung darstellen können. Hunger und Durst als subjektive Empfindungen müssen aber gestillt werden, wie es in den Grundsätzen explizit ausgeführt wird.

Fortgeschrittene unheilbare Krankheit

Welche Zielsetzungen und Behandlungsoptionen bestehen bei der Ernährung des Patienten, der noch nicht in der terminalen Krankheitsphase und dem Tode nahe ist, sondern der an einer fortgeschrittenen, aber nicht mehr kurativ behandelbaren Krankheit leidet? In dieser Krankheitsphase gilt es, die optimale Kombination von wirksamer Symptomkontrolle und bestmöglichem Erhalt physiologischer Funktionen zu finden. Für das Behandlungskonzept in dieser Krankheitsphase ist es hilfreich, sich von dem Begriff Ernährung zu lösen und ihm den Begriff Essen vorzuziehen. Als Gesunder sprechen wir ja auch nicht davon, dass wir uns Ernähren gehen, sondern dass wir Essen gehen, weil Essen über die physiologischen Komponenten Flüssigkeitszufuhr und Nährstoffzufuhr hinausgehende Qualitäten einschließt. Essen hat eine große Bedeutung in unserer Tradition und Kultur, denken wir nur Begriffe wie Symposion oder Arbeitsessen. Essen kann positive Emotionen wecken, der Kranke kann Hoffnung schöpfen, dass er mit dem Essen zu Kräften kommt, er kann im Essen Trost finden und einen Genuss erleben. Negative Emotionen können die Angst vor Bauchschmerzen nach dem Essen sein oder durch essensabhängige Beschwerden immer wieder an die Krankheit erinnert zu werden. Wir sollten also auch emotionale Dimensionen wie Wohlbefinden und Befriedigung berücksichtigen, wenn wir unheilbar Kranke hinsichtlich ihrer Ernährung beraten. Dabei ist zu bedenken, dass die emotionalen Aspekte des Essens auch zu spannungsvollen Interaktionen in der Familie führen können. So kann ein Patient Schuldgefühle entwickeln, wenn er die von Angehörigen wohlmeinend zubereiteten Lieblingsspeisen kaum anrührt und so das gemeinschaftliche Essen für ihn zur Last wird. Es kann aber auch die Konstellation eintreten, dass ein Patient der Familie diktieren möchte, nur dann zu essen, wenn auch er essen will. Die mit Essen verbundenen Dimensionen gehen also weit über die Aspekte der Physiologie und Ernährungstherapie hinaus und sind für eine erfolgreiche Umsetzung der Ernährungstherapie von Bedeutung.

Für die Ernährung von Patienten mit fortgeschrittener unheilbarer Krankheit ist ein abgestuftes Vorgehen sinnvoll. Das Essen auf natürlichem Wege sollte erhalten und gefördert werden, solange es möglich ist und solange der Patient auch ein positives Erleben daran hat. In Institutionen kann dies realisiert werden, indem der Patient seine Speisen und das Essensumfeld selbst auswählen kann. Essen in Gemeinschaft geht nachweislich mit höherem Verzehr einher als das einsame Essen. Zu Hause in der Familie lassen sich diese Bedingungen meist leichter schaffen. Krankheit kann zu verändertem Geruchs- und Geschmacksempfinden führen und darüber zu neuen individuellen Lebensmittelpräferenzen. So wurde bei Tumorpatienten beobachtet, dass sie seit der Erkrankung ein anderes Spektrum von Speisen zu sich nehmen als zu Zeiten ihrer Gesundheit. Durch die Temperierung der Speisen kann die Wahrnehmung des Geschmacks verstärkt oder abgesenkt werden. Ähnlich wie bei geriatrischen Patienten wählen Tumorkranke kleinere Portionen. Als praktische Konsequenz bietet sich an, Mahlzeiten zu flexiblen Zeiten in kleineren Portionen in gefälliger Präsentation anzubieten und eine ausreichende Energie- und Eiweißzufuhr durch Steigerung der Nährstoffdichte zu erreichen, beispielsweise mittels Maltodextrin- und Eiweißpulver. Als weitere Maßnahme können energie- und eiweißreiche Getränke nach individuellen Geschmackspräferenzen eingesetzt werden. In einer Portion von 273 g können 340 kcal und 12,2 g Eiweiß angeboten werden. Eine Alternative stellen industriell gefertigte orale Nahrungssupplemente dar, die als Trinknahrung oder als Pudding gereicht werden können; mit Trinknahrungen hoher Nährstoffdichte können bis zu 300 kcal in 125 ml Volumen (2,4 kcal/ml) zugeführt werden.

Kau- oder Schluckstörungen machen eine Anpassung der Speisenkonsistenz erforderlich, beispielsweise mit Dickungsmitteln bei Schluckstörungen. Patienten nach Radiotherapie im Kopf-Halsbereich haben oft das leidvolle Problem der Xerostomie infolge ungenügender Speichelbildung. Dann kann ein Essen in Gemeinschaft zur Belastung werden, weil der Betroffene einen Bissen minutenlang kauen muss und vor vollem Teller sitzt, während die anderen am Tisch schon mit dem Essen fertig sind. Die Mundtrockenheit kann durch Kaugummi, saure Bonbons und Verwendung von Suppen und Soßen gelindert werden.

Wenn eine ausreichende Ernährung auf oralem Wege nicht mehr möglich ist und der Patient dies wünscht, stehen die verschiedenen Anwendungsmöglichkeiten der enteralen Sondenernährung (nasogastrale Sonde, PEG) zur Verfügung. Gut belegt ist deren Indikation bei Patienten mit einer Radiochemotherapie von Kopf-Hals-Tumoren, Ösophaguskarzinom oder intraktablen Fisteln. Hier führt die enterale Sondennahrung zu einer wesentlich besseren Lebensqualität und besserem Ernährungszustand.

Wenn orale oder enterale Ernährung nicht mehr möglich sind, aber der Patient noch nicht in die terminale Krankheitsphase eingetreten ist, beispielsweise bei chronischen Ileus durch Peritonealkarzinose eines Ovarialkarzinoms, steht die häusliche parenterale Ernährung als eine Option zur Verfügung. Allgemein akzeptierte Kriterien für ihren Einsatz sind das Vorliegen einer Indikation, der Wunsch des Patienten, eine erwartete Überlebenszeit von mindestens 3 Monaten, ein Karnofsky-Status von < 50 und die umfassende Aufklärung des Patienten über Diagnose und Prognose. Die Kostenübernahme ist nicht strikt an diese Kriterien gebunden, so dass eine Verordnung auch erfolgen kann, um für die letzten Lebenswochen die bestmögliche Lebensqualität in der vom Patienten gewählten häuslichen Umgebung zu ermöglichen. Bei der häuslichen parenteralen Ernährung handelt es sich um eine komplexe Therapie, zu der der Patient ausführlich über Vorteile und mögliche Nachteile und Risiken informiert werden muss. Als Vorteil kann erzielt werden eine verbesserte Leistungsfähigkeit, aktivere Teilhabe am Leben und ein Ausweg aus dem Dilemma zwischen

Hunger und Schwäche ohne Bauchschmerzen einerseits oder Bauchschmerzen nach Essen andererseits. Als Nachteile stehen im Raum das Risiko der Katheterinfektion oder Belästigung durch die nächtlichen Infusionen, Geräusche der Infusionspumpe und verstärkten nächtlichen Harndrang in Folge der infundierten Flüssigkeitsmenge. Zu bedenken ist, dass bauliche Hindernisse, beispielsweise Schlafzimmer im 1. Stock, aber Toilette im Erdgeschoss, zu Problemen führen können und eventuell zusätzliche Morbidität (Schenkelhalsfraktur durch Sturz bei Toilettengang mit Infusionsständer) verursachen können.

Demenz

Nicht selten finden sich Ärzte von Endoskopieabteilungen in der Problemsituation, dass ihnen Demenzkranke zugewiesen werden, denen eine perkutane endoskopische Gastrostomie (PEG) eingesetzt werden soll. Fast regelhaft wurden die Endoskopiker an der Indikationsstellung nicht beteiligt und finden sich schnell in der Rolle, nur noch als ausführende Techniker tätig zu werden. Vor welchem Wissensstand zur Bedeutung der Ernährungstherapie Demenzkranker können wir hier Entscheidungen treffen?

Es besteht eine Diskrepanz zwischen der demographisch bedingten Zunahme Demenzkranker und unseren begrenzten Kenntnissen zur Bedeutung der Ernährung für Verlauf und Prognose der Demenz. In einer amerikanischen Umfrage wurde der therapeutische Nutzen der Ernährung bei fortgeschrittener Demenz von den Ärzten enorm überschätzt und die 30-Tage-Sterblichkeit der Demenz unterschätzt. Die enterale Sondenernährung, auch mittels PEG, kann im fortgeschrittenen Demenzstadium weder das Auftreten von Aspirationspneumonien verhindern, noch Dekubitalgeschwüre zur Abheilung bringen, noch das Überleben verlängern, noch den Ernährungszustand verbessern. Ernüchternd sind Überlebensraten von 54 % (1-Monats-Überleben) und 46 % (6-Monats-Überleben). Neue prospektiv erhobene Daten bestätigen die klinische Beobachtung, dass im Krankheitsverlauf der Demenz das Interesse am Essen typischerweise als letztes aus dem Alltagsleben schwindet und das Auftreten von „Essensproblemen" und das Einstellen von Essen und Trinken recht verlässlich das nahende Ende anzeigen. Das Auftreten von Essensproblemen war in dieser Untersuchung mit einer 6-Monats-Sterblichkeit von 39 % verbunden und damit nur geringfügig niedriger als das Sterblichkeitsrisiko nach der ersten Pneumonie (47 %). Ganz anders als bei anderen fortgeschrittenen Erkrankungen wie Tumorleiden, Herzinsuffizienz oder COPD zeigt der Krankheitsverlauf der Demenz eine gut vorhersehbare stetige Progredienz einer lang dauernden, progredienten hochgradigen Pflegebedürftigkeit.

Damit zeigt sich klar, dass für den Demenzkranken, der im Krankheitsverlauf aufhört zu essen und zu trinken, durch die künstliche Ernährung mit der PEG kein Zugewinn erreicht werden kann und sich bei Demenzkranken in der terminalen Phase die Implantation der PEG verbietet. Dies bedeutet jedoch nicht, dass in frühen Stadien der Demenz die Ernährungstherapie nicht vorteilhaft eingesetzt werden kann.

Bedeutung von Familie und Angehörigen

Dem Bestreben, dem Patienten belastende Eingriffe und Maßnahmen in seinen letzten Monaten zu ersparen, können neben Hindernissen auf Seiten der medizinischen Versorgung auch Hindernisse auf Seiten der Angehörigen oder der Familie im Wege stehen. Es konnte klar gezeigt werden, dass das Wissen der Angehörigen um Schwere der Erkrankung und Kürze der Lebenserwartung die Rate belastender medizinischer Eingriffe in den letzten drei Lebensmonaten erheblich beeinflusst. In einer Untersuchung wurde gezeigt, dass Demenzkranke in ihren letzten drei Lebensmonaten in hohem Maße an Atemnot, Schmerz, Dekubiti, Aspiration oder Agitiertheit leiden und diese Symptome bei 41 % in den letzten drei Lebensmonaten zur Vorstellung in der Notfallambulanz mit Infusionstherapie und Sondenernährung führte. Dies umso häufiger, je weniger die Angehörigen das klinische Krankheitsbild verstanden haben und um die schlechte Prognose wussten. Informierte und verständige Angehörige bedeuteten für den Kranken eine 88 %-ige Senkung des Risikos, unangebrachten medizinischen Maßnahmen wie Notarzteinsatz und Einweisung ins Krankenhaus ausgesetzt zu sein.

Fazit für die Praxis

Bei Patienten mit einer fortgeschrittenen, aber nicht mehr kurativ behandelbaren Krankheit sollte auch in Fragen der Ernährung gemeinsam mit dem Patienten die optimale Kombination von wirksamer Symptomkontrolle und bestmöglichem Erhalt physiologischer Funktionen gesucht werden. Dabei kann aus dem Spektrum von individueller Wunschkost bis hin zur häuslichen patenteralen Ernährung die angemessene Ernährungsform ausgewählt werden. Die Ernährungstherapie sollte konsequent und ohne Verzug realisiert werden.

Für Patienten im terminalen Krankheitsstadium rückt die Begleitung des Sterbenden als Therapieziel an die erste Stelle und der Arzt, beziehungsweise das Behandlungsteam, muss von anderen, jetzt nicht mehr angemessenen Therapiezielen abrücken. In dieser Phase gehören die Gabe von Flüssigkeit und Nahrung per os nach dem Wunsch des Patienten und das Stillen von Hunger und Durst zur Basisbetreuung, nicht aber die künstliche Nahrungs- und Flüssigkeitszufuhr über Sonde oder als Infusion.

Bei Demenzkranken wird die Frage nach der Ernährung oft zu spät gestellt. Bei fortgeschrittener Demenz zeigt das Auftreten von Essenproblemen das nahende Ende an. Es ist nicht bewiesen, dass eine künstliche Ernährung, beispielsweise über eine PEG, dem Kranken in dieser Krankheitsphase nützt. Demgegenüber sollte in den frühen Phasen der Demenz eine Mangelernährung rasch erkannt und konsequent behandelt werden.

In der Zusammenarbeit mit informierten und verständnisvollen Angehörigen können dem fortgeschritten Kranken unnötige belastende Eingriffe und Maßnahmen am Lebensende erspart werden.

Literatur

Arends J: Onkologie, Tumorpatienten. In: Löser C (Hrsg.): Unter- und Mangelernährung. Thieme, Stuttgart (2011) 266–278

Arends J, Bodoky G, Bozzetti F et al.: ESPEN Guidelines on Enteral Nutrition: Non-surgical oncology. Clin Nutr 25 (2006) 245–259

Bundesärztekammer: Grundsätze zur ärztlichen Sterbebegleitung. Dtsch Ärztebl 101 (2004) A1298–1299

Gill TM, Gahbauer EA, Han L, Allore HG: Trajectories of disability in the last year of life. N Eng J Med 362 (2010) 1173–1180

Gillick MR: Rethinking the role of tube feeding in patients with advanced dementia. N Engl J Med 342 (2000) 206–210

Löser C: Praktische Umsetzung im Krankenhaus – „Kasseler Modell". In: Löser C (Hrsg.) Unter- und Mangelernährung. Thieme, Stuttgart, S 164-176.

Löser C: Ernährung am Lebensende – Palliativmedizin, das „PEG-Dilemma". In: Löser C (Hrsg): Unter- und Mangelernährung. Thieme, Stuttgart (2011) 341–353

McCann RM, Hall WJ, Groth-Juncker A: Comfort care for terminally ill patients. The appropriate use of nutrition and hydration. JAMA 272 (1984) 1263–1266

Mitchell SL, Teno JM, Kielyet DK et al. The clinical course of advanced dementia. N Engl J Med 361 (2009) 1529–1538

Niv Y, Abuksis G: Indications for percutaneous endoscopic gastrostomy insertion: ethical aspects. Dig Dis 20 (2002) 253–256

Shega JW, Hougham GW, Stocking CB, Cox-Hayley D, Sachs GA: Barriers to limiting the practice of feeding tube placement in advanced dementia. J Palliat Med 6 (2003) 885–893

Staun M, Pironi L, Bozzetti F et al.: ESPEN Guidelines on Parenteral Nutrition: Home Parenteral Nutrition (HPN) in adult patients. Clin Nutr 28 (2009) 467–479

Weber M, Stiehl M, Reiter J, Rittner C: Ethische Entscheidungen am Ende des Lebens – Sorgsames Abwägen der jeweiligen Situation. Dtsch Ärztebl 98 (2001) A3184–3188

3 Krankheitsspezifische Besonderheiten der Ernährungstherapie

3.1 Gastroenterologische Erkrankungen

Ingolf Schiefke

Einleitung

Das Spektrum der gastroenterologischen Erkrankungen, welche mit Ernährungsproblemen verbunden sind, ist sehr breit. Es reicht von Passagehindernissen über Verdauungsstörungen bis hin zu Problemen der Nährstoffresorption. Bei vielen Erkrankungen ist ein konsequentes Ernährungsmanagement, z.B. bei der Zoeliakie, oder eine spezielle Ernährungstherapie, z.B. bei akuter Pankreatitis, notwendig.

Pankreas

Akute Pankreatitis

Eine enterale Ernährung ist bei allen Schweregraden der akuten Pankreatitis sinnvoll. Das bisherige Ziel des Konzeptes bei akuter Pankreatitis war es, das Pankreas „ruhig zu stellen", indem eine nahrungsmittelinduzierte Stimulation der Pankreasenzymsekretion, z.B. durch Cholecystokinin (CCK), vermieden werden sollte. Dazu wurde bei akuter Pankreatitis zumeist eine parenterale Ernährung und absolute orale Nahrungs- und Flüssigkeitskarenz verordnet. Bereits 1990 wurde jedoch im Tiermodell gezeigt, dass das *entzündete* Pankreas mittels CCK nicht zu stimulieren ist. Ein gesundes Pankreas reagiert auf verschiedene Stimuli mit vermehrter Sekretion, während bei einem akut entzündeten Pankreas keine Beeinflussung der Sekretion erreicht werden kann.
In der gültigen Leitlinie der Deutschen Gesellschaft für Verdauungs- und Stoffwechselkrankheiten (DGVS, 2000) werden bei Pankreatitis die Nahrungskarenz bis zur Schmerzfreiheit und eine total parenterale Ernährung empfohlen. Die Leitlinie weist jedoch klar darauf hin, dass diese Empfehlung nicht durch kontrollierte Studien belegt ist (Evidenzklasse IV).
Nach neueren Erkenntnissen kann bei Patienten mit *milder akuter Pankreatitis* die orale Ernährung rasch wieder aufgenommen werden. Die bisherigen Daten legen nahe, dass bei milder akuter Pankreatitis der Wunsch des Patienten nach Wiederaufnahme der oralen Ernährung eine wichtigere Rolle spielen kann als bisher gedacht und dass physiologische Nahrungsformen (oral besser als intravenös, fest besser als flüssig) bevorzugt werden können (Evidenzklasse Ib).

Bei milder akuter Pankreatitis kann (unter Beachtung des vorbestehenden Ernährungszustandes) eine hypokalorische Ernährung bis zu sieben Tagen toleriert werden. Ist jedoch absehbar, dass aufgrund der Krankheit eine orale Nahrungsaufnahme nicht innerhalb von fünf Tagen erfolgen kann, sollte die Ernährungstherapie sofort beginnen. Es gibt keinerlei klinische Daten, dass die häufig diskutierte Gabe von Pankreasenzymen in dieser Situation anzuraten ist.

Sollte klinisch ein schwerer Verlauf angenommen werden, sollte binnen der ersten 48 Stunden eine frühe enterale Sondenernährung – als Teil einer dualen Ernährungstherapie aus enteraler und parenteraler Ernährung – begonnen werden.

Bei Patienten mit *nekrotisierender akuter Pankreatitis* hat sich die frühenterale Ernährung über eine nasojejunale Sonde durchgesetzt. Die frühenterale Ernährungstherapie bei schwerer akuter Pankreatitis hat nicht das Ziel der vollkalorischen Ernährung, sondern der Erhaltung der Integrität der Darmmukosa, um lebensbedrohliche Komplikationen zu verhindern. Daher hat sich heute in vielen Kliniken eine duale Ernährungstherapie aus enteraler und parenteraler Ernährung durchgesetzt.

Die Gabe von probiotischen Präparaten hat keinen positiven Einfluss auf den Verlauf der akuten Pankreatitis – im Gegenteil, einzelne Probiotikapräparationen können sogar schwerste Nebenwirkungen hervorrufen (Evidenzklasse Ib). Ein Einsatz kann zum derzeitigen Zeitpunkt nicht empfohlen werden.

Zusammenfassung akute Pankreatitis

Nahrungskarenz	In allen Fällen während der ersten 24–48 Stunden
Sondenanlage	Nasogastral oder nasoduodenal: bei erwartet schwerem Verlauf
Gefäßzugänge	Peripher venös: bei milden Fällen Zentral venös: bei schwerem Verlauf Pulmonalarteriell: bei schwerem Verlauf und Organversagen
Enterale Ernährung	Bei milden Fällen: Beginn der Ernährung auf Wunsch des Patienten Bei unklaren oder schweren Fällen: Beginn der Ernährung über Jejunalsonde

Parenterale Ernährung
    Energie
    Glucose
    Aminosäuren
    Fette
	Ca. 35 kcal/kg KG
	Initial 5–6 mg/kg KG/min, nach Zugabe von Fett 3–5 mg/kg KG/min
	0,25–0,33 g/kg KG/Tag
	Nicht bei Sepsis initial, dann nach Bedarf

Kostaufbau	Beginn mit Tee, Zwieback, Weißbrot Kostaufbau dann entsprechend des klinischen Zustandes (Schmerzen) und nicht nach Laborwerten
KG: Körpergewicht	

Chronische Pankreatitis

Bei einer chronischen Pankreatitis kommt es zu einer irreversiblen Schädigung des Organs mit morphologischen und funktionellen Veränderungen. Mit zunehmender Zerstörung kommt es bei wiederholten Schüben zu geringeren Enzymerhöhungen bei Attacken. Die Reduktion der exokrinen und endokrinen Pankreasfunktion von über

90 % führt zu einer Maldigestion und einem pankreatogenen (pankreopriven) Diabetes mellitus und die Schmerzattacken werden geringer.

30–50 % der Patienten haben einen erhöhten Ruheenergiebedarf. Die Fettverdauung ist stärker beeinträchtigt als die Kohlenhydrat- und die Proteinverdauung. Eine Protein-Kalorien-Mangelernährung ist in Spätstadien der chronischen Pankreatitis häufig. Sie kann auch durch die schmerzbedingte Anorexie und Alkoholabusus mitverursacht werden. Infolge der Steatorrhoe kommen Mangelzustände der fettlöslichen Vitamine (A, D, E, K) vor. Das wesentliche Therapieziel ist die Beeinflussung der Maldigestion und die Verhinderung eines Mangelernährungszustandes.

Die exokrine Pankreasinsuffizienz wird medikamentös mit oralen Pankreasenzymsupplementen behandelt. Hierbei gilt es, die Galenik und die Lipaseeinheiten des Präparates und die Magensäureempfindlichkeit der Enzyme zu beachten. Eventuell muss bei weiteren Beschwerden oder bei Steatorrhoe über die Gabe von mikroverkapselten Enzymen oder eine Säureblockade nachgedacht werden. Ein pankreopriver Diabetes mellitus ist vielfach schwierig einzustellen und muss mit Insulin behandelt werden. Über 80 % der Patienten können mit einer oralen Ernährungstherapie und der Supplementation von Pankreasenzymen adäquat behandelt werden. 10–15 % der Patienten benötigen orale Ernährungssupplemente.

Eine Sondenernährung ist bei der chronischen Pankreatitis bei wenigen Patienten (ca. 5 %) indiziert.

Abstinenz von Alkohol und Rauchen verbessert die Prognose bezüglich Verkalkungen und Entstehung eines Pankreaskarzinoms. Eine Reduktion der postprandialen Schmerzen geht mit einer erhöhten Kalorienzufuhr einher, sodass die analgetische Therapie ein essenzieller Bestandteil des Therapiekonzeptes ist.

Zusammenfassung chronische Pankreatitis

Indikation zur Enzymsubstitution	Gewichtsverlust Häufige Durchfälle Schmerzen Fettausscheidung im Stuhl > 12 g
Galenik der Enzympräparate	
Exokrine Insuffizienz Exokrine Insuffizienz nach Magenresektion	Mikroverkapselte Präparate Präparate in Form von Granulat
Diätetische Maßnahmen	Absolute Alkohol- und Nikotinkarenz 6–8 kleine Mahlzeiten Fettreduzierte Diät, bei Versagen Versuch mit MCT Fetten Bei endokriner Insuffizienz Insulin, keine oralen Antidiabetika Vitamingabe, evtl. parenteral bei Malabsorption
Energie	30–35 kcal/kg KG
Eiweiß	15 %
Kohlenhydrate	50 %
Fett	35 % (evtl. MCT)
Lipaseeinheiten	25 000–50 000 IE pro Hauptmahlzeit
MCT: Mittelkettige Triglyzeride	

Tabelle 3.1: Enzymdosierung bei bestimmten Lebensmitteln

Nahrungsmittel	Fettgehalt in g	Enzymdosierung bei 2.000 i.E. Lipase pro g Fett
1/4 Liter Kuhmilch 3,5 %, 250 ml	8	16.000
1/4 Liter Kuhmilch 1,5 %, 250 ml	3,8	7.600
1 Essl. Schlagsahne 30 %, ca. 15 g	5	10.000
1 Becher Vollmilchjoghurt, 3,5 %, 150 g	5	10.000
1 Scheibe Schnittkäse 30 % i. Tr., ca. 30 g	5	10.000
1 Scheibe Schnittkäse 45 % i. Tr., ca. 30 g	8	16.000
1 Scheibe Schnittkäse 60 % i. Tr., ca. 30 g	11	22.000
1 Portion Butter od. Margarine 20 g	17	34.000
1 Essl. Pflanzenöl, ca. 12 g	12	24.000
1 Ei, ca. 60 g	7	14.000
1 Stück Rührkuchen, 100 g	12	24.000
1 Blätterteiggebäck, 70 g	18	36.000
1 Croissant, 50 g	12	24.000
1/2 Tafel Vollmilchschokolade, 50 g	15	30.000
Nuss-Nougatcreme, 20 g	8	12.000
Schweinefleisch mager, 100 g	7	14.000
Schweinefleisch fett, 100 g	37	74.000
Rindfleisch mager, 100 g	11	22.000
Brathähnchen ohne Haut, 100 g	4	8.000
1 Scheibe Fleischwurst, 30 g	9	18.000
1 Scheibe Salami, 30 g	14	28.000
1 Scheibe geräucherter Schinken, 30 g	10	20.000
Kartoffelchips, 30 g	20	40.000

Tabelle 3.2: Umgang mit fettreichen Lebensmitteln

Verwenden Sie lieber ...	statt ...
• wenig Butter, Halbfettmargarine als Streichfett, wenig Öl, evtl. MCT-Fette	• viel Streichfett, Schweineschmalz oder Speck zum Braten
• Schinken ohne Fettrand, Corned Beef, Sülze, mageren kalten Braten	• fette Wurstsorten, wie z.B. Mettwurst, Leberwurst, Schweinemett, Salami
• Wurstwaren mit wenig Fett (Diätwurst)	• fettes Fleisch von z.B. Schwein, Hammel, Gans
• mageres Fleisch vom Rind, Lamm, Huhn, Wild	• paniertes Fleisch
• magere Fischsorten, z.B. Schellfisch, Seelachs, Forelle, Hecht, Rotbarsch, Kabeljau, Krebse	• fette Fischarten wie Hering, Aal, Lachs, Thunfisch in Öl, Makrele, Karpfen, usw.
• fettarme Milch, Magermilch, Buttermilch, magere Joghurtsorten, Magerquark, magere Sauermilchprodukte, Käse bis 30 % i.Tr.	• Vollmilch- und Sahneprodukte (z.B. Sahnejoghurt), Käse über 45 i.Tr.
• Gemüsebrühe, magere Fleischbrühe	• fette Fleischsaucen
• leicht gebundene Saucen	• Mayonnaise
• Joghurtsaucen für Salat	• Buttersaucen, z.B. Sauce Hollandaise
• Salzkartoffeln, Pellkartoffeln, Reis, Nudeln, Kartoffelklöße, Kartoffelpüree	• Sahnesaucen

• Hefekuchen, Biskuitkuchen	• Pommes frites, Bratkartoffeln, Kartoffelpuffer, Kartoffelsalat mit Mayonnaise
• Kekse in geringen Mengen	• Cremetorten, Rührkuchen, Blätterteig, Nusskuchen, in Fett gebackene Teilchen, z.B. Berliner Krapfen

Darm

Kurzdarmsyndrom

Das Kurzdarmsyndrom ist ein Malassimilationssyndrom. Bei Erwachsenen sind ausgedehnte Dünndarmresektionen, Mesenterialinfarkte (Gefäßverschlüsse des Darms), Morbus Crohn, Krebserkrankungen des Darmes, nach Bestrahlungstherapien (bei Strahlenenteritis), Verletzungen/Unfällen mit Darmschädigung Ursache für das Kurzdarmsyndrom. Ebenso können schwere Schleimhautschädigungen oder hohe Dünndarmfisteln ein ähnliches Bild verursachen.

Bei Kindern sind meist Malformationen des Gastrointestinaltraktes (z.B. Volvolus, angeborene Darmatresie) oder nekrotisierende Enterokolitiden Ursache des Kurzdarmsyndroms. Die Schwere des Krankheitsbildes korreliert mit der funktionellen Restlänge des Darmes, nicht mit der absoluten.

Nach dem Eingriff verläuft die Adaptation regelhaft in drei Phasen:

1. Phase (Hypersekretion), Dauer 2–4 Wochen
   Unmittelbar nach Resektion kommt es zu einer Phase der Hypersekretion mit erheblichen Flüssigkeits- und Elektrolytverlusten.
   Ernährungsmedizinischer Eingriff: parenterale Flüssigkeits-, Elektrolyt- und Nährstoffzufuhr und ständige Kontrolle, frühzeitig enterale Ernährung über Sonde (MCT, Oligopeptiddiät)
2. Phase (Adaptation), Dauer 4 Wochen bis 12 Monate
   Flüssigkeitsverlust reduziert sich deutlich, enterale Sondenkost (MCT, Oligopeptiddiät), Versuch der Umstellung auf orale Ernährung
3. Phase (Stabilisation), Dauer 3–12 Monate
   Deutlicher Rückgang der Diarrhoe und Steatorrhoe, Symptombehandlung, vollständige Umstellung auf orale Kost, evtl. mit partieller enteraler/parenteraler Ernährung.

Postoperative Ernährungstherapie

Die postoperative Ernährungstherapie hängt ab von:

Verbleibender Restdarmlänge und Adaptationsfähigkeit des Restdarms
- bei Restdarmlänge von 110–115 cm ist ausschließliche orale Ernährung möglich.
- bei Restdarmlänge von 50–70 cm ist ausschließliche orale Ernährung noch möglich, adjuvante parenterale Ernährung ist allerdings oft temporär erforderlich.

Bei einer Dünndarmrestlänge von 30–50 cm muss auf Dauer parenteral ernährt werden.

Ob Ileum oder Jejunum reseziert wurden
- Jejunum-Resektionen: die Nährstoffresorption wird meist gut vom Ileum übernommen.
- Ist die Adaptation nicht ausreichend bzw. die Restlänge zu gering, muss zur Nährstoffdeckung (v.a. Wasser, Mineralstoffe, Spurenelemente) die orale mit der parenteralen Ernährung kombiniert werden
- Terminales Ileum nicht intakt bzw. mitreseziert: Gallensäure- und -salzübertritt ins Kolon und Hemmung der Wasserresorption; chologene Diarrhoe und bei mehr als 100 cm Ileumresektion zusätzlich zu Steatorrhoe
- Dünndarmresektion mit intaktem Kolon: kaum Diarrhoen bei intaktem terminalen Ileum (wg. Gallensäurerückresorption), intaktes Kolon fermentiert nicht genutzte Kohlenhydrate bakteriell zu kurzkettigen Fettsäuren und resorbiert diese.

Ob Ileozäkalklappe mit reseziert wurde (Gefahr der Bakterienüberwucherung des Dünndarmes) evtl. zusätzliche partielle oder totale Kolektomie
- Kolektomie + Ileozökalklappenverlust: weitere große Wasser- und Elektrolytverluste und starke Diarrhoen
- Dünndarmresektionen mit Kolektomie: Wasser- und Elektrolyt(rück)resorption entfällt, Bilanz schwer zu stabilisieren, schlecht therapierbare Diarrhoen

Praktisches Vorgehen der Ernährung

1. Orale Ernährung:
- hochkalorisch (50–60 kcal/kg/d),
- flüssigkeitsreich (stuhl- und harnmengengerecht bilanziert)
- nährstoffreich und ballaststoffarm; Ziel: leicht verdauliche Kost, leichte Vollkost
- Begrenzung der Fette mit langkettigen Triglyzeriden (LCT) (Kriterium: Stuhlfett nicht > 15–20 g/d) und Ersatz durch Fette mit mittelkettigen Triglyzeriden (MCT) (bis max. 50 % der Energiezufuhr); ausreichende Versorgung mit essenziellen Fettsäuren (ca. 10–12 g/d)
- Eiweißanteil ca. 20 % der Energiezufuhr (1,5–2,0 g/kg/d)
- Kohlenhydrate in polymerer Form (Maltodextrin, Stärke)
- Supplementierung durch nährstoffdefinierte oder chemisch definierte Formeldiäten (als Trinknahrung oder per Sonde)
- medikamentöse Substitution defizitärer Nährstoffe: Ca (1–3 g/d), Mg (> 400–600 mg/d), Kalium, Eisen, Zink, Vitamine
- Elektrolyt- und Flüssigkeitssupplementierung
- Vitaminsupplementierung (nach ausgedehnten Resektionen): oral täglich 100 mg Ascorbinsäure, 100 mg Vitamin E; parenteral täglich 1 Ampulle B-Vitaminkomplex, monatlich 30 mg Retinol, 15 mg Cholecalciferol, 10 mg Vitamin K, 200 µg Vitamin B_{12}, 20 mg Folsäure
- häufige (6–9) kleinere Mahlzeiten und anfangs nur zwischen den Mahlzeiten trinken; keine hyperosmolaren (Zucker-)Lösungen, Alkoholkarenz

- bestmögliche Berücksichtigung individueller Unverträglichkeiten und Wünsche

2. **Gastrale/enterale Sondenernährung:**
- als Langzeiternährung indiziert, wenn orale Nahrungsaufnahme nicht mehr ausreichend
- pumpengesteuerte (meist nächtliche) Zufuhr stoffwechseladaptierter, MCT-haltiger, nährstoffdefinierter Formeldiät bzw. Oligopeptiddiät (bei > 75 % Dünndarmverlust)
- Kalkulation von Energiegehalt, Nährstoffzusammensetzung und medikamentöser Nährstoffsupplementierung nach gleichen Grundsätzen wie bei oraler Ernährung

3. **Parenterale Ernährung:**
- als Langzeiternährung indiziert bei stark verkürztem Restdarm unter 60 cm, wenn Ernährungszustand unzureichend ist und auch unter Sondenernährung Ernährungszustand unbefriedigend ist oder bleibt
- Supplementierung von Glutamin (präliminäre Daten)
- bei ausgeprägter Mangelernährung: Kontrolle von Elektrolyten, Kalium, Magnesium, Phosphat, Zink, Folsäure und Vitamin B12
- bei Hypersekretion der Magensäure: Behandlung mit Protonenpumpenhemmer (besonders in Phase 1 und 2)
- bei Diarrhoe: Loperamid und Octreotid
- bei ausgeprägter Steatorrhoe: kohlenhydratreiche Kost sowie Erhöhung der MCT-Fette auf 50-75 %, Gabe von Pankreasenzymen
- bei Gallensäureverlustsyndrom: Colestyramin zur Verhinderung der Entstehung von Gallen- und Nierensteinen
- bei bakterieller Überwucherung: nicht resorbierbare Antibiotika

In den letzten Jahren wurden mehrere neue Substanzen entwickelt, die das Kurzdarmsyndrom oder dessen Symptome beeinflussen. Dazu gehören Ghrelin, Teduglitide und Leptin. Weitere Studien zu Wirkungen dieser Medikamente müssen noch erfolgen.
Eine weitere ernst zu nehmende Alternative bei Kurzdarmsyndrom ist die Dünndarmtransplantation, die in ausgewählten Zentren praktiziert wird.

Chronisch entzündliche Darmerkrankungen (CED)

Die Möglichkeiten der Ernährungstherapie bei CED sind vielfältig, werden jedoch sehr kontrovers diskutiert. Es besteht eine große Diskrepanz zwischen der Beurteilung der Bedeutung der Ernährung zwischen den Patienten und den behandelnden Ärzten. Die Studienlage ist widersprüchlich und die Mechanismen der Wirkung unklar.

Ernährung im akuten Schub

Beim akuten Schub einer CED ist die medikamentöse Behandlung mit Kortikosteroiden und Salizylaten Mittel der Wahl. Bei chronisch entzündlichem Verlauf stehen Immunsuppressiva wie Azathioprin oder anti-TNF-alpha zur Verfügung. Studien zur enteralen Ernährung als alleinige Maßnahme verzeichnen positive Ergebnisse. Enterale Ernährung kann insbesondere bei Morbus Crohn den Krankheitsverlauf in der akuten Phase positiv beeinflussen und eine Remission herbeiführen. Die Wirkung der künstlichen Ernährung ist jedoch geringer als die der Standardtherapie. Die künstliche Ernährung wird daher am ehesten bei Kindern eingesetzt, bei denen die Primärtherapie mit Kortikosteroiden vermieden werden soll. Auch Patienten, die keine Steroidtherapie wünschen, diese nicht vertragen oder die bereits unter schweren Nebenwirkungen leiden (Vollmondgesicht, Psychose, Osteoporose), profitieren von der Ernährungstherapie.

Als sicher gilt, dass die verschiedenen Varianten der künstlichen Ernährung zur Verbesserung des Ernährungszustandes beitragen. Eine enterale Ernährung ist weiterhin für Kinder mit Wachstumsstörungen sinnvoll.

Die Patienten vertragen im akuten Schub nur wenige Lebensmittel. Aus Angst vor Beschwerden essen sie oft sehr einseitig. Aus diesen Gründen kann die enterale Zusatzernährung (z.B. 500 kcal/d) sinnvoll sein. Zum Einsatz kommt die chemisch definierte Diät oder eine nährstoffdefinierte Diät.

Eine parenterale Ernährung wird in schweren Fällen zum Beispiel bei Patienten mit sehr schlechtem Ernährungszustand oder intestinalen Komplikationen, wie hochgradigen Stenosen und massiv produktiven Fisteln, nur kurze Zeit und in Verbindung mit Medikamenten durchgeführt.

Spezifische Diäten, wie spezielle Kohlenhydrat-Diäten (Meidung von Ballaststoffen, Meidung von Ballaststoffen aus Getreide) oder kohlenhydratarme Diäten sind wissenschaftlich nicht belegt und führen im Einzelfall sogar zu Mangelsyndromen.

Ernährung in der Remission

Während vor 30 Jahren die Schonkost (ballaststoffarm, enthielt wenig Gewürze und Fett) häufiges Therapiekonzept war, gilt heute die individualisierte leichte Vollkost als Ernährung der Wahl. Grundsätzlich sind Nahrungsmittelunverträglichkeiten bei Patienten mit CED häufiger als bei Gesunden. Die Patienten müssen austesten, was ihnen bekommt, damit sie sich möglichst vollwertig ernähren können.

Tabelle 3.3: Häufigkeit nutritiver Störungen bei entzündlichen Darmerkrankungen

	Morbus Crohn	Colitis ulcerosa
Untergewicht	70 %	18-55 %
Laktoseintoleranz	30-40 %	25-65 %
Hypalbuminämie	25-80 %	0-10 %
Anämie	25-85 %	22-68 %
• Folsäuremangel	50-79 %	5-20 %
• B12-Mangel	16-39 %	8-30 %
• Eisenmangel	10-44 %	30-80 %
Osteopathien	24-39 %	0-15 %
Essenzielles Fettsäuremangelsyndrom	2-5 %	0-2 %
Kalziummangel	20-60 %	0-46 %
Magnesiummangel	30-68 %	2-55 %
Zinkmangel	42-92 %	12-52 %

Leber

Leberzirrhose

Durch eine über Jahrzehnte bestehende Lebererkrankung gleich welcher Ursache kommt es zur Aufhebung und zum Umbau der Leberarchitektur, die in einer überschießenden Neubildung von Leberzellen (Regeneratknoten) und Bildung von Fibrosesträngen mündet. Eine bestehende Leberzirrhose kann lange komplikationsfrei bleiben, wenn die Ursache (z.B. Alkoholabusus) erfolgreich behandelt wird. Eine Leberschonkost zur Behandlung von Gallenwegs- und Lebererkrankungen ist heute nicht mehr angezeigt. Im Vordergrund steht eine adäquate Energie- und Nährstoffzufuhr.

Ernährung bei kompensierten Lebererkrankungen Child A+(B)

Es gilt eine ausgewogene, leichte, fettreduzierte und nicht übermäßig gesalzene Kost einzuhalten. Es bedarf ansonsten keiner speziellen diätetischen Maßnahmen. Treten jedoch vermehrt Lebensmittelunverträglichkeiten mit Magen-Darm-Beschwerden auf (z.B. Völlegefühl, Übelkeit, Schmerzen, Blähungen und Durchfall), sind die Empfehlungen der leichten Vollkost mit einzubeziehen. Individuelle Unverträglichkeiten lassen sich z.B. anhand eines Ernährungs- und Symptomtagebuchs erfragen.

Ernährung bei fortgeschrittenen Lebererkrankungen Child (B)+C

Es gelten je nach individueller Situation Einschränkungen, da die Möglichkeit einer plötzlichen Verschlechterung der Leberfunktion mit der Folge einer Enzephalopathie oder der Aszitesbildung besteht. Bei Verschlechterung wird die Nahrungszufuhr nach dem klinischen Bild und den Laborwerten eingerichtet. Die Notwendigkeit muss regelmäßig überprüft werden, da sie zum Abbau körpereigener Eiweißreserven mit Abnahme der Muskelmasse führt und eine Abwehrschwäche des Immunsystems zur Folge haben kann. Eine dekompensierte Leberzirrhose geht häufig mit einer Mangelernährung einher. Es ist daher entscheidend, auf eine ausreichende Energie- und Proteinzufuhr zu achten. Wird diese Energiezufuhr über die Nahrung nicht erreicht (wegen Übelkeit, Erbrechen, Appetitlosigkeit oder therapeutischer Maßnahmen), können Trinknahrungen mit hoher Nährstoffdichte und genauer Bilanzierung der Nahrungsbestandteile eingesetzt werden. Ziel ist es, einer katabolen Stoffwechsellage vorzubeugen und dadurch der Ausprägung einer Protein-Energie-Malnutrition entgegenzuwirken. Ein Proteinmangel tritt bei 80 % der Patienten im fortgeschrittenen Zirrhose-Stadium auf. In der Regel sind pflanzliche Proteinquellen sowie Milch- und Milchprodukte verträglicher als tierische Proteinquellen wie Fleisch und Wurstwaren.
Bei einer hepatischen Enzephalopathie ist eine proteinarme Ernährung nicht grundsätzlich, sondern nur zeitlich begrenzt erforderlich.
Bei vielen Patienten mit Leberzirrhose liegt eine diabetische Stoffwechsellage vor. Daher ist es sinnvoll, niedermolekulare Kohlenhydrate zu meiden und komplexe Koh-

lenhydrate zu bevorzugen. Durch ballaststoffreiche Varianten kann die Blutglukose-konzentration positiv beeinflusst werden. Zudem können toxische Abbauprodukte im Darm gebunden und vermehrt ausgeschieden werden.

Da Patienten mit einer ausgeprägten Leberzirrhose verringerte Speicherkapazitäten für Nährstoffe aufweisen, geraten sie schnell in einen Hungerstoffwechsel. Lange Nüchtern-zeiten sollten möglichst vermieden werden; viele kleine, über den Tag verteilte Mahlzeiten sind empfehlenswert. Eine Spätmahlzeit kann Hypoglykämien in der Nacht vorbeugen.

Bei Aszites und Ödemen ist eine Einschränkung der Salzzufuhr auf eine salzarme bzw. salzreduzierte Kostform (ca. 5 g/d) erforderlich. Beachtet werden müssen dabei jedoch die Laborparameter: Bei Patienten mit einem Serum-Natrium von > 125 mmol/l ist eine Flüssigkeitsrestriktion nicht erforderlich, bei Patienten mit einer ausgeprägten Hypo-natriämie (< 125 mmol/l) kann eine Flüssigkeitsrestriktion von 1,5 l/Tag sinnvoll sein.

Bei Ösophagus- und Fundusvarizen kann aufgrund der leicht verletzbaren Blutgefäße auf eine weichere Kost (stets gut gekaut und zerkleinert, ggf. passiert) umgestellt wer-den. Harte und scharfkantige Lebensmittel (wie Knäckebrot, hartes Obst und Gemü-serohkost) sollten dann gemieden werden.

Zusammenfassung Leberzirrhose

Allgemein	konsequente Alkoholkarenz häufige Mahlzeiten Spätmahlzeit! (Vermeidung nächtlicher Hypoglykämien) Gewichtskontrolle
bei Aszites und Ödemen	Salzreduktion und Trinkmengenbeschränkung
Energie	35–40 kcal/kg KG
Eiweiß	≥ 1,2–1,5 g/kg KG (bei hepatischer Enzephalopathie (HE) Grad I-III: temporär < 1,2–1,5 g/kg KG bei HE Grad IV: Supplementierung von verzweigtkettigen Aminosäuren
Kohlenhydrate	50 %
Fett	35 % (evtl. mittelkettige Triglyzeride)
Vitamin- und Mineralstoffsubstitution	Zink und Vitamin A (oft klinisch inapparenter Mangel) Vitamin D zur Osteoporoseprophylaxe Vitamin K bei plasmatischen Gerinnungsstörungen Vitamin B1 (Thiamin bei Wernicke-Enzephalopathie, periphere Neuropathie, Myopathie Vitamin B2 bei Rhagaden, Cheilosis Vitamin B6 bei peripherer Neuropathie, Krämpfen, Rhagaden, Cheilosis, Stomatitis Folsäure bei makrozytärer Anämie (allerdings oft alkohol- toxisch bedingt)
KG: Körpergewicht; HE: hepatische Enzephalopathie	

Bei schwerer Mangelernährung und fortgeschrittener Zirrhose ist der Einsatz hoch-molekularer Trink- und Sondennahrung mit hoher Energiedichte anzustreben, um eine ausgeglichene Flüssigkeits- und Energiebilanz zu gewährleisten.

Akutes Leberversagen

Die Ernährung bei ALV (acute liver failure) und ACLV (acute on chronic liver failure) unterscheidet sich nicht wesentlich von anderen kritischen Erkrankungen. Die enterale Ernährung ist zu bevorzugen. Dabei werden hochmolekulare Diäten oral oder bei Incompliance über eine Magensonde gegeben. Es besteht ein erhöhter Kalorienbedarf bei ALV und Alkoholhepatitis-bedingten ACLV. Eine hyperkalorische Ernährung hemmt den Eiweißkatabolismus nicht, sondern verursacht eine Hyperglykämie und Hyperlipidämie. Fette werden als Kalorienträger in Form mittelkettiger und langkettiger Triglyzeridgemische angeboten, sofern der Triglyzeridspiegel unter 260 mg/dl bleibt. Das ALV ist durch eine Störung der Glukoneogenese und eine periphere Insulinresistenz gekennzeichnet. Deshalb kommt es häufig zur Hypoglykämie bzw. bei Glukosezufuhr zu einer Hyperglykämie. Das erfordert ein Monitoring der Blutglukose und ggf. die parenterale Glukose- und/oder Insulinsubstitution (bis zu 6 IE/h über Perfusor i.v., Ziel. 5–10 mmol/l). Der Aminosäurebedarf sollte auch bei hepatischer Enzephalopathie gedeckt werden, die Substitution von verzweigtkettigen Aminosäuren bzw. L-Ornithinaspartat senkt den Anteil der aromatischen Aminosäuren bzw. den Ammoniakspiegel im Serum und bessert wahrscheinlich die Enzephalopathie, hat aber keinen gesicherten Einfluss auf das Hirnödem oder die Überlebensrate (Evidenzgrad III-C). ALV und ACLV können besonders bei Mangelernährung oder Alkoholismus zu schweren substitutionsbedürftigen Elektrolytentgleisungen (Hypokaliämie, Hyponatriämie, Phosphatmangel und Hypomagnesiämie) führen, die eine Enzephalopathie und ein Hirnödem begünstigen.

Zusammenfassung akutes Leberversagen

Energie	25–30 kcal/kg/Tag (enterale Ernährung besser als total parenterale Enährung)[1], hyperkalorische Ernährung vermeiden
Eiweiß (Aminosäuren)	0,8–1,2 g/kg KG
Kohlenhydrate	Glukose 2–4 g/kg KG
Fett	0,8–1,2 g/kg KG
Vitamine	eventuell Vitamine (Thiamin[2], Multivitaminpräparate, Folsäure, Vitamin K)
Ausgleich von Säure-Basen- und Elektrolytstörungen	Phosphat, Magnesium etc.
hepatische Enzephalopathie	Laktulose (3-mal 20–50 ml oral bzw. 3-mal Einlauf [300 ml+700 ml Wasser]) ± Rifaximin 2-mal 550 mg
	Flumazenil (probatorisch 0,5 mg i.v., keine Dauertherapie

KG: Körpergewicht

[1] Sondenernährung (duodenal, jejunal) mit hochmolekularer Flüssigkost (1 kcal/ml; 285 mosmol/kg), einschleichend von 50 ml/h auf 100–150 ml/h. Vorsicht bei Darmatonie (ggf. Metoclopramid), bei Diarrhoe und Resorptionsstörung (Stuhlbakteriologie, ggf. Metronidazol oral). Total parenterale Ernährung (TPN) ist möglichst zu vermeiden, da sie komplikationsträchtiger und meist nicht nötig ist (Evidenzgrad III,B). Selektive Darmdekontamination (SDD, 6-stündlich 100 mg Colistin, 80 mg Tobramycin, 500 mg Amphotericin B) bei ALV ist umstritten (Evidenzgrad II-3,C). Substitution von Vitamin K nur initial und nach langer antibiotischer Therapie.

[2] besonders bei Mangelernährten (z.B. Alkoholismus) mit ACLV (Evidenzgrad II-3,B).

Literatur

Al-Omran M, Albalawi ZH, Tashkandi MF et al.: Enteral versus parenteral nutrition for acute pancreatitis. Cochrane Database Syst Rev 2010:CD002837

Besselink MG, van Santvoort HC, Buskens E et al.: Probiotic prophylaxis in predicted severe acute pancreatitis: a randomised, double-blind, placebo-controlled trial. Lancet 371 (2008) 651–659

Dignass A, Van Assche G, Lindsay JO et al.: The second European evidence-based consensus on the diagnosis and management of Crohn's disease: Current management Journal of Crohn's and Colitis 4 (2010) 28–62

Eckerwall GE, Tingstedt BB, Bergenzaun PE et al.: Immediate oral feeding in patients with mild acute pancreatitis is safe and may accelerate recovery – a randomized clinical study. Clin Nutr 26 (2007) 758–763

Efsen E, Jeppesen PB: Modern treatment of adult short bowel syndrome patients. Minerva Gastroenterol Dietol. 57 (2011) 405–417

Ferenci P, Lockwood A, Mullen K et al.: Hepatic encephalopathy—definition, nomenclature, diagnosis, and quantification: final report of the working party at the 11th World Congresses of Gastroenterology, Vienna, 1998. Hepatology 35 (2002) 716–721

Gerbes AL, Gülberg V, Sauerbruch T et al.: German S 3-guideline „Ascites, spontaneous bacterial peritonitis, hepatorenal syndrome." Z Gastroenterol. 49 (2011) 749–779

Gianotti L, Meier R, Lobo DN et al.: ESPEN Guidelines on Parenteral Nutrition: pancreas. Clin Nutr 28 (2009) 428–435

Gundling F, Schepp W: Ernährung bei Leberzirrhose. Aktueller Stand der Diagnostik und Therapie. Deutsche Medizinische Wochenschrift 133 (2008) 846–851

Kasper H: Ernährungsmedizin und Diätetik. München: Urban & Fischer, 11. Auflage (2009)

Kumar A, Singh N, Prakash S et al.: Early enteral nutrition in severe acute pancreatitis: a prospective randomized controlled trial comparing nasojejunal and nasogastric routes. J Clin Gastroenterol 40 (2006) 431–434

Ledochowski M (Hrsg.): Klinische Ernährungsmedizin. Wien: Springer (2010)

Lübke H, Meier R, Lochs H et al.: DGEM Leitlinie Enterale Ernährung: Gastroenterologie. Aktuelle Ernährungsmedizin 28 (2003) 69–86

McClave SA, Greene LM, Snider HL et al.: Comparison of the safety of early enteral vs parenteral nutrition in mild acute pancreatitis. JPEN J Parenter Enteral Nutr 21 (1997) 14–20

Meier R, Ockenga J, Pertkiewicz M et al.: ESPEN Guidelines on Enteral Nutrition: Pancreas. Clin Nutr 25 (2006) 275–284

Petrov MS, Correia MI, Windsor JA: Nasogastric tube feeding in predicted severe acute pancreatitis. A systematic review of the literature to determine safety and tolerance. JOP 9 (2008) 440–448

Plauth M, Cabré E, Riggio O et al.: ESPEN Guidelines on Enteral Nutrition: Liver disease. Clinical Nutrition 25 (2006) 285–294

Plauth M, Ferenci P, Hom E et al.: DGEM-Leitlinie Enterale Ernährung: Hepatologie. Aktuelle Ernährungsmedizin 28 Supplement 1 (2003) 87–92

Schauder P, Ollenschläger G (Hrsg.): Ernährungsmedizin. Prävention und Therapie. München: Urban & Fischer, 3. Auflage (2006)

Teich N, Aghdassi A, Fischer J et al.: Optimal timing of oral refeeding in mild acute pancreatitis: results of an open randomized multicenter trial. Pancreas 39 (2010) 1088–1092

Thompson JS, Rochling FA, Weseman RA et al.: Current management of short bowel syndrome. Curr Probl Surg. 49 (2012) 52–115

Uko V, Radhakrishnan K, Alkhouri N: Short bowel syndrome in children: current and potential therapies. Paediatr Drugs 14 (2012) 179–188

3.2 Antibiotika und Ernährung

Thomas Grünewald

Einleitung

Die Ära der antimikrobiellen Therapie, die 1928 mit der Entdeckung des Penicillins durch Sir Alexander Fleming begann, hat in vielen Bereichen der Medizin zu einer revolutionären Umwälzung der therapeutischen Procedere geführt. Schon am Beginn der Geschichte der Antibiotika, die neben dem Penicillin dann in schneller Abfolge auch die Entwicklung des ersten synthetischen Chemotherapeutikums, des Sulfonamids Salvarsan und des Antibiotikums Streptomycin sah, waren die klinischen Erfolge eindrücklich. Gerade im 2. Weltkrieg konnte durch den Einsatz des Penicillins eine erhebliche Zahl an Wundinfektionen behandelt werden, die zuvor unweigerlich den Tod des Patienten durch Infektionen wie Gasbrand oder die Staphylokokken-Sepsis nach sich gezogen hätten.

Der (berechtigten) Euphorie der ersten Jahre und Jahrzehnte steht heute jedoch eine nicht unerhebliche Skepsis der Anwendung dieser Substanzen entgegen. Die sogenannten „magic bullets" haben sich im Zeitalter der Multiresistenz nur allzu oft als ineffektiv erwiesen. Ebenso hat die unkritische Anwendung dieser Substanzen beim Menschen, aber auch in der Tiermedizin zu weiteren Problemen wie dem Auftreten neuer Krankheitsentitäten, wie die *Clostridium difficile*-Infektion (CDI), geführt. Ein großer Teil der heute verwandten antimikrobiellen Substanzen hat zudem ein nicht zu unterschätzendes Wechselwirkungspotenzial, welches z.T. zu lebensbedrohlichen Interaktionen mit anderen regulär eingesetzten Pharmaka führt.

Antibiotika und Ernährung – Grundlagen

Die Wechselwirkungen zwischen antimikrobiellen Therapeutika und der Ernährungsmedizin sind hochkomplex und umfassen neben der Beziehung des Wirtes zur applizierten Substanz auch als wesentlichen Bestandteil das intestinale Mikrobiom (Abbildung 3.1). Die Effekte der antimikrobiellen Therapie bzw. der Modulation dieses „Organsystems" (früher auch etwas verkürzt Darmflora genannt) sind bislang nur wenig verstanden und können erst heute mit den modernen Methoden der Gentechnik (Hochleistungssequenzierung, genomisches Massenscreening ect.) analysiert werden. Man versucht, die teilweise deletären Effekte der antimikrobiellen Therapie auf das intestinale Mikrobiom durch die Gabe von Prä- und Probiotika abzuschwächen.

Bei der Einleitung einer antimikrobiellen Therapie muss man sich der Tatsache bewusst sein, dass eben nicht nur die Pathogene am Ort der Infektion eliminiert werden, sondern zudem auch die Symbionten des intestinalen, mukosalen als auch kutanen Mikrobioms, die im Laufe der Evolution Stoffwechselleistungen und andere Aufgaben übernommen haben, zu denen der menschliche Organismus alleine nicht in der Lage wäre.

Abbildung 3.1: Interaktion antimikrobieller Substanzen mit Wirt, intestinalem Mikrobiom und zu eliminierendem Pathogen.

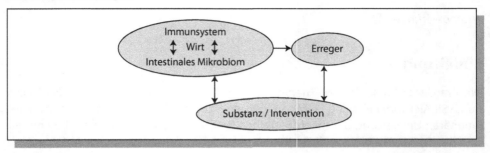

Wechselwirkungen von Antibiotika

Die unterschiedlichen Antibiotika-Klassen haben in Abhängigkeit von ihrer chemischen Struktur und ihrer Wirkungsweise ein teils nicht unerhebliches Interaktions- und Wechselwirkungspotenzial mit verschiedenen Nahrungsmitteln (eine Zusammenfassung solcher Wirkungen für die wichtigsten Substanzklassen findet sich in Tabelle 3.4). Diese Effekte können klassen-, aber auch substanzspezifisch sein; ihre klinische Relevanz kann von vernachlässigbaren Wirkungen (z.B. Vitamin-K-Antagonismus bei ß-Lactamen) bis hin zu lebensbedrohlichen Problemen reichen (maligne Herzrhythmusstörungen durch Makrolide oder Fluorochinolone).

Tab. 3.4: Interaktionen gängiger Antibiotika mit Nahrungsmitteln und ernährungsrelevante Einflussfaktoren dieser Substanzen. Es ist evident, dass die Infektionen neben den spezifischen Komplikationen der applizierten Lösungen die größte Gruppe darstellen.

Antimikrobielle Substanzklasse	Spezifische Effekte/Interaktionen
ß-Lactame • (Amino)penicilline • Acylureidopenicilline • Cephalosporine • Carbapeneme • Monobactame	**Klasseneffekte:** • Vitamin K-Antagonismus (nur bei Monobactamen geringer ausgeprägt) • Substanzen mit stärkerer Proteinbindung bei Proteinmangel mit veränderter Pharmakokinetik und modifizierter Toxizität
Makrolide und Azalide • Erythromycin • Klarithromycin, Roxithromycin • Azithromycin	**Klasseneffekte:** • kritisches Interaktionspotenzial mit allen Nahrungsmitteln wie z.B. Grapefruitsaft oder Curcuma (und Pharmaka), die über das CYP450-System metabolisiert werden (Verlängerung der QT-Zeit mit Herzrhythmusstörungen) Erythromycin: beschleunigt als Motilin-Rezeptor-Agonist den orozökalen Transit
Fluorochinolone • Ciprofloxacin • Levofloxacin • Moxifloxacin	**Klasseneffekte:** • kritisches Interaktionspotenzial mit allen Nahrungsmitteln wie z.B. Grapefruitsaft oder Curcuma (und Pharmaka), die über das CYP450-System metabolisiert werden (Verlängerung der QT-Zeit mit Herzrhythmusstörungen)

Tetracycline / Glycylcycline • Tetracyclin • Doxycyclin, Minocyclin • Tigecyclin	**Klasseneffekte:** • Chelatbildung mit zwei- und dreiwertigen Kationen (Magnesium, Calcium, Eisen, Aluminium), sodass bei gleichzeitiger Einnahme calciumreicher Nahrung die Wirksamkeit beeinträchtigt werden kann. Ebenso besteht das Risiko einer Osteoporose bei längerfristiger Einnahme (Monate bis Jahre wie bei der Akne oder zur Malariaprophylaxe) durch unzureichenden Knocheneinbau des mit der Nahrung aufgenommenen Calciums
Lincosamine • Clindamycin	Verminderung der gastrointestinalen Resorption (sekundäre Malassimilation) durch Induktion von Diarrhoen
Aminglykoside • Gentamicin, Tobramycin, u.a. • Streptomycin, Capreomycin	keine wesentlichen spezifischen Effekte beschrieben
Glycopeptide • Vancomycin • Teicoplanin	keine wesentlichen spezifischen Effekte beschrieben
Oxazolidinone • Linezolid	**Klasseneffekte:** • durch MAO-A- und MAO-B-Hemmung bei hoher nutritiver Tyramin-Belastung (einige Käse- und Wurstsorten, Bananen, Schokolade) sympatikomimetisches Syndrom (RR ↑, Tachykardie, Schwitzen)

Ernährung und Auswirkungen auf den Verlauf der antimikrobiellen Therapie

Neben den o.g. Wechselwirkungen und Interaktionen gibt es zudem eine klare Beziehung zwischen der Qualität des Ernährungsstatus und dem Outcome bei schweren oder chronischen Infektionen.

Besonders anschauliche Beispiele finden sich hierfür bei der Tuberkulose und der HIV-Infektion:

Der Therapieerfolg bei Behandlung einer Tuberkulose ist neben der adäquaten Medikamentenauswahl auch vom BMI des Patienten sowie von der Konzentration des aktiven Vitamin D im Serum abhängig. Es spielen dabei also neben den klassischen nutritiven Faktoren auch immunologische Determinanten (Vitamin D = Immunmodulator bei granulomatösen Erkrankungen) eine Rolle, so dass heute die Substitution von Vitamin D im Rahmen einer floriden Tuberkulose bei nachgewiesenem Mangel ein Standard ist.

Ganz anders stellt sich die Situation bei der HIV-Infektion dar: neben der Tatsache, dass eine Supplementierung von Vitamin A die Inzidenz der Diarrhoe bei Neugeborenen und Säuglingen reduziert und damit mit der spezifischen antiviralen Therapie synergistisch wirksam ist, hat man lange Zeit gedacht, dass die Gabe einer antiviralen Prophylaxe beim Neugeborenen zusammen mit einer Formula-Ernährung das Risiko postnataler Infektionen und damit auch die Sterblichkeit reduziert. Dieses hat sich jedoch in großen Untersuchungen in Afrika und Asien keineswegs bestätigt. Im Gegenteil, oftmals haben die Kinder, die über mindestens sechs Monate gestillt wurden, trotz der Ansteckung mit HIV eine niedrigere Sterblichkeit, so dass das heutige

Prozedere in einer Kombination von antiviraler Prophylaxe über einen verlängerten Zeitraum (> sechs Monate) und Stillen sowie Therapie der mütterlichen HIV-Infektion besteht. Es ist evident, dass hier die Vorteile einer antiviralen Therapie bzw. Prophylaxe nur gemeinsam mit einer gesicherten optimalen Ernährung greifen – eine Interaktion antiinfektiver Pharmaka, die vielen Menschen nicht bewusst ist.

Antibiotika in der Nahrungskette

Der Einsatz antimikrobieller Substanzen nicht nur in der Humanmedizin, sondern auch und in erheblichem Maße in der (industriellen) Tierzucht hat zu völlig neuen Implikationen auch für die Behandlung von Infektionen beim Menschen geführt. Wir stehen heute dem Problem der Verbreitung multiresistenter Erreger (sog. MRE) durch Nahrungsmittel gegenüber. Untersuchungen des Bundes für Umwelt und Naturschutz (BUND e.V.) haben gezeigt, dass mehr als 50 % (in 11/20 Proben) der in deutschen Supermärkten getesteten Proben mit MRE (MRSA oder ESBL-Bildner) kontaminiert waren. Dieses ist offenbar zwei Umständen geschuldet: dem Vorhandensein natürlicher Resistenzen von in der belebten Umwelt vorkommenden apathogenen Bakterien, die diese Resistenzeigenschaften mittels mobiler genetischer Elemente an humanpathogene Bakterien übertragen können, und der Selektion resistenter Erreger durch den massiven Einsatz in der Massentierhaltung, bei dem nicht nur erkrankte Tiere, sondern auch die in räumlicher Nähe befindlichen gesunden Tiere „prophylaktisch behandelt" werden. Hier steht zu vermuten, dass uns der intensive Einsatz von Antibiotika in der Nahrungsmittelproduktion und damit in der Nahrungsmittelkette, als auch die Kontamination von Trinkwasserreservoirs, wie sie in den nichtindustriellen Ländern oder Schwellenländern Asiens und Afrikas oftmals vorkommt, noch vor erhebliche Probleme stellen wird. Eigene Untersuchungen bei Reiserückkehrern aus Asien und Afrika zeigen bei 50–80 % der Untersuchten eine intestinale Besiedlung mit MRE [eigene Daten, 2012; Publikation in Vorbereitung].

Mittelbare Probleme durch den Einsatz antimikrobieller Substanzen

Neben den direkten Effekten und Wechselwirkungen von Antibiotika mit Nahrungsmitteln gibt es auch sekundäre oder mittelbare – meist unerwünschte – Effekte: als wesentliches stellt sich die antibiotikaassoziierte Diarrhoe (AAD) dar, die nach der Einnahme eines jedweden Antibiotikums auftreten kann. Die schwerste Verlaufsform der AAD stellt die Clostridium difficile-assoziierte Diarrhoe (CDAD), heute besser Clostridium difficile-Infektion (CDI) genannt, dar. Neben einer hohen Sterblichkeit (Daten in Studien liegen bei 3–25 %! Zum Vergleich: die Sterblichkeit an Lassa-Fieber bei Ausbrüchen in Westafrika beträgt ca. 5 %!) hat sie nicht nur eine exorbitante medizinische Bedeutung in der Klinik, sondern stellt auch einen nicht unwesentlichen ökonomischen Faktor dar. Dieses wird verständlich, wenn man sich das Ausmaß der Infektion makroskopisch (Abbildung 3.2a) und mikroskopisch (Abbildung 3.2b) ansieht. Die Zerstörung der Dickdarmmukosa führt zu einer schweren sog. exsudativen Enteropathie, die ein massives Proteinverlustsyndrom zur Folge hat. Die Albuminkonzentration im Serum gehört folgerichtig auch zu den Markern einer schweren Infektion, und erniedrigte Werte sind mit einer schlechteren Prognose hinsichtlich des Outcomes behaftet.

Abbildung 3.2: a) Endoskopisches Bild aus dem Colon descendens einer schweren Clostridium difficile-Infektion mit der typischen Pseudomembranenbildung. b) Histologische Aufnahme (400x, HE-Färbung) einer schweren Clostridium difficile-Infektion mit Zerstörung der mukosalen Integrität und den typischen eruptiven sog. „vulcano"-Läsionen (Pfeil), die aus Leukozyten-Debris und Fibrin bestehen.

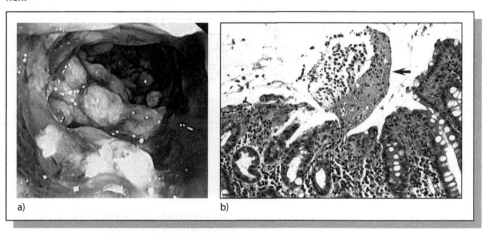

a)   b)

Prinzipiell ist das Auftreten einer CDI nach jedem Antibiotikum möglich, einige Substanzklassen (Cephalosporine der dritten und vierten Generation, Fluorochinolone der zweiten und vor allem der dritten und vierten Generation) spielen jedoch heute eine größere Rolle bei der Betrachtung der Epidemiologie. Typischerweise sind in Deutschland und in den meisten Ländern Europas bei der CDI vor allem ältere und multimorbide Patienten, die oftmals ohnehin schon fehl- oder mangelernährt sind, betroffen, und die Erkrankung ist vor allem eine Krankenhaus-assoziierte Infektion. In Ländern wie Kanada oder den USA kann es auch im ambulanten Setting zur CDI kommen. Allen Epidemiologien gemein ist der Faktor einer stattgehabten antimikrobiellen Therapie.

Die Behandlung stützt sich auf zwei Säulen: die Therapie des Erregers mit spezifischen Antibiotika (Zusammenfassung der eingesetzten Substanzen in Tabelle 3.5) und die supportive Therapie (enterale/parenterale Ernährung, Versuch der Wiederherstellung des intestinalen Mikrobioms). Zwei interessante Ansätze sind hier zu erwähnen: zum einen die Gabe von Prä-und/oder Probiotika, die sowohl prophylaktisch, therapeutisch oder auch zur Metaphylaxe bzw. Sekundärprophylaxe eingesetzt werden. Die Datenlage insbesondere für die prophylaktische Anwendung ist mittlerweile nach zwei großen Meta-Analysen recht gut. Der zweite Ansatz stellt die „Transplantation" von Bakterien oder – einfacher durchzuführen – Stuhl mit dem Mikrobiom eines gesunden, möglichst verwandten Spenders dar. Auch hier liegen die Erfolgsraten gerade bei Patienten, die auf eine konventionelle Therapie schlecht oder gar nicht angesprochen haben, bei über 60 %. Weitere neuere Ansätze zielen auf die prinzipielle Prävention durch eine vorbeugende Impfung und die Ausschaltung der pathogenetisch bedeutsamen Bakterientoxine durch monoklonale Antikörper.

Tab. 3.5: Antibiotika mit klinischer und mikrobieller Wirksamkeit gegen *Clostridium difficile*.

Wirkstoff/Substanz	Einzeldosis	Dosierungsintervall
Metronidazol*	400–500 mg	3-mal/d
Vancomycin*	125–500 mg	4-mal/d
Rifaximin#	200–400 mg	2–3-mal/d
Fusidinsäure***	250–500 mg	3-mal/d
Bacitracin***	25 000 IU	4-mal/d
Nitazoxanid**	500 mg	2–3-mal/d
Tigecyclin#	50 mg	2-mal/d
Fidaxomicin**	200 mg	2-mal/d

*Standardtherapieoptionen
**in anderen Ländern zur Therapie der *Clostridium difficile*-Infektion zugelassen
***in Deutschland für andere Indikationen zugelassen
#in Deutschland für andere Indikationen zugelassen, in anderen Ländern zur Therapie der CDI zugelassen

Literatur

Birkel K: Analyse von Fleischproben auf MRSA und ESBL-produzierende Keime – Fragen und Antworten. Pressemitteilung des BUND e.V., 24. Januar 2012

Bhullar K, Waglechner N, Pawlowski A, Koteva K, Banks ED, Johnston MD, Barton HA, Wright GD: Antibiotic Resistance is Prevalent in an Isolated Cave Microbiome. PLoS ONE 7 (2012) e34953

Brandt LJ, Borody TJ, Campbell J: Endoscopic fecal microbiota transplantation: "First Line" Treatment for Severe *Clostridium difficile* Infection? J Clin Gastroenterol 45 (2011) 655–657

Chocano-Bedoya P, Ronnenberg AG: Vitamin D and tuberculosis. Nutr Rev 67 (2009) 289–293

Grünewald T, Frenzel S, Decker M, Lindner B, Sultzer R, von Eichel-Streiber C, Ruf BR: Nosokomiale Epidemiologie und Transmission der *Clostridium difficile*-Infektion. Dtsch Med Wochenschr 126 (2001) 519–522

Grünewald T, Kist M, Mutters R, Ruf BR, Kern WV: Clostridium difficile-Infektion. Dtsch Med Wochenschr 135 (2010) 699–703

Hempel S, Newberry SJ, Maher AR, Wang Z, Miles JNV, Shanman R, Johnsen B, Shekelle PG: Probiotics for the Prevention and Treatment of Antibiotic-Associated Diarrhea. A Systematic Review and Meta-analysis. JAMA 307 (2012) 1959–1969

Humphreys EH, Smith NA, Azman H, McLeod D, Rutherford GW: Prevention of diarrhoea in children with HIV infection or exposure to maternal HIV infection. Cochrane Database Syst Rev (2010); CD008563

Landesamt für Natur, Umwelt und Verbraucherschutz Nordrhein-Westfahlen. Abschlussbericht: Evaluierung des Antibiotikaeinsatzes in der Hähnchenhaltung. Pressemitteilung. Recklinghausen, 14. November 2011

Lee YK, Mazmanian SK: Has the Microbiota Played a Critical Role in the Evolution of the Adaptive Immune System? Science 330 (2010) 1768

Luong K, Nguyen LT: Impact of vitamin D in the treatment of tuberculosis. Am J Med Sci 341 (2011) 493–498

Kuhn L, Aldrovandi G: Survival and health benefits of breastfeeding versus artificial feeding in infants of HIV-infected women: developing versus developed world. Clin Perinatol 37 (2010) 843–862

McFarland LV: Evidence-based review of probiotics for antibiotic-associated diarrhea and *Clostridium difficile* infections. Anaerobe 15 (2009) 274–280

Merle R, Hajek P, Käsbohrer A, Hegger-Gravenhorst C, Mollenhauer Y, Robanus M, Ungemach FR, Kreienbrock L: Monitoring of antibiotic consumption in livestock: a German feasibility study. Prev Vet Med 104 (2012) 34–43

Mitchell BG, Gardner A: Mortality and *Clostridium difficile* infection. Antimicrob Resist Infect Control 30 (2012) 20

Nnoaham KE, Clarke A: Low serum vitamin D levels and tuberculosis: a systematic review and meta-analysis. Int J Epidemiol 37(1) (2008) 113–119

Sato S, Tanino Y, Saito J, Nikaido T, Inokoshi Y, Fukuhara A, Fukuhara N, Wang X, Ishida T, Munakata M: The relationship between 25-hydroxyvitamin D levels and treatment course of pulmonary tuberculosis. Respir Investig 50 (2012) 40–45

Sekirov I, Russell SL, Antunes CM, Finlay BB: Gut Microbiota in Health and Disease. Physiol Rev 90 (2012) 859–904

Turnbaugh PJ, Ley RE, Hamahy M, Fraser-Liggett CM, Knight R, Gordon JI: The Human Microbiome Project. Nature 448 (2007) 804–810

Wiegand PN, Nathwani D, Wilcox MH, Stephens J, Shelbaya A, Haider S: Clinical and economic burden of *Clostridium difficile* infection in Europe: systematic review of healthcare-facility-acquired infection. J Hosp Infect 81 (2012) 1–14

Wuehler SE, Hess SY, Brown KH: Accelerating improvements in nutritional and health status of young children in the Sahel region of Sub-Saharan Africa: review of international guidelines on infant and young child feeding and nutrition. Matern Child Nutr (Suppl. 1) (2011) 6–34

3.3 Neurologische Erkrankungen

Andreas H. Leischker

Grundlage des Kapitels ist die Arbeit der AG Neurologie der DGEM.
Folgende Mitarbeiter waren wesentlich an der Leitlinienerstellung und damit am Inhalt dieses Kapitels beteiligt:
Dr. Beate Schlegel, Stuttgart
PD Dr. Busch, Gelsenkirchen
Prof. Dr. Rainer Wirth, Borken und Erlangen-Nürnberg
Prof. Dr. Jens Kondrup, Kopenhagen
Prof. Dr. Rainer Dziewas, Münster
Dr. Martin Jäger, Dinslaken
Frau Smoliner, Borken

Screening und Assessment auf Dysphagie

Die Studien zu Screening und Assessment auf Dysphagie wurden überwiegend mit Schlaganfallpatienten durchgeführt. Die Angaben zum Screening und zum Assessment einer Dysphagie gelten jedoch für alle neurologischen Erkrankungen, die potenziell zu Schluckstörungen führen können, wie zum Beispiel intrazerebrale Blutungen, Morbus Parkinson, Multiple Sklerose, Chorea Huntington und Amyotrophe Lateralsklerose(ALS).

Das Screening kann durch Pflegepersonal, Ernährungsberater oder Ärzte erfolgen. Das Assessment einer Dysphagie ist intensiver und damit zeitaufwendiger als ein Assessment. Es wird in der Regel von Logopäden oder von Ärzten mit spezieller Erfahrung in der Dysphagiediagnostik durchgeführt.

Zum Screening auf Dysphagie können der „Wasserschlucktest" (Water Swallowing Test, WST) oder der *Multiple-Consistency-Test* („Gugging Swallowing Screen (GUSS)" verwendet werden.

Water Swallowing Test (WST)

Für die Routineanwendung hat sich ein Volumen von *50 Millilitern* Wasser bewährt. Wichtig ist, dass für den Wassertest wirklich nur Wasser und keine andere Flüssigkeiten verwendet werden. Bei der Verwendung von Fruchtsäften oder Tees besteht das Risiko, dass auch kleine Mengen, die während der Testdurchführung aspiriert werden, schwere Aspirationspneumonien auslösen. Wenn geringe Mengen Wasser aspiriert werden, führt dies dagegen in der Regel nicht zu einer Aspirationspneumonie.

Abbildung 3.3: Water Swallowing Test

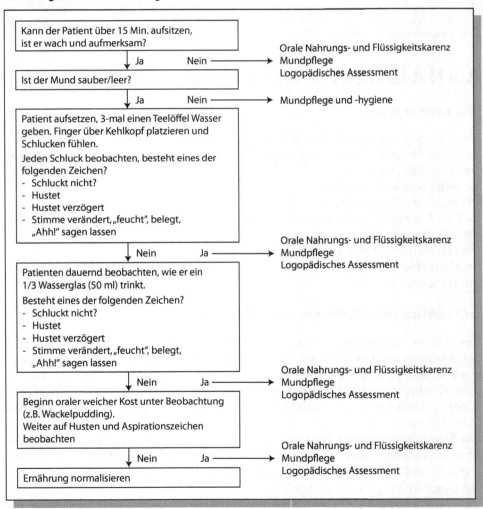

Zunächst werden die Mundhöhle des Patienten und die Zähne inspiziert. Der Test darf nur durchgeführt werden, wenn der Patient wach ist und mindestens 15 Minuten aufrecht sitzen kann. Bei Patienten, die ihren eigenen Speichel nicht schlucken können, ‚sollte der Test ebenfalls nicht durchgeführt werden. In diesem Falle sollte der Patient bis zum Assessment nüchtern gelassen werden.

Anschließend erhält der Patient hintereinander dreimal einen Teelöffel Wasser. Sofern er diese Menge ohne Probleme schlucken kann, erhält er 50 Milliliter Wasser.

Sofern während des Tests Aspirationszeichen wie zum Beispiel Husten oder eine raue Stimme auftreten, wird der Test als „positiv" gewertet und sofort abgebrochen und der Patient bis zur Evaluation (Assessment) durch einen Logopäden oder einen Arzt mit Erfahrung in der Dysphagiediagnostik nüchtern gelassen. Gegebenenfalls muss bis zum Assessment Flüssigkeit intravenös gegeben werden.

Sofern während des Tests keine Aspirationszeichen auftreten, wird der Test als „negativ" gewertet und der Patient darf Nahrung und Flüssigkeit zu sich nehmen. Trotz negativem Test sollte im Verlauf ein Assessment der Schluckfunktion erfolgen.

Multiple-Consistency-Test

Im Gegensatz zum Water Swallowing Test können auf der Basis des Multiple-Consistency-Tests konkrete Empfehlungen zur Modifikation der Nahrungstextur gegeben werden. Neben Flüssigkeiten werden auch verschiedene Nahrungskonsistenzen in der Testung verwendet.

Wie beim Wassertest wird zunächst überprüft, ob der Patient seinen eigenen Speichel schlucken kann. Danach wird die Fähigkeit, flüssige und feste Konsistenzen zu schlucken, überprüft. Wenn während irgendeiner Stufe des Tests Aspirationszeichen auftreten, wird der Test sofort abgebrochen. Auf Grundlage der Testung wird die Dysphagie in vier Schweregrade eingeteilt: schwer, mäßig, leicht und keine Dysphagie.

Tabelle 3.6: Multiple-Consistency-Test Teil 1: Voruntersuchung/„Indirekter" Schlucktest

	Ja	Nein
Vigilanz (der Patient muss über mindestens 15 Minuten wach sein)	1 ☐	0 ☐
Husten und/oder Entleerung des Mund-Rachenraumes (der Patient wird dazu angehalten, zu husten und zweimal den Mund-Rachenraum durch Schlucken zu entleeren)	1 ☐	0 ☐

Speichelschlucken
    erfolgreich
    würgen
	1 ☐
	0 ☐
		0 ☐
		1 ☐

Veränderung der Stimme (heiser, gurgly, coated, schwach)	0 ☐	1 ☐
Summe		(von 5)
	(1-4: Überweisung zum Dysphagieassessment* 5: Fortsetzung mit Teil 2)	

Tabelle 3.7: Multiple-Consistency-Test Teil 2: „Direkter" Schlucktest

In folgender Reihenfolge	1 →	2 →	3
	Halbfest	Flüssig	Fest
Schlucken nicht möglich	0 ☐	0 ☐	0 ☐
Schluckakt verzögert (> 2 sec. bei Flüssigkeiten, > 10 sec. bei festen Nahrungsmitteln)	1 ☐	1 ☐	1 ☐
Schlucken problemlos möglich	2 ☐	2 ☐	2 ☐
Husten (unfreiwillig vor, während oder innerhalb von 3 Minuten nach dem Schluckakt)			
Ja	0 ☐	0 ☐	0 ☐
Nein	1 ☐	1 ☐	1 ☐
Speichelfluss			
Ja	0 ☐	0 ☐	0 ☐
Nein	1 ☐	1 ☐	1 ☐
Änderung der Stimmqualität (Beurteilung der Stimmqualität vor und nach dem Schlucken, der Patient soll den Buchstaben „O" sprechen)			
Ja	0 ☐	0 ☐	0 ☐
Nein	1 ☐	1 ☐	1 ☐
Summe	(von 5)	(von 5)	(von 5)
	(1-4: Überweisung zum Dysphagieassessment 5: Fortsetzung mit Flüssigkeiten	(1-4: Überweisung zum Dysphagieassessment 5: Fortsetzung mit fester Nahrungskost	(1-4: Überweisung zum Dysphagieassessment 5: normal
Gesamtsumme (Indirekter (Teil 1) und direkter (Teil 2) Schlucktest)		(von 20)	

Tabelle 3.8: Multiple-Consistency-Test Teil 3: Evaluation

Ergebnis		Schweregrad der Dysphagie	Empfehlungen
20	Halbfeste, feste und flüssige Konsistenzen können geschluckt werden	Geringe oder keine Dysphagie Aspirationsrisiko nicht vorhanden oder minimal	• Normale Nahrung • Normale unangedickte Flüssigkeiten (beim ersten Mal unter Beobachtung durch examiniertes Krnakenpflegepersonal oder durch eine Logopädin/einen Logopäden
10-15	Halbfeste Nahrung und Flüssigkeiten können geschluckt werden, feste Nahrung nicht	Leichte Dysphagie mit geringem Aspirationsrisiko	• Pürrierte/weiche Kost • Flüssigkeiten langsam/schluckweise trinken • Funktionelles Assessment der Schluckfunktion • Logopädin/Logopäden hinzuziehen

| 5-9 | Halbfeste Nahrung kann ge-schluckt werden, Flüssigkei-ten können nicht geschluckt werden | Mäßige Dysphagie mit Aspirationsgefahr | • Halbfeste Nahrung (z.B. „Babynah-rung", Pudding), zusätzlich paren-terale Ernährung
• Sämtliche Flüssigkeiten müssen angedickt werden
• Medikamente müssen gemörsert und mit handfester Nahrung appli-ziert werden
• Keine Säfte/Tropfen als Medikation
• Funktionelles Assessment des Schluckaktes
• Logopädin/Logopäden hinzuzie-hen |
| 0-4 | Auch halbfeste Nahrungs-konsistenzen können nicht geschluckt werden | Schwere Dysphagie mit hohem Aspirationsrisiko | • Keine orale Nahrungs- und Flüssig-keitsaufname
• Funktionelles Assessment des Schluckaktes
• Logopädin/Logopäden hinzuzie-hen |

Ein intensives Assessment des Schluckaktes sollte bei den folgenden Patienten durch-geführt werden:

• Wenn sich beim Screening (siehe oben) Hinweise auf eine Aspiration ergeben
• Alle Patienten mit schweren neurologischen Defiziten
• Alle Patienten mit schwerer Dysarthrie oder Dysphagie
• Alle Schlaganfallpatienten mit Facialisparese

> Bei allen Patienten mit Auffälligkeiten im Screening und mit schweren neurologi-schen Defiziten sollte ein Assessment des Schluckaktes erfolgen.

Das „Bedside" Assessment des Schluckaktes wird in der Regel von Logopädinnen oder Logopäden durchgeführt. Dazu sollten standardisierte Protokolle, z.B. nach Logemann oder nach Bartolome verwendet werden. Das Assessment sollte möglichst frühzeitig, spätestens aber innerhalb von 72 Stunden erfolgen. Bei Patienten mit Dysphagie sollte das Bedside Assessment in den ersten Tagen nach dem Akutereignis täglich wiederholt werden – häufig verbessert sich die Dysphagie im Verlauf.

Bei fortbestehender Dysphagie sollte das Assessment während des stationären Auf-enthaltes mindestens zweimal wöchentlich wiederholt werden. Vor Entlassung oder Verlegung in eine Rehabilitationsklinik sollte zusätzlich ein Abschlussbefund erhoben werden. Nach der Entlassung sollte das Assessment innerhalb der ersten sechs Mona-te mindestens einmal im Monat durchgeführt werden. Wenn eine Dysphagie länger als sechs Monate persistiert, kommt es – wenn überhaupt – nur noch zu graduellen Verbesserungen. Deshalb sind nach dieser Zeit längere Intervalle für das Dysphagie-assessment möglich. Sobald sich zu irgendeinem Zeitpunkt der Zustand des Patienten ändert, ist umgehend ein neues Assessment der Schluckfunktion erforderlich.

Ein Assessment der Dysphagie (in der Regel durch eine Logopädin) sollte bei Schlaganfallpatienten zu folgenden Zeitpunkten durchgeführt werden:
- Möglichst kurzfristig nach dem Akutereignis (spätestens innerhalb von 72 Stunden)
- Bei Dysphagie in der ersten Woche nach dem Akutereignis täglich
- Bei persistierender Dysphagie während des stationären Aufenthaltes mindestens einmal pro Woche
- Vor Entlassung oder Verlegung in eine Rehabilitationsklinik
  Nach Entlassung innerhalb der ersten sechs Monate mindestens einmal im Monat
- Unabhängig davon immer dann, wenn sich der Zustand des Patienten ändert/verschlechtert

Ein instrumentelles Assessment des Schluckaktes kann mittels Videofluoroskopie (VFSS) und/oder mittels endoskopischer Schluckdiagnostik (FEES) erfolgen. Bei der FEES wird ein dünnes Endoskop über die Nase im Rachenraum platziert und damit der Schluckakt beobachtet. Häufig wird diese Untersuchung von Ärzten gemeinsam mit Logopädinnen durchgeführt.

Texturmodifikation nach Assessment der Dysphagie:
Die meisten Patienten mit Dysphagie können nach entsprechendem Assessment (logopädisches Assessment und/oder instrumentelles Assessment) Nahrung mit modifizierter Textur und angedickte Flüssigkeiten schlucken

Das instrumentelle Assessment des Schluckaktes kann mit endoskopischer Untersuchung (FEES) oder mit Videofluoroskopie (VFSS) erfolgen.

Akuter Schlaganfall

Orale Supplemente (z.B. Trinknahrung)

Eine generelle, unselektierte Empfehlung für die Supplementierung von Schlaganfallpatienten mit Trinknahrung ist abzulehnen, besonders im Hinblick darauf, dass orale Supplemente auch unerwünschte Wirkungen haben können. In der FOOD-Studie haben 27,9 % der Patienten die oralen Supplemente nicht bis zum Ende des Krankenhausaufenthaltes eingenommen. Gründe hierfür waren unter anderem schlechter Geschmack, Übelkeit, Diarrhöen und ungewollte Gewichtszunahme. Bei Patienten mit Diabetes mellitus führten die oralen Supplemente zu einer verschlechterten Blutzuckereinstellung. Eine Hyperglykämie ist beim akuten Schlaganfall ein unabhängiger Faktor für eine schlechte Prognose.
Die Supplementierung mit Trinknahrung führt in der Gruppe der älteren Patienten zu einer Zunahme des Körpergewichtes. In der FOOD- Studie war das Risiko für die Entstehung von Dekubitalgeschwüren in der Patientengruppe, die orale Supplemente erhielt, reduziert.

Schlaganfallpatienten ohne Dysphagie, die über 70 Jahre alt sind, zum Zeitpunkt der Erkrankung bereits eine Mangelernährung aufweisen, nicht ausreichend Nahrung aufnehmen und solche, die ein erhöhtes Risiko für die Entstehung von Dekubitalulzera haben, profitieren von oralen Supplementen.

> Schlaganfallpatienten, bei denen eine perorale Nahrungsaufnahme möglich ist und bei denen
> - ein Risiko für Mangelernährung,
> - eine manifeste Mangelernährung,
> - oder ein Risiko für Dekubitalgeschwüre besteht,
> sollten Trinknahrung erhalten.

Sondennahrung

Zwischen 23–50 % aller Schlaganfallpatienten leiden an einer Dysphagie. Diese führt häufig bereits innerhalb der ersten Tage nach Schlaganfall zu Aspirationen. Bei ca. 60 % der Patienten kommt es zu einer sogenannten „stillen" Aspiration: dabei tritt kein Hustenreiz auf. Die „stillen" Aspirationen sind besonders schwierig zu erkennen. Bei jedem Schlaganfallpatienten sollten deshalb ein Screening und ggf. zusätzlich ein Assessment auf Dysphagie durchgeführt werden.

> Bei jedem Schlaganfallpatienten sollte möglichst kurzfristig ein Screening auf Dysphagie durchgeführt werden.

Aspirationspneumonien werden in der Akutphase nach Schlaganfall durch Sondenernährung nicht verhindert. Allerdings steigt unter Sondenernährung die Rate der Aspirationspneumonien auch nicht an. Für die Langzeittherapie nach Schlaganfall konnten in einer prospektiven Beobachtungsstudie über ein Jahr nachgewiesen werden, dass Patienten mit gestörtem Husten- und/oder Schluckreflex, die oral ernährt wurden, gegenüber solchen Patienten, die über eine nasogastrale Sonde ernährt wurden, eine signifikant höhere Rate an Pneumonien aufweisen (54,3 % vs. 13,2 %). Lediglich in der Subgruppe der bettlägerigen Patienten mit nasogastraler Sondenernährung war die Pneumonierate mit 64 % vergleichbar hoch.
Einseitige Schlaganfälle führen in 40 % zur Dysphagie. Beidseitige Großhirnhemisphären-Läsionen führen in 56 %, Hirnstammläsionen in 67 % und Läsionen von Großhirnhemisphäre und Hirnstamm in 85 % zu Dysphagie. Eine Dysphagie im Rahmen eines ischämischen Hirninsultes bildet sich in 73–86 % der Fälle innerhalb von 7 bis14 Tagen spontan zurück. Eine Aphasie, eine Dysphasie sowie Läsionen des frontalen Kortex und der Inselregion sprechen dafür, dass die Dysphagie mehr als 14 Tage anhält. Schlaganfallpatienten mit Bewusstseinstrübung, Dysphagie und schweren Lähmungen sind in ihrer Nahrungsaufnahme erheblich beeinträchtigt. Sie haben damit ein hohes Risiko, dass sich eine Mangelernährung entwickelt.

Im Teil 2 der FOOD- Studie konnte gezeigt werden, dass eine frühe (innerhalb von 7 Tagen nach dem Akutereignis) Sondenernährung bei Schlaganfall-Patienten mit Schluckstörungen die Sterblichkeit reduziert.

Neben dem Risiko für Aspirationen und Aspirationspneumonien sind Patienten mit anhaltender Dysphagie auch von Mangelernährung bedroht. Da Mangelernährung die Prognose vieler Patienten verschlechtert und zu einer erhöhten Komplikationsrate führt, sollte sie vermieden werden. Daher sollten insbesondere Patienten mit dem Risiko einer anhalten Dysphagie über eine Sonde ernährt werden. Ein frühzeitiger Beginn der enteralen Ernährung hat bei akuten Erkrankungen eine Reihe von Vorteilen: durch enterale Ernährung wird die Barrierefunktion der Darmmukosa intakt gehalten, dadurch wird eine bakterielle Translokation der Darmkeime in den Blutkreislauf verringert. Bei chirurgischen Intensivpatienten traten unter enteraler Ernährung weniger Sepsisepisoden auf als unter parenteraler Ernährung. Nyswonger und Helmchen untersuchten durch retrospektive Analyse der Krankenakten speziell bei Schlaganfallpatienten, welchen Einfluss eine enterale Ernährung innerhalb von 72 Stunden nach Krankenhausaufnahme verglichen mit einer später (> 72 Stunden nach Krankenhausaufnahme) begonnenen enteralen Ernährung auf die Krankenhausverweildauer hatte. Die Patienten mit frühzeitig begonnener enteraler Ernährung hatten eine deutlich kürzere (durchschnittliche 12,9 Tage) Krankenhausverweildauer als diejenigen Patienten, bei denen die enterale Ernährung erst später begonnen wurde (durchschnittliche Krankenhausverweildauer 20,1 Tage).

Die einzige randomisierte kontrollierte Studie zu dieser Fragestellung speziell bei Schlaganfallpatienten, das „Early versus Avoid Trial" der FOOD-Studie, wurde 2005 veröffentlicht. Es handelt sich gleichzeitig um die Studie mit der größten Fallzahl (859 Patienten) zu dieser Fragestellung. Bei den Patienten wurde nach Randomisierung entweder sobald wie möglich mit einer Sondenernährung begonnen oder aber die Anlage einer Ernährungssonde wurde für mindestens sieben Tage zurückgestellt. Die Patientengruppe, bei der die enterale Ernährung innerhalb von sieben Tagen begonnen wurde, hatte eine tendenziell (um 5,8 %) niedrigere Mortalität.

> Wenn eine Schluckstörung so ausgeprägt ist, dass keine ausreichende orale Nahrungsaufnahme möglich ist und die Schluckstörung nach Einschätzung des behandelnden Arztes voraussichtlich *länger als eine Woche* anhält, sollte frühzeitig eine Ernährung über Sonde eingeleitet werden. Patienten mit einer Bewusstseinstrübung und künstlich beatmete Patienten benötigen meist längere Zeit eine künstliche Ernährung und sollten daher ebenfalls frühzeitig mit einer Ernährungssonde versorgt werden.

Nasogastrale Sonde oder PEG-Sonde?

In der Studie von Norton fanden sich bei insgesamt 30 Schlaganfallpatienten mit Dysphagie eine bessere Entwicklung des Ernährungsstatus, eine geringere Mortalität und eine kürzere Krankenhausverweildauer in der PEG- Gruppe nach sechs Wochen. Allerdings handelte es sich bei der Studienpopulation um durchweg schwer beeinträchtigte ältere Schlaganfallpatienten. In der FOOD-Studie zeigte sich – bezogen auf die addierten Endpunkte Tod oder schlechter funktioneller Zustand – nach sechs Monaten ein signifikanter Vorteil zugunsten der Ernährung über eine nasogastrale Sonde im Vergleich zur frühzeitigen Anlage einer PEG- Sonde.

Entgegen der Meinung vieler Logopäden wird die Wiedererlangung der eigenen Schluckfunktion durch eine nasogastrale Sonde *nicht* verzögert. Patienten mit liegender nasogastraler Sonde können und sollen eine logopädische Therapie erhalten und – sofern dies ohne Aspirationsrisiko möglich ist – zusätzlich zur Sondenkost oral Nahrung zu sich nehmen. Die Ergebnisse des FOOD-Trial haben die bis dato an vielen Zentren übliche Vorgehensweise (direkt nach dem Akutereignis Anlage einer PEG-Sonde) verändert.

> In der Akutphase des Schlaganfalls sollte die enterale Ernährung – falls eine ausreichende orale Nahrungsaufnahme nicht möglich ist – bevorzugt über eine *nasogastrale* Sonde erfolgen.
>
> Ist enterale Ernährung voraussichtlich über längere Zeit (> 28 Tage) notwendig, so sollte in einer *klinisch stabilen Phase (*nach 14 bis 28 Tagen) der Wechsel auf eine PEG-Sonde erfolgen.

In einer 2005 publizierten randomisierten Studie von Kostadima et al. konnten diese zeigen, dass die frühe (< 24 h) Ernährung über eine PEG- Sonde bei insgesamt 41 beatmeten Patienten mit Schlaganfall und Schädel-Hirn-Trauma der nasogastralen Sonde bzgl. der Häufigkeit von beatmungsassoziierten Pneumonien signifikant überlegen war. Insbesondere bei künstlich beatmeten Schlaganfall-Patienten, bei denen eine längerfristige Beatmung und damit auch eine längerfristige künstliche Ernährung (> 14 Tage) wahrscheinlich ist, sollte daher eine frühzeitige Ernährung über PEG der Ernährung über nasogastrale Sonde vorgezogen werden, da diese mit einer geringeren Rate an Beatmungspneumonien verbunden ist.

> Künstlich beatmete Schlaganfallpatienten sollten *frühzeitig* eine PEG-Sonde erhalten.

Generell sollten dabei bei Schlaganfallpatienten mit ungünstiger Prognose ethische Erwägungen und ein verfügbarer (auch ein mutmaßlicher) Patientenwille vorrangig in die Indikationsstellung im Sinne einer Einzelfallentscheidung einbezogen werden.

> Bei der Entscheidung für oder gegen eine Sondenernährung sollten immer auch eine bestehende Patientenverfügung oder ein (mutmaßlicher) Patientenwille berücksichtigt werden.

Was tun, wenn Schlaganfallpatienten die Sonde immer wieder herausziehen?

In der Praxis gibt es immer wieder Patienten, die eine nasogastrale Sonde ablehnen oder wiederholt selbst herausziehen: Der mechanische Reiz im Bereich der Nasen-

Rachenregion ist bei vielen Menschen deutlich ausgeprägter als der Reiz einer PEG-Sonde. Erfahrungsgemäß werden PEG-Sonden sehr selten gezogen. Eine Fixierung der Arme ist im juristischen Sinne eine freiheitsentziehende Maßnahme und verzögert durch die Immobilisierung die Wiedererlangung der Selbständigkeit. Eine Fixierung sollte deshalb niemals eingesetzt werden, um das Ziehen der nasogastralen Sonde durch den Patienten zu verhindern. Wenn die nasogastrale Sonde wiederholt durch den Patienten gezogen wird, sollte stattdessen frühzeitig eine PEG-Sonde angelegt werden.

Eine Alternative ist ein sogenannter „Nasal-Loop" bei dem die nasogastrale Sonde im Rachenbereich durch eine Schlinge vor dem Herausziehen gesichert ist. Diese Methode wird in Deutschland allerdings selten angewendet.

> Wird eine nasogastrale Sonde vom Patienten abgelehnt, nicht toleriert oder wiederholt vom Patienten selbst entfernt und ist künstliche Ernährung zur angemessenen Deckung des Energiebedarfs voraussichtlich länger als 14 Tage notwendig, sollte frühzeitig über eine PEG-Sonde ernährt werden.

Welche Sonden sollten für die nasogastrale Ernährung von Schlaganfallpatienten verwendet werden?

Es sollten wegen der Gefahr von Druckulzera auch bei Schlaganfallpatienten grundsätzlich dünnlumige (8 French) nasogastrale Sonden verwendet werden. Sonden mit größerem Durchmesser sollten nur dann gelegt werden, wenn eine Magendekompression erforderlich ist. Die Anlage einer nasogastralen Sonde sollte durch ausgebildetes und in dieser Technik erfahrenes medizinisches Personal erfolgen.

> Es sollten nur dünnlumige, weiche nasogastrale Sonden verwendet werden.

Wie sollte die korrekte Lage einer nasogastralen Sonde kontrolliert werden?

Wegen der Gefahr einer Fehllage sollte die korrekte Sondenlage vor der Applikation von Sondenkost kontrolliert werden. Dies kann entweder durch Röntgenkontrolle oder durch Aspiration von Mageninhalt kontrolliert werden. In jedem Krankenhaus sollte eine lokale Richtlinie zur Kontrolle der korrekten Sondenlage erarbeitet werden. Eine weitere Möglichkeit zur Lagekontrolle ist die Bestimmung des Magen-pH-Wertes.

> Nach Anlage einer nasogastralen Sonde muss vor der Applikation von Sondenkost unbedingt die korrekte Lage der Sonde im Magen kontrolliert werden. Hierfür eignen sich eine Röntgenuntersuchung oder die Aspiration von Magensaft mit Bestimmung des pH-Wertes (Lackmuspapier).

Kontinuierliche Applikation von Sondenkost oder Bolusgabe?

In einer Studie mit 105 sondenernährten geriatrischen Patienten mit Diarrhöe unter Sondenernährung konnten Lee et al. 2003 zeigen, dass sich die Häufigkeit von Diarrhöen und das gastrale Residualvolumen unter kontinuierlicher Ernährung gegenüber intermittierender Bolusgabe nicht unterscheidet. Eine Studie mit Manometrie des unteren Ösophagussphinkters zeigte allerdings eine signifikante refluxfördernde Drucksenkung des unteren Ösophagussphinkters unter verhältnismäßig schneller Infusion von 250 ml Sondenkost und 100 ml Flüssigkeit gegenüber einer kontinuierlichen Applikation. Insbesondere bei Patienten mit einem hohen Risiko für eine Sondendislokation, wie z.B. psychomotorisch unruhige Patienten, die über eine nasogastrale Sonde ernährt werden, sollte bei Bolusapplikation eine auf mindestens sechs Einzelportionen verteilte, direkte Bolusgabe über eine Applikationsspritze bevorzugt werden. Hierdurch werden Sondendislokationen und die hieraus erwachsenden Komplikationen in der Regel frühzeitig erkannt.

> Bei Anzeichen eines gastroösophagealen Refluxes, stattgehabter Aspiration oder hohem Aspirationsrisiko sollte eine kontinuierliche Applikation der Sondennahrung erfolgen.
> Bei fehlender Risikokonstellation ist die intermittierende (sechsmal tägliche) Bolusgabe über jeweils 1 Stunde genauso sicher.
> Bei motorisch unruhigen Patienten sollte die Bolusgabe bevorzugt werden.

Bei jejunaler und bei duodenaler (heute kaum noch angewandt) Sondenlage fällt die Reservoirfunktion des Magens weg. Die Sondenkost muss deshalb bei jejunaler Sondenlage grundsätzlich kontinuierlich appliziert werden.

> Bei jejunaler und bei duodenaler Sondenlage *muss* eine kontinuierliche Applikation erfolgen.

Logopädische Therapie („Schlucktraining")

Eine nasogastrale Sonde verschlechtert nicht die Fähigkeit, Nahrung oder Flüssigkeit zu schlucken. Deshalb sollten auch Patienten, die mit einer nasogastralen Sonde (wie auch diejenigen Patienten, die mit einer PEG-Sonde versorgt sind) so frühzeitig wie möglich ein „Schlucktraining" durch eine Logopädin erhalten. Eine Dislokation einer nasogastralen Sonde in den Rachenraum kann zu einer akuten Verschlechterung des Schluckaktes führen. Bei Patienten mit nasogastraler Sonde, deren Schluckakt sich verschlechtert, sollte deshalb immer endoskopisch kontrolliert werden, ob die Sonde noch korrekt platziert ist, gegebenenfalls ist die Sondenlage zu korrigieren.

> Auch Patienten mit nasogastraler Sonde und mit PEG-Sonde sollten so früh wie möglich eine logopädische Therapie („Schlucktraining") erhalten.

Die meisten mit einer nasogastralen Sonde oder mit PEG-Sonde versorgten Patienten können und sollen zusätzlich auf oralem Weg Nahrung zu sich nehmen, sofern dies ohne Aspirationsrisiko möglich ist.

> Bei akuter Verschlechterung des Schluckaktes sollte die Sondenlage umgehend endoskopisch kontrolliert werden.

Parenterale Ernährung und parenterale Flüssigkeitsgabe

Wenn enteral (oral, mit nasogastraler Sonde oder mit PEG-Sonde) über mehr als eine Woche keine ausreichende Nahrungszufuhr möglich ist, muss eine parenterale Ernährung erfolgen. Parenterale Ernährung kann und sollte mit enteraler Ernährung kombiniert werden, wenn die enterale Ernährung zwar möglich, aber nicht bedarfsdeckend ist. In diesem Fall ist häufig auch eine periphervenöse Ernährung ausreichend, da hierdurch die Anlage eines zentralen Venenkatheters vermieden werden kann.

Bei Patienten, die zwar feste Nahrung, aber keine Flüssigkeiten schlucken können, muss Flüssigkeit periphervenös infundiert werden. Dies geschieht in der Regel über einen periphervenösen Zugang. Eine Flüssigkeitszufuhr kann aber auch durch subkutane Infusionen erfolgen.

> Wenn eine enterale Ernährung nicht möglich ist, muss eine parenterale Ernährung erfolgen.
> Enterale und parenterale Ernährung können kombiniert werden.
> Bei Dysphagie für Flüssigkeiten und ausreichender Aufnahme fester Nahrung muss Flüssigkeit parenteral (periphervenös oder subkutan) erfolgen.

Morbus Parkinson

Mangelernährung

Etwa 23 % aller Patienten mit Morbus Parkinson entwickeln eine Mangelernährung. Der Gewichtsverlust tritt teilweise bereits auf, bevor die Diagnose Morbus Parkinson gestellt wird. Der Gewichtsverlust ist nicht durch verminderte Nahrungsaufnahme, sondern durch einen erhöhten Energieumsatz bedingt. Es wird deshalb empfohlen, das Körpergewicht bei Patienten bei stabilem Verlauf mindestens alle 3 Monate zu kontrollieren, bei Gewichtsabnahme, Vigilanzstörungen oder Krankheitsprogression mindestens einmal im Monat.

> Patienten mit Morbus Parkinson haben einen erhöhten Energiebedarf und haben deshalb ein Risiko, eine Mangelernährung zu entwickeln. Deshalb sollten bei Patienten mit Morbus Parkinson immer ein Screening auf Mangelernährung und regelmäßige Kontrollen des Körpergewichtes erfolgen.

Dysphagie

Patienten mit Morbus Parkinson können schon in frühen Krankheitsstadien eine Dysphagie entwickeln. Ab dem Stadium 3 nach Hoehn und Yahr sollte grundsätzlich ein Assessment auf Dysphagie erfolgen und mindestens jährlich wiederholt werden. Bei Krankheitsprogression sollte umgehend ein Dysphagieassessment durchgeführt werden.

> Bei Patienten mit Morbus Parkinson sollte regelmäßig ein Dysphagieassessment erfolgen. Gegebenenfalls muss eine Modifikation der Nahrungstextur erfolgen (siehe Abschnitt „Dysphagie")

Medikamente und Nahrungsaufnahme

Die Resorption von L-Dopa konkurriert im Dünndarm mit der Resorption von Aminosäuren aus der Nahrung. Deshalb sollte unbedingt darauf geachtet werden, dass L-Dopa nicht gleichzeitig mit einer eiweißhaltigen Mahlzeit eingenommen wird; es sollte mindestens 30 Minuten vor oder mindestens 60 Minuten nach einer eiweißhaltigen Mahlzeit eingenommen werden. Wenn die Einnahme von L-Dopa auf nüchternen Magen Übelkeit verursacht, kann die Einnahme mit einem kleinen „Snack", der möglichst wenig Eiweiß enthält, erfolgen. Eine generell eiweißarme Diät wird nicht empfohlen.

> L-Dopa sollte mindestens 30 Minuten vor oder mindestens 60 Minuten nach einer eiweißhaltigen Hauptmahlzeit eingenommen werden.

Bei starken Fluktuationen unter L-Dopa- Therapie kann eine so genannte „Protein Redistribution Diät" eingesetzt werden. Dabei wird der Großteil des täglichen Proteinbedarfs zu einem Tageszeitpunkt, an dem kein L-Dopa eingenommen wird (z.B. abends), verzehrt.

Obstipation

60–80 % aller Patienten mit Morbus Parkinson entwickeln eine Obstipation. Deshalb werden eine ausreichende Menge an Ballaststoffen (wenn toleriert, mindestens 30 Gramm täglich) und eine ausreichende Flüssigkeitszufuhr empfohlen.

Literatur

Braunschweig CL, Levy P, Sheean PM et al.: Enteral compared with parenteral nutrition: a meta-analysis. Am J Clin Nutr 74 (2001) 534–542

Broadley S, Croser D, Cottrell J et al.: Predictors of prolonged dysphagia following acute stroke. J Clin Neurosci 10 (2003) 300–305

Coben RM, Weintraub A, DiMarino AJ Jr et al.: Gastroesophageal reflux during gastrostomy feeding. Gastroenterology 106 (1994) 13–18

Dennis MS, Lewis SC, Warlow C: Effect of timing and method of enteral tube feeding for dysphagic stroke patients (FOOD): a multicentre randomised controlled trial. Lancet 365 (2005) 764–772

Dennis M, Lewis S, Cranswick G et al.: A multicentre randomised trial evaluating feeding policies in patients admitted to hospital with a recent stroke. Health Technology Assessment 10 (2006) No. 2

Dziewas R, Ritter M, Schilling M et al.: Pneumonia in acute stroke patients fed by nasogastric tube. J Neurol Neurosurg Psychiatry 75 (2004) 852–856

Dziewas R, Warnecke T, Oelenberg S et al.: Towards a basic endoscopic assessment of swallowing in acute stroke – development and evaluation of a simple dysphagia score. Cerebrovasc Dis 26 (2008) 41–47

Dziewas R, Warnecke T, Hamacher C et al.: Do nasogastric tubes worsen dysphagia in patients with acute stroke? BMC Neurology 8 (2008) 28

Finestone HM, Greene-Finestone LS, Wilson ES et al.: Prolonged length of stay and reduced functional improvement rate in malnourished stroke rehabilitation patients. Arch Phys Med Rehabil 77 (1996) 340–345

Gariballa GE, Parker SG, Taub N et al.: Influence of nutritional status on clinical outcome after acute stroke. Am J Clin Nutr 68 (1998) 275–281

Gordon C, Hewer RL, Wade DT: Dysphagia in acute stroke. Br Med J (Clin Res Ed) 295 (1987) 411–414

Gosney M, Martin MV, Wright AE: The role of selective decontamination of the digestive tract in acute stroke. Age Aging 35 (2006) 42–47

Lee JS, Auyeung TW: A comparison of two feeding methods in the alleviation of diarrhoea in older tube-fed patients: a randomised controlled trial. Age Ageing 32 (2003) 388–393

Logemann JA, Veis S, Colangelo L: A screening procedure for oropharyngeal dysphagia. Dysphagia 14 (1999) 44–51

Moore FA, Feliciano DV, Andrassy RJ et al.: Early enteral feeding, compared with parenteral, reduces postoperative septic complications: the results of a metaanalysis. Ann Surg 216 (1992) 172–183

Nakajoh K, Nakagawa T, Sekizawa K et al.: Relation between incidence of pneumonia and protective reflexes in post-stroke patients with oral or tube feeding. J Intern Med 247 (2000) 39–42

Nice Guidelines: Diagnosis and initial management of stroke and transient ischaemic attack. Nice clinical guidelines 68 National Health Service, UK, 2008. www.nice.org.uk

Norton B, Homer-Ward M, Donnelly MT et al.: A randomised prospective comparison of percutaneous endoscopic gastrostomy and nasogastric tube feeding after acute dysphagic stroke. BMJ 312 (1996) 13–16

Nyswonger GD, Helmchen RH: Early enteral nutrition and length of stay in stroke patients. Journal of Neuroscience Nursing 24 (1992) 220–223

Odderson IR, Keaton JC, McKenna BS: Swallow management in patients with on an acute stroke pathway: quality is cost effective. Arch Phys Med Rehabil 76 (1995) 1130–1133

Ozaki K, Kagaya H, Yokoyama M et al.: The Risk of Penetration or Aspiration during Videofluoroscopic Examination of Swallowing Varies Depending on Food Types. Tohoku J Exp Med 220 (2010) 41–46

Park RH, Allison MC, Lang J et al.: Randomised comparison of percutaneous endoscopic gastrostomy and nasogastric tube feeding in patients with persisting neurological dysphagia. BMJ 304 (1992) 1406–1409

Ramsey DJC, Smithard DG, Kalra L: Early assessments of dysphagia and aspiration risk in acute stroke patients. Stroke 34 (2003) 1252–1257

Rosenbek JC, Robbins J, Roecker EB et al.: A penetration-aspiration scale. Dysphagia 11 (1996) 93–98

Rhoney DH, Parker D Jr, Formea CM et al.: Tolerability of bolus versus continuous gastric feeding in brain-injured patients. Neurol Res 24 (2002) 613–620

Scottish Intercollegiate Guidelines Network: Management of patients with stroke: identification and management of dysphagia, a national clinical guideline. (2010) 1–42

Sellars C, Dunnet C, Carter R: A preliminary comparison of videofluoroscopy of swallow and pulse oximetry in the identification of aspiration in dysphagic patients. Dysphagia 13 (1998) 82–86

Smithard DG, O'Neill PA, Park C et al.: Complications and outcome after acute stroke – does dysphagia matter? Stroke 27 (1996) 1200–1204

Smithard DG, O'Neill PA, England RE et al.: The natural history of dysphagia following a stroke. Dysphagia Band (1997) 188–193

Teramoto S, Fukuchi Y: Detection of aspiration and swallowing disorder in older stroke patiens: simple swallowing provovation test versus water swallowing test. Arch Phys Med Rehabil 81 (2000) 1517–1519

Trapl M, Enderle P, Nowotny M et al.: Dysphagia bedside screening for acute-stroke patients – the Gugging swallowing screen. Stroke 38 (2007) 2948–2952

Troche MS, Rosenbek JC et al.: Aspiration and swallowing in Parkinson disease and rehabilitation with EMST: A randomized trial. Neurology 75 (2010) 1912–1920

Ueki A, Otsuka M: Life style risks of Parkinson's disease: Association between decreased water intake and constipation. J Neurol 251 (2004) (Suppl7 vII) 18–23

Veis SL, Logemann JA: Swallowing disorders in persons with cerebrovascular accident. Arch Phys Med Rehab 66 (1985) 372–375

Wade D, Hewer RL: Motor loss and swallowing difficulty after stroke: frequency, recovery, and prognosis. Acta Neurol Scand 76 (1987) 50–54

Wade DT, Young CA, Chaudhuri KR et al.: A randomized placebo controlled exploratory study of vitamin B12, lofepramine, and L-phenylalanine (the "Cari Loder regime") in the treatment of multiple sclerosis. Journal of neurology, neurosurgery, and psychiatry 73 (2002) 246–249

Wang TG, Chang YC, Chen SY et al.: Pulse oximetry does not reliably detect aspiration on videofluoroscopic swallowing study. Arch Phys Med Rehab 86 (2005) 730–734

Wang TG, Wu MC, Chang YC et al.: The effect of nasogastric tubes on swallowing function in persons with dysphagia following stroke. Arch Phys Med Rehabil 14 (2006) 157–1273

Warnecke T, Ritter M, Kroger B et al.: Fiberoptic endoscopic dysphagia severity scale predicts outcome after acute stroke. Cerebrovasc Dis 28 (2009) 283–289

Warnecke T, Teismann I, Meimann W et al.: Assessment of aspiration risk in acute ischemic stroke – evaluation of the simple swallowing provocation test. J Neurol Neurosurg Psychiatry 79 (2008) 312–314

Warnecke T, Teismann I, Oelenberg S et al.: The safety of fiberoptic endoscopic evaluation of swallowing in acute stroke patients. Stroke 40 (2009) 482–486

3.4 Ernährungsmedizinische Aspekte bei Niereninsuffizienz

Joachim Beige

Einführung

Die Ernährung als ein wesentlicher und noch dazu vom Einzelnen beeinflussbarer Aspekt des täglichen Lebens spielt eine große Rolle bei jeglichen Formen chronischer Erkrankungen. Dies verdeutlicht sich darin, dass Patienten, die mit der Diagnose einer lebenslangen und manchmal lebensgefährlichen Nierenerkrankung konfrontiert werden, nahezu immer nach der Möglichkeit der eigenen Beeinflussung des Erkrankungsverlaufs fragen; die mögliche Änderung der Ernährung steht dabei für Patienten selbstverständlich weit im Vordergrund. Viele Patienten machen selbst den landläufig verbreiteten Vorschlag des „Nieren-Spülens", d.h. der Anwendung großer Flüssigkeitsmengen. Auch die Kenntnis der möglichen Bedeutung einer nutritiven Eiweißeinsparung zur Verminderung des Fortschreitens der Niereninsuffizienz (Progressionshemmung) ist unter Patienten weit verbreitet. Dies zeigt, dass für den Arzt Ansatzpunkte vorhanden sind, die gezielte und sinnvolle Mitarbeit des Patienten zu erreichen. Die genannten populären Vorstellungen müssen allerdings modifiziert und ergänzt und in ein kontinuierliches Konzept von verschiedenartigen Nierenerkrankungen eingepasst werden, bevor sie dem Patienten vermittelt werden. Dazu kommt, dass Nierenkrankheiten häufig mit anderen Erkrankungen vergesellschaftet sind und Ernährungsaspekte somit integrativ betrachtet werden müssen. Das kardio-renale Syndrom mit seinem Kontinuum sich bedingender Schädigungen und der Notwendigkeit einer Flüssigkeits- und Elektrolytbilanzierung ist dafür das Paradebeispiel. Aber auch beim hepato-renalen und pulmo-renalen Syndrom müssen extra-renale Aspekte beachtet werden.

Einteilung der Nierenkrankheiten

Nierenkrankheiten werden generell eingeteilt nach ihrer glomerulären Pathologie bzw. dem daraus resultierenden Eiweißverlust sowie dem Grad der Einschränkung der exkretorischen Nierenfunktion. Kommt es zu einem massiven Eiweißverlust von mehr als 3,5 g/Tag und/oder der Folge von Eiweißmangelödemen spricht man vom *nephrotischen Syndrom*. Die exkretorische Nierenfunktion bzw. die glomeruläre Filtrationsrate (GFR) wird üblicherweise anhand der Serumkonzentration verschiedener Marker (vor allem Kreatinin, aber auch Harnstoff, Cystatin C u.a.) mittels Approximationsformeln unter der zusätzlichen Benutzung von Alter und Geschlecht geschätzt und ergibt die estimated (e) GFR. Die Stadien der Niereninsuffizienz werden in Tabelle 3.9 angegeben.

Tabelle 3.9: Einteilung der chronischen Niereninsuffizienz nach eGFR und Proteinurie

Niereninsuffizienz Stadium	eGFR (ml/min)	Proteinurie (mg/d)
1	> 90	> 150
2	60…90	jede

3
  3a)
  3b)
	30…59
	45…59
	30…44
		jede

4	15…29	jede
5 5D	< 15 alle mit Notwendigkeit Nierenersatztherapie	23

Ernährung bei verschiedenen Formen renaler Erkrankungen

Gezielte Anwendung von hoher Flüssigkeitsmenge bei Hyperurikämie und akutem Nierenversagen; Bilanzierung

Die eingangs zitierte Form des „Nierenspülens" mit hohen Flüssigkeitsmengen hat im Grunde nur eine einzige nicht umstrittene Indikation, nämlich die Behandlung von Steinbildungen in den ableitenden Harnwegen und dann auch nur bei kardiorespiratorisch nicht eingeschränkten Patienten.

Bei Hyperurikämie und Gicht ist eine orale Flüssigkeitszufuhr von ca. 3 Liter pro Tag sinnvoll, die Getränke sollten dabei zuckerfrei sein, um dem zusätzlich vorliegenden metabolischen Syndrom nicht Vorschub zu leisten.

Weitere Ernährungsempfehlungen bei Hyperurikämie und Gicht beinhalten fettreduzierte Milchprodukte, Vollkornprodukte, Beschränkung des Alkoholkonsums, Zufuhr von Vitamin C und Zufuhr von Kaffee (die beiden letzteren sind harnsäuresenkend).

> Die Flüssigkeitszufuhr bei allen anderen Nierenerkrankungen und vor allem bei Patienten mit Herzinsuffizienz und Lungenproblemen muss der Ausscheidung gezielt angepasst werden. Dies erfolgt in verschiedenen Krankheitsphasen nach unterschiedlichen Algorithmen und wird Bilanzierung genannt.

Beim akuten Nierenversagen besteht eine Säule der Initialtherapie in einer sog. *positiven Bilanzierung*, d.h. der Patient erhält für eine begrenzte Zeit (6 bis 24 Stunden) deutlich mehr Flüssigkeit als er ausscheidet. Eine generelle Aussage kann nur insoweit gemacht werden, dass bei den allermeisten Patienten eine zu hohe Kochsalzzufuhr besteht, die eine Flüssigkeitsbelastung hervorruft und im epidemiologischen und individuellen Sinne reduziert werden muss – eine Grenze von ca. 6 g/Tag wird als günstig angesehen. Die Kochsalzbeladung kann leicht über eine Urinmessung bestimmt werden, da Ein- und Ausfuhr meist im Äquilibrium sind. Ob eine gezielt hohe Flüssigkeitsmenge außerhalb des akuten Nierenversagens, d.h. bei durch die Zufuhr gesteigerter Urinmenge (= *forcierte Diurese*), Nierenkrankheiten verzögert, ist wissenschaftlich umstritten. Eine erste kontrollierte Bevölkerungsstudie zeigte, dass ein hohes Urinvolumen mit einer besseren renalen Prognose assoziiert war. Ob dieses Urinkriterium bei den prinzipiell gesunden beobachteten Personen allerdings nur mit der Trinkmenge oder evtl. mit beginnenden Nierenschäden zu tun hatte, konnte nicht bewiesen werden.

Rolle von Protein zwischen Restriktion und Supplementation

Außer in Ausnahmefällen, meist im intensivmedizinischen *setting*, gibt es keine Empfehlung für einen Eiweißersatz bei Eiweiß-verlierenden Nierenerkrankungen inkl. des (Prädialyse)- Stadium CKD 5a. Es gibt außerdem keine formalisierten Empfehlungen für eine spezifische enterale oder parenterale Ernährung beim akuten Nierenversagen, die sich vom Vorgehen bei anderen intensivmedizinischen Zuständen unterscheiden würde.

Hingegen existiert eine Vielzahl allerdings häufig kleiner und unkontrollierter Untersuchungen, die den renal-prognostisch positiven Wert einer langfristigen Eiweißrestriktion bei CKD 3 bis 5a belegen, paradoxerweise sogar bei nephrotischem Eiweißverlust. Die pathogenetische Ursache dieses Effekts liegt wahrscheinlich in der Protein-mediierten onkotischen Druckbelastung der glomerulären Basalmembran. Allerdings führt eine strikt eiweißverminderte Diät besonders unter den Bedingungen der Urämie oder Prä-Urämie leicht zu einer Mangelernährung (*wasting*) und muss daher klinisch und laborchemisch überwacht werden. Im Stadium 5D ist die Eiweißrestriktion als Progressionshemmung gegenstandslos und die Patienten müssen zu einer ausreichenden Zufuhr angehalten werden, ggf. (bei Mangelernährung) muss sogar eine Supplementation mit oralen oder parenteralen Zubereitungen erfolgen.

Andere Ursachen der Mangelernährung von Patienten mit CKD beruhen auf der chronischen Mikroinflammation, die zu einer Potenzierung des Proteinkatabolismus führt: „MIA Syndrom" (Mangelernährung, Inflammation, Infektion, Atherosklerose).

Kalium und Phosphat

Die ernährungsmedizinische Handhabung von Kalzium, Phosphat, Kalium und Natrium bietet im Gegensatz zu Eiweiß keine Unterschiede zwischen Patienten ohne (CKD 1 bis 5D) oder mit Dialysepflichtigkeit und wird somit gemeinsam im folgenden Abschnitt behandelt.

Kalium

Patienten im Stadium 5D der Niereninsuffizienz zeichnen sich durch eine maximal verminderte Wasser- und Solut-Clearance aus. Deshalb resultiert in diesem Stadium eine Retention der hydrophilen Elektrolyte Kalium, Phosphat und Kalzium. Kalium hat u.a. lebenswichtige Bedeutung für die Homöostase des Ruhe- und Aktionspotenzials von Nerven und Motoneuronen. Hyperkaliämie verursacht dementsprechend kardioplegische Lähmungen, d.h. in aller Regel bradykarde Herzrhythmusstörungen bis zur Asystolie. Im Bereich der Sensorik treten Gefühls- und Geschmacksstörungen auf, im Bereich der Willkürmotorik plötzliche beidseitige (nicht neurologisch-fokale) Lähmungen („drop-outs") meist mit Sturzfolgen.

Dementsprechend ist es von vitaler Bedeutung, kritische Kaliumakkumulationen zu verhindern. Eine Verringerung der alimentären Kaliumzufuhr erfolgt über die Reduktion der Zufuhr von Obst und Gemüse. Kartoffeln und Gemüse sollen vor Zubereitung drei Stunden gewässert und die Wässerungsflüssigkeit verworfen werden. Zitrusfrüchte dürfen nur eingeschränkt genossen werden, Sternfrucht (*Averrhoa carambola*) ist streng verboten (plötzliche Todesfälle). Weitere Nahrungsmittel mit sehr hohem Kaliumgehalt sind alle Obst- und Gemüsesäfte, Kakao, Tomatenmark und -ketchup, Trockenfrüchte, Hülsenfrüchte, Avocado, Pellkartoffeln, Pommes frites, Kartoffelfertigprodukte, Nüsse, Mandeln und Samen. Detaillierte Informationen über den Kalium- und auch sonstigen Elektrolytgehalt bekommt man in Patientenratgebern und auf unabhängigen Internetseiten. Zur Verminderung der enteralen Absorption von Kalium können Austauscherharze, z.B. Natriumpolystyrensulfonat gegeben werden. Patienten sollten über die Symptome akuter Hyperkaliämie informiert und mit den erforderlichen Maßnahmen wie Kalziuminjektionen und inhalatorische Sympathomimetika sowie Bikarbonatgaben vertraut sein.

Phosphat

Hyperphosphatämie ist eine der wesentlichen pathophysiologischen Merkmale der höhergradigen Niereninsuffizienz und der wahrscheinlich stärkste Prognosefaktor der assoziierten Urämie-vermittelten Atherosklerose und Kalzifikation. Aber auch bei Nierengesunden wird immer mehr Phosphat mit einer Progression kardiovaskulärer Erkrankungen in Verbindung gebracht. Da 50 % der Phosphataufnahme passiv über die Darmwand erfolgt, ist die gestörte renale Elimination von zentraler Bedeutung.

Phosphatakkumulation kann grundsätzlich nicht-pharmakologisch (d.h. alimentär) und pharmakologisch kontrolliert werden. Obwohl hinsichtlich der Nettobilanz der pharmakologischen Kontrolle der wichtigste Platz gebührt, soll doch in diesem Rahmen der ernährungsmedizinische Ansatz betont werden.

Wie beim Kalium muss den Patienten zunächst der Phosphatgehalt der Nahrungsmittel transparent gemacht werden. Dabei ist auf die Bedeutung von Phosphatzusätzen in industriell verarbeiteten Lebensmitteln hinzuweisen. Große Mengen Phosphat sind z.B. in Cola, Konserven, Pizza und Schmelzkäse enthalten (Tabelle 3.10). Phosphat kommt aber auch ohne Zusätze natürlich in Lebensmitteln, vor allem proteingebunden vor. Da im Stadium der Dialysepflichtigkeit (CKD 5D) unbedingt eine ausreichende Proteinzufuhr gewährleistet werden muss, ist die Phosphat-Protein-Ratio (PPR) von entscheidender Bedeutung für die biologische Wertigkeit eine Lebensmittels.

Patienten profitieren hinsichtlich der Phosphatvermeidung von strukturierten Lernprogrammen.

Tabelle 3.10: Phosphatgehalt von Lebensmitteln

Art des Lebensmittels (Portionsgröße)	Phosphatgehalt pro Portion (mg)	Phosphat zu Protein-Ratio (mg/g)	Künstlicher Phosphatzusatz
Fleisch und Wurstwaren (150 g)	200–300	6–15	Häufig
Fisch (150 g)	300–400	8–10	Bei konventionellen Erzeugnissen
Weichkäse	200–300	10	Selten
Hartkäse	300–400	20–25	Häufig
Prozessierte Käsesorten (Schmelzkäse)	400–500	23	Immer
Natur-Joghurt (150 g)	100–200	12	Nie
Quark (150 g)	200–300	10	Nie
Hühnerei (60 g)	100–200	1,4	Nie
Kartoffeln, Reis, Grieß, Nudeln (150 g)	50–100	k. A.	Nie
Salat, Obst (150 g)	0–50	k.A.	Nie
Weizenbrot	50–100	k.A.	Selten
Vollkornbrot	100–200	Variabel	Selten
Erdnüsse, Mandeln, Pistazien	400–500	30-60	Nie
Bäckerhefe (Würfel)	200–300	?	Häufig
Backpulver (Päckchen)	1 500	?	Immer
Cola (200 ml)	50–100	k.A.	Immer
Bier (200 ml)	50–100	k.A.	Selten
Fruchtsäfte (200 ml)	50–100	k.A.	Selten
Tee (150 ml)	0–50	k.A.	Nie
Kaffee (150 ml)	0–100	k.A.	Nie
Milch (150 ml)	200	28	

Ernährung unter den Bedingungen der Nierentransplantation

Transplantationen solider Organe, also auch der Nieren, bringen die Notwendigkeit der Beeinflussung des körpereigenen Abwehrsystems mit sich (Immunsuppression). Besonders in den ersten Monaten nach Nierentransplantation werden diese Medikamente zur Vermeidung von akuten Abstoßungen höher dosiert angewendet. Im weiteren Verlauf nimmt mit niedrigeren Dosierungen das Risiko sog. opportunistischer Infektionen mit Erregern, die in der Nahrung enthalten sind, zwar ab, grundsätzlich muss aber dauerhaft auch in der Ernährung auf dieses Risiko Bezug genommen werden. In der folgenden Übersicht sind Nahrungsmittel aufgeführt, die lebende Erreger oder vermehrungsfähige Partikel (meist Sporen) enthalten und deshalb für immunsupprimierte Patienten gefährlich werden können (Tabelle 3.11).

Tabelle 3.11: Nahrungsmittel mit lebenden Erregern oder vermehrungsfähigen Partikeln

Art des Lebensmittels	Enthaltene Erreger
Roher oder wenig geräucherter Fisch, Sushi, Sashimi	diverse Bakterien
Rohe Eier oder entsprechende Zubereitungen (Tiramisu, Mayonnaise, Sauce hollandaise)	Salmonellen
Rohes oder wenig gegartes Fleisch	diverse Bakterien
Muscheln	diverse Bakterien, Salmonellen
Rohmilchkäse	Schimmelpilze
Rohe Nüsse	Schimmelpilze
Nicht pasteurisierte Milchprodukte (Biohofmilch, nicht überprüfte Brucellose-Freiheit der Rinderbestände)	Brucellen
Edelpilzkäse (Roquefort, Danablue etc.)	Schimmelpilze

Neben diesem zu beachtenden Hygienerisiko durch Nahrungsmittel muss die Hygiene auch bei der Zubereitung beachtet werden. Vermieden werden sollten Holz-Schneidebretter, mehrfach benutzte Wischlappen und Schwämme sowie zu niedrige Temperaturen (< 60°C) in der Spülmaschine. Eine regelmäßige und gründliche Reinigung aller Flächen und Aufbewahrungsutensilien (Kühlschrank) sollte selbstverständlich sein.

Die Wirkung immunsuppressiver Medikamente kann durch alimentäre Interaktionen in ihrem Intermediärstoffwechsel ungünstig beeinflusst werden. Deshalb dürfen solche Patienten z.B. keinen Grapefruitsaft trinken, da dessen Inhaltsstoffe CYP 3A4 Subenzyme hydrolysieren und so die Bioverfügbarkeit von Immunsuppressiva erhöhen. Andere Interaktionen werden z.B. für Yogi-Tee und *chinese herbs* vermutet.

Rolle von Spurenelementen und Vitaminen[*]

Durch die vielfältigen Restriktionen, denen renal adaptierte Ernährungsschemata unterworfen sind, können Defizite bei der Versorgung mit Vitaminen und Spurenelementen entstehen.

---

[*] unter Mitarbeit von Dr. Simone Wygoda

So können Symptome wie Appetitlosigkeit, Müdigkeit und Konzentrationsschwäche auf einen anhaltenden Vitaminmangel hindeuten. Besonders wird von einer Unterversorgung mit wasserlöslichen Vitaminen und Spurenelementen wie Zink und Selen ausgegangen. Wasserlösliche Vitamine sollten mittels spezieller Präparate ersetzt werden, wenn die überprüfte Zufuhr um mindestens die Hälfte unterhalb der Empfehlungen der deutschsprachigen Gesellschaft für Ernährung (D, A, CH) liegt. Bei den Spurenelemente Kupfer, Selen und Zink erfolgt keine routinemässige Supplementation, sondern man orientiert sich an evtl. Mangelerscheinungen wie Kardiomyopathie (Selen) oder Polyneuropathie und Haarausfall (Zink) in Verbindung mit niedrigen Blutspiegeln.

Literatur

Clark WF et al.: Urine volume and change in estimated GFR in a community-based cohort study. Clin J Am Soc Nephrol 6(11) (2011) 2634–2641

Ritz E, Hahn K, Ketteler M, Kuhlmann MK, Mann J: Phosphate Additives in Food – a Health Risk. Dtsch Arztebl Int 109(4) (2012) 49–55

Aparicio M. et al.: Protein-restricted diets plus keto/amino acids – a valid therapeutic approach for chronic kidney disease patients. J Ren Nutr 22(2 Suppl) (2012) 1–21

Mak RH: Wasting in chronic kidney disease. J Cachexia Sarcopenia Muscle 2(1) (2011) 9–25

Druml W, Kierdorf HP (Working group for developing the guidelines for parenteral nutrition of The German Association for Nutritional Medicine): Parenteral nutrition in patients with renal failure – Guidelines on Parenteral Nutrition, Chapter 17; Ger Med Sci. 2009 ;7:Doc11.

Landthaler I: Ernährung bei Nierenerkrankungen; In: Maximilian Ledochowski (Hrsg.), Klinische Ernährungsmedizin, 1. Auflage 2009, ISBN 978-3-211-88899-5 Springer, Wien NewYork, S. 613–630

www.info-dialyse.de/Ernaehrung/kalium.php, accessed at July 10th 2012

http://www.dialyse.de/bls/, accessed at July 10th 2012

DGE: Referenzwerte für die Nährstoffzufuhr, 1. Auflage, 4. Nachdruck ISBN 978-3-86528-128-9

Kalantar-Zadeh K et al.: Understanding Sources of Dietary Phosphorus in the Treatment of Patients with Chronic Kidney Disease; Clin J Am Soc Nephrol 5 (2010) 519–530

3.5 Ernährung bei Tumorerkrankungen

Jann Arends

Einleitung

Patienten mit aktiver Tumorerkrankung haben häufig eine unzureichende Nährstoffaufnahme und ein reduzierter Ernährungszustand ist mit einer eingeschränkten Prognose und mit verminderter Lebensqualität assoziiert. Zusätzlich kommt es in unterschiedlichem Ausmaß zu systemischen pro-inflammatorischen Prozessen mit Auswirkungen auf alle wesentlichen Stoffwechselwege; dies resultiert ganz allgemein in Hypoanabolismus und Hyperkatabolie.

Durch eine Stoffwechsel- und Ernährungstherapie sollen der Ernährungszustand stabilisiert und ein fortschreitender Gewichtsverlust verhindert oder zumindest reduziert werden. Weitere Ziele sind der Erhalt oder eine Verbesserung der Lebensqualität sowie eine Verbesserung der Verträglichkeit antitumoraler Therapien.

Prinzipiell entsprechen die Indikationen für eine Ernährungsbetreuung bei Tumorpatienten den Indikationen bei Patienten mit gutartigen Erkrankungen. Wegen des hohen Risikos für eine Mangelernährung sollte allerdings, bereits mit der Tumordiagnose beginnend, regelmäßig und sorgfältig nach Hinweisen für Ernährungsstörungen gefahndet und beim Nachweis umgehend eine Ernährungsbehandlung eingeleitet werden.

Tumor und Ernährungszustand

Bei einem erheblichen Teil von Tumorerkrankungen liegt bereits bei Diagnosestellung eine lokal fortgeschrittene oder eine metastasierte Erkrankung vor. Etwa 50 % dieser Patienten berichten bereits über einen zurückliegenden Gewichtsverlust. Dieser Gewichtsverlust ist bei Tumoren des oberen Gastrointestinaltrakts besonders häufig (bis zu 80 %) und besonders ausgeprägt (um 30 % des Normalgewichts).
Im weiteren Verlauf einer fortgeschrittenen Tumorerkrankung erleiden etwa drei Viertel aller Betroffenen einen relevanten Gewichtsverlust. Inzidenz und Ausmaß eines Gewichtsverlusts korrelieren mit dem Tumorstadium. Zusätzlich beeinträchtigen Tumortherapien den Appetit, die Nahrungsaufnahme und das Körpergewicht.
Patienten mit Gewichtsverlust zeigen beim Vergleich mit gewichtsstabilen Patienten:

- eine geringere Lebensqualität
- eine geringere Leistungsfähigkeit
- häufigere Therapienebenwirkungen
- bei geringeren Tumoransprechraten und
- eine kürzere Überlebenszeit.

Mangelernährung und Kachexie

Mangelernährung

Bei Tumorpatienten finden sich häufig drei zentrale Störungen, die die Körperreserven beeinträchtigen: unzureichende Nahrungsaufnahme, eingeschränkte körperliche Aktivität und systemisch aktivierte Entzündungsprozesse.
Eine Vielzahl von Faktoren kann die Nahrungsaufnahme von Tumorpatienten beeinträchtigen, darunter Schmerzen, psychologische Belastungen, Geruchs- und Geschmackstörungen, Tumorstenosen, gastrointestinale Motilitätsstörungen, Infektionen im Mund- und Rachenbereich, Schleimhautulzera, Nausea, Emesis, abdominelle Schmerzen, Diarrhoe und Malabsorption.

Ebenso behindert eine Reihe von Faktoren die körperliche Aktivität. Dazu gehören Schmerzen, psychologische Belastungen, Übelkeit, Gewichts- und insbesondere Muskelverlust sowie Infektionen.

Unzureichende Nahrungszufuhr beeinflusst die Energiebilanz und führt unweigerlich zum Verlust von Körpergewicht. Reduzierte körperliche Aktivität resultiert in einem allmählichen präferenziellen Verlust von Muskelmasse. Der ungewollte Verlust von Körpergewicht gilt als Kriterium einer Mangelernährung:

- Verlust von mindestens 5 % des individuellen Normalgewichts: mäßige Mangelernährung
- Verlust von mindestens 10 % des individuellen Normalgewichts: schwere Mangelernährung

Ein nachweisbarer Gewichtsverlust sollte bei stationären Patienten ebenso kodiert werden wie ein Appetitverlust sowie eine unzureichende Nahrungsaufnahme. Alle diese Einschränkungen sind behandlungsbedürftig.

Kachexie

Bei der Mehrzahl der Patienten mit aktiver Tumorerkrankung lässt sich eine Aktivierung systemischer inflammatorischer Prozesse nachweisen. Als Ausgangspunkt dieser Prozesse werden das Tumorstroma mit lokaler Freisetzung proinflammatorischer Zytokine sowie rezidivierende Infekte gesehen. Metabolisch resultieren Stoffwechselveränderungen einschließlich

- Insulinresistenz mit Glukoseintoleranz
- gesteigerter Lipolyse bei erhaltener oder gesteigerter Lipidoxidation
- gesteigerter Proteolyse der Skelettmuskulatur mit Verlust von Muskelgewebe und
- simultaner Produktion von Akutphasenproteinen in der Leber.

Die systemische Inflammationsreaktion supprimiert den Appetit (Entwicklung einer Anorexie) und führt so zu Gewichtsverlust; gleichzeitig schränkt sie sowohl die körperliche Leistungsfähigkeit als auch die Vigilanz ein und verursacht so die typische Fatigue. Damit werden die beiden oben genannten Störungen der Nahrungsaufnahme und der körperlichen Aktivität weiter verstärkt. Es kommt zu weiterem Gewichts- und durch die aktivierte Proteolyse zu weiterem präferenziellem Muskelverlust.

Das Syndrom der mit chronischer Inflammation assoziierten Mangelernährung wird als Kachexie, Tumorkachexie oder auch als Anorexie-Kachexie-Syndrom bezeichnet. Die Aktivierung inflammatorischer Prozesse ist bei Patienten mit Gewichtsverlust mit einer reduzierten Lebenserwartung assoziiert. Die zugrunde liegenden Stoffwechselveränderungen verhindern in aller Regel einen Wiedergewinn verlorener Körperzellmasse durch alleinige Nährstoffzufuhr. Eine Tumorkachexie erfordert deshalb eine multimodale Therapie mit gezielter Behandlung aller involvierten Störungen.

Indikationen für Ernährungstherapie

Stoffwechsel- und Ernährungsmaßnahmen sollen bei Tumorpatienten

- die Lebensqualität verbessern oder zumindest erhalten
- Mangelernährung und Kachexie verhindern oder vermindern
- die Verträglichkeit antitumoraler Therapien verbessern.

Voraussetzung jeder Ernährungstherapie ist die Zustimmung des betroffenen Patienten.

Eine Ernährungstherapie sollte begonnen werden, wenn die Nahrungs- und Energiezufuhr unzureichend ist. Dies erfordert eine regelmäßige ggf. qualitative Erfassung der Nahrungsaufnahme sowie wiederholte Bestimmungen des Körpergewichts mit nachvollziehbarer Dokumentation der erhobenen Daten. Solange wie möglich sollte eine orale oder enterale Ernährung einer intravenösen Ernährung vorgezogen werden. Die Stoffwechsel- und Ernährungstherapie sollte deshalb eskalierend erfolgen mit den Stufen:

- Ernährungsberatung zur normalen Kostwahl
- Maßnahmen zur Steigerung des Appetits, ggf. antiinflammatorische Medikamente
- Beratung zur körperlichen Aktivität
- Beratung zur Energieanreicherung von Speisen
- Anbieten und Beratung zum Einsatz von Trinknahrungen
- ggf. zusätzlich Sondenernährung
- ggf. zusätzlich parenterale Ernährung.

Der Einsatz einer künstlichen Sonden- oder i.v.-Ernährung ist indiziert, wenn

- die normale Nahrungsaufnahme für mehrere Tage weniger als 500 kcal/d beträgt
- die normale Nahrungsaufnahme für mehrere Wochen weniger als 60–80 % des Bedarfs beträgt. Bei unzureichender Nahrungsaufnahme während und nach einer kurativen Therapie besteht die klare Indikation für eine Ernährungstherapie. In der pallativen Situation muss zusätzlich die Erkrankungsprognose mit in die Therapieerwägung einbezogen werden. Die Einleitung einer künstlichen Ernährung erscheint nur sinnvoll, wenn die erwartete Überlebenszeit zumindest 1-3 Monate beträgt.

Ernährung und Tumorproliferation

Eine parenterale Ernährung steigert in in-vitro Modellen die Tumorzellproliferation, jedoch ebenso die Empfindlichkeit auf zytotoxische Substanzen. Bei mangelernährten Patienten mit Magenkarzinom verbesserte eine zur präoperativen Chemotherapie parallele parenterale Ernährung den Ernährungszustand und reduzierte postoperative Komplikationen, hatte jedoch keine Wirkung auf die präoperative Tumorzellproliferation. Insgesamt liegen keine belastbaren Untersuchungen vor, die einen ungünstigen Effekt künstlicher Ernährungsformen auf den klinischen Verlauf von Tumorerkrankungen belegen würden. Diese Überlegungen sollten deshalb die Indikation für eine Ernährungstherapie nicht beeinflussen.

Basis der Ernährungstherapie

Beginn einer Ernährungstherapie

Eine Ernährungstherapie sollte begonnen werden, sobald die Nahrungsaufnahme zumindest für einige Tage eingeschränkt ist und sobald ein Gewichtsverlust erkennbar wird.

Besteht die Indikation für eine künstliche Ernährung (s.o.), so sollte diese umgehend begonnen werden. Die künstliche Ernährung soll die bestehende orale Ernährung ergänzen, so dass insgesamt der individuelle Energie- und Substratbedarf erreicht wird, ggf. mit Steigerung der Nahrungszufuhr über zwei bis vier Tage bis zur Zielmenge.

Energiebedarf

Eine Tumorerkrankung verursacht keine einheitliche Veränderung des normalen Energiebedarfs. Der Ruheenergiebedarf kann niedriger, ähnlich wie oder höher sein als der nach Standardformeln erwartete Wert. Die körperliche Aktivität und der damit assoziierte Energiebedarf sind bei Tumorpatienten meist geringer als bei Gesunden. Andererseits steigert eine systemische Inflammationsreaktion den Energiebedarf. Es wird deshalb empfohlen, für Tumorpatienten einen Gesamtenergiebedarf wie bei Gesunden anzunehmen:

Mobile Patienten : 30–35 kcal/kg Körpergewicht/d
Bettlägerige Patienten: 20–25 kcal/kg Körpergewicht/d

Für sehr kachektische Patienten sind eher die etwas höheren, für sehr übergewichtige Patienten die eher etwas niedrigeren Werte anzusetzen.

Makronährstoffe

Es liegen keine Studien vor, die eine spezielle Nährstoffrelation für onkologische Patienten nahelegen. Wegen einer häufig eingeschränkten Glukosetoleranz bei erhaltener Fähigkeit zur Lipidoxidation könnte eine fettreichere Ernährung (40–50 % des Energiebedarfs) sinnvoll sein. Die günstigste Fett/Glukoserelation ist bisher nicht durch Studien belegt, einige Kliniken gehen jedoch inzwischen dazu über, für Tumorpatienten eine besonders fettreiche Kost anzubieten. Für die optimale Eiweißzufuhr liegen ebenfalls keine belastbaren Daten vor. Empfehlungen von Expertengruppen liegen zwischen Minimalwerten von 1 g/kg/d und 2 g/kg/d; Standardwerte liegen um 1,2–1,5 g/kg/d:

Eiweiß	1,25 g/kg/d	=	5 kcal/kg/d
Kohlenhydrate	3,5 g/kg/d	=	14 kcal/kg/d
Fett	1,0 g/kg/d	=	9 kcal/kg/d

Bei enteralen Trink- oder Sondennahrungen können Standardpräparate empfohlen werden. Bei frühem Sättigungsgefühl können energiereiche (1,5 kcal/ml) und eiweißreiche Präparate eingesetzt werden. Trink- und Sondennahrungen sind mit Mikronährstoffen in Standarddosen angereichert.

Für eine parenterale Ernährung gelten die o.a. Relationen. Glukose sollte als bevorzugter Kohlenhydratträger gewählt werden. Bei der Fettzufuhr sollte auf ein möglichst ausgewogenes Verhältnis von N-3- zu N-6-Fettsäuren geachtet werden. Mikronährstoffe müssen jeder parenteralen Ernährung zugesetzt werden, um Defizite zu vermeiden. Die Dosierung sollte sich am Bedarf Gesunder orientieren.

Konzepte der Ernährungstherapie

Trinknahrungen

Trinknahrungen können die Energieaufnahme und den Gewichtsverlauf mangelernährter Tumorpatienten signifikant verbessern. Dies könnte sich günstig auf die Lebensqualität auswirken. Beim Vorliegen einer systemischer Inflammation erscheint es jedoch nahezu ausgeschlossen, durch Nahrungszufuhr eine Gesamtkörperanabolie zu erreichen, sodass wohl zusätzliche metabolische Interventionen notwendig zu sein scheinen.

Steroide und Cannabinoide

Kortikosteroide und Gestagene können bei kachektischen Patienten den Appetit, die Nahrungsaufnahme, das Körpergewicht (v.a. die Fettmasse) und die Lebensqualität günstig beeinflussen. Die Wirkdauer von Kortikosteroiden ist allerdings auf wenige Wochen beschränkt und die Relevanz unerwünschte Wirkungen (Immunsuppression, Muskelverlust, Osteoporose, Glukoseintoleranz) muss beachtet werden. Gestagene sind auch längerfristig wirksam, sind jedoch mit einem erhöhten Risiko für thromboembolische Komplikationen assoziiert:

Prednisolon	10–20 mg/d	möglichst nur für 1–4 Wochen
Dexamethason	2–4 mg/d	möglichst nur für 1–4 Wochen
Megestrolazetat	160–480 mg/d	cave: Thromboembolie-Risiko

Androgene werden bevorzugt in den USA eingesetzt; sie stimulieren Appetit und Nahrungsaufnahme geringer als Gestagene, haben aber weniger unerwünschte Wirkungen als Kortikoide. Inzwischen werden selektive und nebenwirkungsarme Androgenanaloge (SARMs) auf muskelprotektive Wirkungen geprüft. Unterschiedliche Cannabispräparate wurden untersucht, es ließ sich jedoch keine reproduzierbare Appetitstimulation bei Tumorpatienten nachweisen.

Antirheumatika

Lundholm konnte zeigen, dass der langfristige Einsatz eines nicht-steroidalen Antirheumatikums (2 x 50 mg Indomethacin) die Überlebenszeit kachektischer Tumorpatienten signifikant verbessert. Da bisher keine Nachfolgestudien vorliegen, wurde dieses Konzept bisher nicht breit eingesetzt.

N-3-Fettsäuren

Langkettige N-3-Fettsäuren, insbesondere Eicosapentaensäure (EPA), sind kompetitive Antagonisten des N-6-Eicosanoid-Vorläufers Arachidonsäure. Während aus Arachidonsäure im Zellstoffwechsel stark entzündungsfördernde Substanzen entstehen, werden N-3-Fettsäuren zu Elcosanoiden (lokal wirksame Gewebshormone) mit sehr viel geringerer Entzündungswirkung umgewandelt. Ein größerer Anteil an N-3-Fettsäuren könnte so möglicherweise den Ernährungszustand kachektischer Tumorpatienten günstig beeinflussen. Während ein kritischer systematischer Review einer Cochrane-Gruppe 2007 schloss, dass die verfügbaren Stidiendaten für eine Aussage nicht ausreichen, wurden seit 2010 mehrere Arbeiten bei Patienten mit Bronchialkarzinom publiziert, die die möglichen Wirkungen von N-3-Fettsäuren in ein günstigeres Licht stellen. So wurden in einer randomisiert kontrollierten Studie durch 2 g EPA/d das Körpergewicht, die fettfreie Masse sowie die Energieaufnahme signifikant verbessert. Zwei weitere – allerdings leider nicht randomisierte – Studien zeigten für eine tägliche Einnahme von 2,2–2,5 g N-3-Fettsäuren zum Einen eine Verbesserung von Körpergewicht und Muskelmasse, zum Anderen eine signifikante Verbesserung des Tumoransprechens und des 1-Jahr-Überlebens. Vor einer generellen Empfehlung sollten allerdings weitere bestätigende Untersuchungen abgewartet werden. Andererseits sind N-3-Fettsäuren nur mit geringen unerwünschten Wirkungen assoziiert und als Nahrungsergänzungsmittel eingestuft, so dass ein probeweiser Einsatz im Einzelfall durchaus sinnvoll sein kann.

Weitere Substanzen

Für den Einsatz weiterer spezieller Substrate wie Glutamin, Arginin, Taurin oder verzweigtkettige Aminosäuren liegen keine ausreichend zuverlässigen Daten vor, die einen Einsatz bei Tumorpatienten heute rechtfertigen würden.

Therapie bei besonderen Patientengruppen

Strahlentherapie

Eine bei Patienten mit Kopf-Hals-Tumoren durch Radio-(Chemo)Therapie ausgelöste Mukositis führt reproduzierbar zu einem Gewichtsverlust. Eine intensive Ernährungsberatung normalisiert bei Bestrahlungsfeldern mit Belastung des Gastrointestinaltrakts nachhaltig die Nahrungsaufnahme und sollte Standardbestandteil jeder Therapie sein.

Ist anzunehmen, dass während der Bestrahlung Schluckstörungen anhalten oder auftreten werden, sollten Trinknahrungen angeboten oder eine gastrale Sonde (möglichst als PEG) angelegt werden.

> Eine Sicherung der Nahrungszufuhr kann die Lebensqualität stabilisieren und die Durchführung der Strahlenbehandlung sichern. Ist eine ausreichende Nahrungszufuhr durch orale oder enterale Ernährung nicht zu sichern, so ist eine parenterale Ernährung indiziert. Eine langfristige parenterale Ernährung kann auch bei chronischer Strahlenenteritis die einzige Option zur Sicherung der Energiezufuhr sein.

Chemotherapie

Es fehlen aussagekräftige Studien. Es ist jedoch davon auszugehen, dass es wie für alle übrigen Situationen für die Lebensqualität und den Erkrankungsverlauf relevant ist, wenn ein Verlust von Gewicht und Körperzellmasse vermieden oder minimal gehalten werden kann. Es gibt kein Argument für eine bedingungslose therapiebegleitende enterale oder parenterale Ernährung.

Hämatopoetische Stammzelltransplantation und Hochdosische Chemotherapie

Nach autologen Transplantationen ist die Nahrungsaufnahme meist nur kurzfristig eingeschränkt, so dass eine Ernährungstherapie in der Regel nicht oder nur in geringem Umfang erforderlich wird. Bei eingeschränkter oraler Nahrungsaufnahme muss vor Legen einer Ernährungssonde das Risiko durch Immundefekte und Thrombopenie bedacht werden. In speziellen Situationen ist dann einer parenteralen Ernährung der Vorzug zu geben. Nach allogener Transplantation treten aufgrund einer ausgeprägten Mukositis und Transplantat-gegen-Wirt-assoziierten gastrointestinalen Schäden öfter und intensivere Probleme auf, sodass zumeist früh – und z.T. prophylaktisch – eine parenterale Ernährung angeboten wird. Wegen der gastrointestinalen Schäden durch eine Hochdosistherapie werden enterale Sonden weniger gut toleriert, bei funktionsfähigem GI-Trakt sind die Erfolge aber vergleichbar mit parenteraler Ernährung.

> Es wird empfohlen, den Ernährungszustand engmaschig zu überwachen und eine parenterale Ernährung einzuleiten, wenn die orale Aufnahme weniger als 50–60 % des erwarteten Bedarfs beträgt.

Untersuchungen zu protektiven Wirkungen einer oralen oder intravenösen Gabe von Glutamin auf den klinischen Verlauf bei Patienten nach HSCT konnten bisher keine reproduzierbaren Vorteile belegen.

Palliative onkologische Situation bei fortgeschrittener Tumorerkrankung

Trotz fortgeschrittener Tumorerkrankung kann heute bei einzelnen Patienten noch eine längere Lebensprognose bestehen. In diesen Fällen können die Lebensqualität und das Überleben durch eine unzureichende Nahrungsaufnahme und einen fortschreitenden Gewichtsverlust stärker eingeschränkt sein als durch die Grunderkrankung. Gleichzeitig können Appetit- und Gewichtverlust sowohl die Betroffenen als auch die Angehörigen unter starken psychologischen Druck stellen, die Nahrungsaufnahme auch gegen Widerstand zu steigern. Eine gezielte Beachtung der Ernährungssituation ist deshalb ebenso zu empfehlen wie regelmäßige professionelle Beratungen zur Ernährung.

Ist eine ausreichende orale Ernährung über längere Zeit nicht möglich, so ist auch die Einleitung einer chronischen künstlichen Ernährung zu erwägen, wenn die folgenden Kriterien erfüllt sind:

1. Die normale Ernährung reicht nicht aus, um den Ernährungszustand zu stabilisieren
2. Die mutmaßliche Lebenszeit beträgt mehr als 1–3 Monate
3. Eine künstliche Ernährung kann die Lebensqualität stabilisieren oder verbessern
4. Der/die Betroffene wünscht die künstliche Ernährung.

Bei erhaltener Dünndarmfunktion sollte die Ernährung über eine enterale Sonde erfolgen, bei schwerem Dünndarmdefekt (z.B. Peritonealkarzinose) ist eine parenterale Ernährung einzuleiten. Spezialisierte Zentren versorgen Patienten mit fortgeschrittener Tumorerkrankung über im Median zwei bis fünf Monate mit ambulanter parenteraler Ernährung. Zumeist kann eine Stabilisierung des Körpergewichts und der Lebensqualität erreicht werden. Die Gewichtsstabilisierung durch parenterale Ernährung wird von den Betroffenen und den Familien als positive Alternative zu dem vorangehenden Gewichtsverlust gesehen.

Terminale oder Sterbephase

In den letzten Lebenstagen muss das Ziel sein, die quälenden Symptome Hunger und Durst zu lindern. Es besteht keine Indikation für eine darüber hinaus gehende Ernährungstherapie. Nur wenige Personen empfinden in dieser Phase Hunger und meist sind nur geringe Mengen an Flüssigkeit erforderlich. Eine Dehydratation kann allerdings zu agitierten Zuständen führen. Zur Vorbeugung und Behandlung kann die vorsichtige Gabe von Flüssigkeit hilfreich sein; dies kann bei Bedarf auch durch subkutane Infusion erfolgen. Da die Einschätzung der verbliebenen Lebensspanne auch für professionelle Helfer schwierig ist, erscheint es sinnvoll, in diesen Situationen Entscheidungen in einem Team mit Palliativmedizinern, Pflegekräften und Angehörigen abzusprechen.

Die Infusion von Energie und Substraten ist bei Sterbenden nicht angezeigt und kann angesichts einer terminalen Hypometabolie zusätzliche körperliche Belastungen induzieren.

Die Infusion von Flüssigkeit muss sorgfältig abgewogen werden. Bei Hypovolämie und Exsikkose sinken die Sekretproduktion (Lunge, Darm) mit möglicherweise günstigen Auswirkungen für das Beschwerdebild und das Schmerzempfinden; bei Überinfusion können sich Herzschwäche, Ergüsse und Ödeme entwickeln. Zur Behandlung von Durst und eines „trockenen Mundes" zeigen sich Mundpflegemaßnahmen meist sehr viel wirksamer als Infusionen von Flüssigkeit.

Literatur

Andreyev HJ, Norman AR, Oates J, Cunningham D:. Why do patients with weight loss have a worse outcome when undergoing chemotherapy for gastrointestinal malignancies? Oxford, England 1990. European Journal of Cancer 34(4) (1998) 503–509

Arends J, Bodoky G, Bozzetti F, Fearon K, Muscaritoli M, Selga G, van Bokhorst-de van der Schueren MAE et al.: ESPEN Guidelines on Enteral Nutrition: Non-surgical oncology. Clinical Nutrition (Edinburgh, Scotland) 25(2) (2006) 245–259

Arends J, Zuercher G, Dossett A, Fietkau R, Hug M, Schmid I, Shang E et al.: Non-surgical oncology – Guidelines on Parenteral Nutrition, Chapter 19. German Medical Science: GMS E-Journal 7 (2009)

August DA, Huhmann MB, the American Society for Parenteral and Enteral Nutrition (A.S.P.E.N.) Board of Directors: A.S.P.E.N. Clinical Guidelines: Nutrition Support Therapy During Adult Anticancer Treatment and in Hematopoietic Cell Transplantation. Journal of Parenteral and Enteral Nutrition 33(5) (2009) 472–500

Baldwin C, Spiro A, Ahern R, Emery PW: Oral nutritional interventions in malnourished patients with cancer: a systematic review and meta-analysis. Journal of the National Cancer Institute 104(5) (2012) 371–385

Bozzetti F, Arends J, Lundholm K, Micklewright A, Zurcher G, Muscaritoli M: ESPEN Guidelines on Parenteral Nutrition: non-surgical oncology. Clinical Nutrition (Edinburgh, Scotland) 28(4) (2009) 445–454

Bozzetti F, Cozzaglio L, Biganzoli E, Chiavenna G, De Cicco M, Donati D, Gilli G et al.: Quality of life and length of survival in advanced cancer patients on home parenteral nutrition. Clinical Nutrition (Edinburgh, Scotland) 21(4) (2002) 281–288

Bozzetti F, Mori V: Nutritional support and tumour growth in humans: a narrative review of the literature. Clinical Nutrition (Edinburgh, Scotland) 28(3) (2009) 226–230

Bundesärztekammer: Grundsätze der Bundesärztekammer zur ärztlichen Sterbebegleitung. Deutsches Ärzteblatt 95(39) (1998) A2366–A2367

Dewys WD, Begg C, Lavin PT, Band PR, Bennett JM, Bertino JR, Cohen MH et al.: Prognostic effect of weight loss prior to chemotherapy in cancer patients. Eastern Cooperative Oncology Group. The American Journal of Medicine 69(4) (1980) 491–497

Fainsinger RL, Bruera E: When to treat dehydration in a terminally ill patient? Supportive Care in Cancer 5(3) (1997) 205–211

Fearon KC, Barber MD, Falconer JS, McMillan DC, Ross JA, Preston T: Pancreatic cancer as a model: inflammatory mediators, acute-phase response, and cancer cachexia. World Journal of Surgery 23(6) (1999) 584–588

Klein S, Koretz RL: Nutrition support in patients with cancer: what do the data really show? Nutrition in Clinical Practice 9(3) (1994) 91–100

Körber J, Pricelius S, Heidrich M, Müller MJ: Increased lipid utilization in weight losing and weight stable cancer patients with normal body weight. European Journal of Clinical Nutrition 53(9) (1999) 740–745

Loprinzi CL, Kugler JW, Sloan JA, Mailliard JA, Krook JE, Wilwerding MB, Rowland KM et al.: Randomized comparison of megestrol acetate versus dexamethasone versus fluoxymesterone for the treatment of cancer anorexia/cachexia. Journal of Clinical Oncology 17(10) (1999) 3299–3306

Lundholm K, Gelin J, Hyltander A, Lönnroth C, Sandström R, Svaninger G, Körner U et al.: Anti-inflammatory treatment may prolong survival in undernourished patients with metastatic solid tumors. Cancer Research 54(21) (1994) 5602–5606

McCann RM, Hall WJ, Groth-Juncker A: Comfort care for terminally ill patients. The appropriate use of nutrition and hydration. JAMA: The Journal of the American Medical Association 272(16) (1994) 1263–1266

Murphy RA, Mourtzakis M, Chu QSC, Baracos VE, Reiman T, Mazurak VC: Supplementation with fish oil increases first-line chemotherapy efficacy in patients with advanced nonsmall cell lung cancer. Cancer 117(16) (2011b) 3774–3780

Ravasco P, Monteiro-Grillo I, Vidal PM, Camilo ME: Dietary counseling improves patient outcomes: a prospective, randomized, controlled trial in colorectal cancer patients undergoing radiotherapy. Journal of Clinical Oncology 23(7) (2005) 1431–1438

Raynard B, Nitenberg G, Gory-Delabaere G, Bourhis JH, Bachmann P, Bensadoun RJ, Desport JC et al. Summary of the Standards, Options and Recommendations for nutritional support in patients undergoing bone marrow transplantation (2002). British Journal of Cancer 89(1) (2003) 101–106

3.6 Besonderheiten beim Intensivpatienten

Arved Weimann

Frühe enterale Ernährung

Nach der weiterhin gültigen „Gut Injury Hypothesis" besitzt der Darm als Immunorgan eine entscheidende Rolle bei der Entstehung von SIRS (systemic inflammatory response syndrome), Sepsis und Multiorganversagen. Dieser Hypothese folgend wird zum mechanischen und funktionellen Erhalt der intestinalen Barriere eine frühenterale Ernährung angestrebt. Dafür sprechen evidenzbasierte klinische Daten mit geringeren Infektionsraten und einer Verkürzung der Intensivbehandlungs- und Krankenhausverweildauer.

Dies gilt gerade auch für den kritisch Kranken mit Sepsis und Multiorgandysfunktion und findet sich in allen aktuellen Leitlinien.

Parenterale Ernährung
(siehe auch Kapitel 2.7 „Parenterale Ernährung")

Patienten sollten nur parenteral ernährt werden, wenn sie voraussichtlich auch nach einem Zeitraum von fünf bis sieben Tagen nicht ausreichend oral oder enteral ernährt werden können, eine enterale Ernährung trotz Verwendung eines jejunalen Zugangs nicht toleriert wird oder Kontraindikationen bestehen. Die Bedeutung einer adäquaten Kalorien- und Proteinzufuhr für das „Outcome" des Intensivpatienten wird durch aktuelle Daten einer internationalen Beobachtungsstudie einmal mehr eindrucksvoll bestätigt. Es ist nach Ergebnissen einer aktuellen Umfrage anzunehmen, dass selbst auf ernährungsmedizinisch erfahrenen Intensivstationen häufig eine erhebliche Lücke zwischen der vorgesehenen und der tatsächlich verabreichten Kalorienzufuhr besteht.

Komplikationen der enteralen Ernährung

Eine seltene und unbedingt zu vermeidende Komplikation einer enteralen Ernährung kann die ischämische Darmnekrose sein, die in einer eigenen Literaturzusammenstellung eine Letalität von 60 % aufweist. Gezeigt worden ist, dass mit einem auf der Intensivstation etablierten Algorithmus, Ernährungsprotokoll oder einer „SOP" (Standard Operating Procedure) die enterale Ernährbarkeit auch unter schwierigeren Bedingungen signifikant ansteigt. Hier ist auch über den geeigneten Sondenzugang zu entscheiden (siehe Abbildung 3.4).

Abbildung 3.4: Sondenzugang bei kritisch Kranken

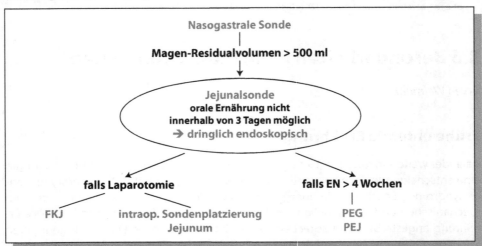

Durchführung der enteralen Ernährung
(siehe auch Kapitel 2.6 „Enterale Ernährung")

Für die praktische Durchführung der enteralen Ernährung wird insbesondere beim Intensivpatienten eine langsame Steigerung auf max. 50 ml/h innerhalb der ersten vier Tage in 10–20 ml-Schritten/Tag unter Beobachtung der Toleranz anhand von Sonden-rückfluss und Distension empfohlen. Es sollten hochmolekulare (ballaststoffreiche) Diäten unter ausreichender Flüssigkeitszufuhr zum Einsatz kommen.

Eine Kontroverse besteht, ob eine enterale Ernährung bei hämodynamisch instabilen Patienten überhaupt durchgeführt werden sollte. Die aktuellen Leitlinien der amerikanischen Gesellschaft für Parenterale und Enterale Ernährung (A.S.P.E.N.) empfehlen den Stopp der enteralen Ernährung bei hämodynamisch instabilen Patienten unter höherer oder ansteigender Katecholamindosierung. Das Konzept einer Stabilisierung der intestinalen Barriere spricht jedoch gerade für eine minimale enterale trophische Substratzufuhr bei kritisch Kranken. Es besteht Expertenkonsens, dass eine minimale enterale Ernährung auch bei Patienten mit stabilen niedrigen

Katecholamindosen und eingeschränkter gastrointestinaler Toleranz durchführbar ist. Da diese „Zottenernährung" weit unter dem Kalorienbedarf liegt, ist zur besseren Energieversorgung für eine mehrtägige minimale enterale Ernährung die Kombination mit einer parenteralen Substratzufuhr zu empfehlen. Derzeit kontrovers diskutiert wird die Frage nach dem Beginn einer parenteralen Ernährung bei unzureichender enteraler Kalorienzufuhr. Die Leitlinien der Europäischen Gesellschaft für Klinische Ernährung und Stoffwechsel (ESPEN) empfehlen den Beginn innerhalb von zwei Tagen.

Gastrointestinale Toleranz

Die Veränderungen der gastrointestinalen Motilität beim kritisch Kranken sind komplex und sowohl Ausdruck der Schwere der Erkrankung als auch häufig Nebenwirkung der Therapie. Die Möglichkeiten der medikamentösen Beeinflussung mit Prokinetika sind immer noch begrenzt. Bisher gibt es bis auf die Erfassung des Magenresidualvolumens kein standardisiertes Verfahren zur Erfassung der Funktion des Magen-Darm-Traktes. Möglicherweise wird die Menge des Residualvolumens zum Beginn einer enteralen Ernährung überschätzt. Eine Möglichkeit zur Abschätzung des Risiko einer gastrointestinalen Funktionseinschränkung beim kritisch kranken Patienten bietet der Gastrointestinal Failure (GIF)-Score von Reintam et al. (2008).

Besondere Substrate

Immunmodulierende enterale Diäten, angereichert mit Arginin, Omega-3-Fettsäuren und Ribonukleotiden werden in den ESPEN- und ASPEN-Leitlinien übereinstimmend vor allem für kritisch Kranke nach großen abdominalchirurgischen Eingriffen, Operationen wegen Kopf-Hals-Tumoren und nach Trauma empfohlen. Zurückhaltung gilt weiterhin bei Patienten mit Sepsis.

Die parenterale Supplementierung von Glutamin wird in den Europäischen und Amerikanischen/Kanadischen Leitlinien bei fehlender Möglichkeit zu einer kalorisch adäquaten enteralen Ernährung klar empfohlen. Diese Empfehlung ist von der Deutschen Sepsis-Gesellschaft übernommen worden. Für die parenterale Gabe von Glutamin bei enteral bzw. kombiniert enteral/parenteral ernährbaren Patienten liegen hingegen keine Daten vor. Jedoch bietet die Gabe wahrscheinlich auch bei überwiegend parenteralem Anteil der Ernährung Vorteile. Allgemein empfohlen wird eine Tagesdosis von 0,3–0,5 g/kg Körpergewicht Glutamin.

Zur parenteralen Gabe von Omega-3-Fettsäuren hat eine aktuelle Metaanalyse Daten zu einer signifikant niedrigeren Infektionsrate, Krankenhaus- und Intensivverweildauer bestätigt. Möglicherweise profitieren Patienten mit abdomineller Sepsis besonders, wobei wahrscheinlich die optimale Dosis 0,1–0,2 g/kg Körpergewicht beträgt.

Synbiotika

Günstige Auswirkungen von Synbiotika, d.h. der Kombination aus Probiotika (lebende Bakterien wie z.B. Lactobacillus rhamnosus GG) und Präbiotika (unverdauliche Oligosaccharide und Oligofruktose, die die bakterielle Fermentation im Darm modulieren können) sind für Patienten nach großen viszeralchirurgischen Tumoroperationen und auch nach Lebertransplantation durch Senkung der Infektionsrate gezeigt worden. Eine Kontraindikation besteht bei eingeschränkter gastrointestinaler Toleranz. Der Probiotikazusatz kann zu einer verstärkten Gasbildung im Darm führen, so dass in Kombination mit einer Motilitätsstörung durch die Distension die Entwicklung einer Darmnekrose möglich ist. Dies ist bei Patienten mit schwerer Pankreatitis beobachtet worden.

Antioxidanzien

Eine Verminderung der Letalität durch die Gabe von Antioxidanzien ist für kritisch Kranke in einer Metaanalyse gezeigt worden. Auszugehen ist beim Intensivpatienten von einem erhöhten Bedarf an Antioxidanzien, hierbei vor allem Selen, Vitamin C und E. Besonders gilt dies für Verbrennungspatienten. Dennoch sind die genauen Dosen bzw. Höchstmengen zur Vermeidung einer Toxizität bisher noch nicht genau definiert. Die aktuelle DGEM-Leitlinie empfiehlt, dass bei einer parenteralen Ernährung unbestimmter Dauer unmittelbar mit einer täglichen Substitution von Vitaminen und Spurenelementen in einem Standardsupplement begonnen werden sollte.

Literatur

Alberda C, Gramlich L, Jones N et al.: The relationship between nutritional intake and clinical outcomes in critically ill patients: results of an international multicenter observational study. Intensive Care Med 35 (2009) 1728–3177

Berger MM: Enteral nutrition in hemodynamic instability. Intensivmed 48 (2011) 117–118

Besselink MG, van Santvoort HC, Buskens E et al.: Probiotic prophylaxis in predicted severe acute pancreatitis: a randomised, double-blind, placebo-controlled trial. Lancet 371 (2008) 651–659

Cahill NE, Narasimhan S, Dhaliwal R et al.: Attitudes and beliefs related to the Canadian critical care nutrition practice guidelines: an international survey of critical care physicians and dietitians. JPEN J Parenter Enterl Nutr 34 (2010) 685–696

Casaer MP, Mesotten D, Hermans G et al.: Early versus late parenteral nutrition in critically ill adults. N Engl J Med 365 (2011) 506–517

Chen B, Zhou Y, Yang P et al.: Safety and efficacy of fish-oil-enriched parenteral nutrition regimen on postoperative patients undergoing major abdominal surgery: a meta-analysis of randomized controlled trials . JPEN J Parenter Enteral Nutr 34 (2010) 387–394

Druml W: „Early nutrition" schon im Schockstadium. Intensivmed 48 (2011) 119–121

Heller AR, Rössler S, Litz RJ et al.: Omega-3 fatty acids improve the diagnosis-related clinical outcome. Crit Care Med 34 (2006) 972–979

Heyland DK, Cahill NE, Dhaliwal R et al.: Impact of enteral feeding protocols on enteral nutrition delivery: results of a multicenter observational study. JPEN J Parenter Enteral Nutr 34 (2010) 675–684

Heyland DK, Dhaliwal R, Suchner U et al.: Antioxidant nutrients: A systematic review of trace elements and vitamins in the critically ill patient. Intensive Care Med 31 (2005) 327–337

Kreymann KG, Berger MM, Deutz NEP et al.: ESPEN Guidelines Enteral Nutrition: Intensive Care. Clin Nutr 25 (2006): 210–223

Kreymann G, Leverve X, Pichard C. ESPEN Guidelines on Parenteral Nutrition: Intensive Care. Clin Nutr 28 (2009) 387–400

McClave SA, Martindale RG, Vanek VW et al.: Guidelines for the provision and assessment of nutrition support therapy in the adult critically patient: Society of Critical Care Medicine (SCCM) and American Society for Parenteral and Enteral Nutrition (A.S.P.E.N.) JPEN J Parenter Enteral Nutr 33 (2009) 277–316

Nolopp M, Weimann A: Enterale Ernährung bei hämodynamischer Instabilität. In: Eckart J, Forst H, Briegel P (eds) Intensivmedizin – Kompendium und Repetitorium zur interdisziplinären Weiter- und Fortbildung, ecomed, Landsberg, 2011, XI-7.1, S. 1–11

Poulard F, Dimet J, Martin-Lefevre L et al.: Impact if not measuring residual gastric volume in mechanically ventilated patients receiving early enteral feeding: a prospective before-after study. JPEN J Parenter Enteral Nutr 34 (2010) 125–130

Rayes N, Seehofer D, Theruvath T et al.: Supply of pre- and probiotics reduces bacterial infection eates after liver transplantation- a randomized double-blind trial. Am J Transplantat 5 (2005) 125–130

Reinhart K, Brunkhorst FM, Bone HG et al.: Prävention, Diagnose, Therapie und Nachsorge der Sepsis – erste Revision der S2k-Leitlinien der Deutschen Sepsis-Gesellschaft e.V. (DSG) und der Deutschen Interdisziplinären Vereinigung für Intensiv- und Notfallmedizin (DIVI), Intensivmed; 47 (2010) 185–207

Reintam A, Parm P, Kitus R et al.: Gastrointestinal failure score in critically ill patients: a prospective observational study. Crit Care 12 (2008) R90

Singer P, Berger MM, Van den Berghe G et al.: ESPEN Guidelines on Parenteral Nutrition: Intensive Care. Clin Nutr 28 (2009) 387–400

Thibault R, Pichard C, Wernerman J et al.: Cardiogenic shock and nutrition: safe? Intensive Care Med 37 (2011) 35–45

Ukleja A: Altered GI motility in critically Ill patients: current understanding of pathophysiology, clinical impact, and diagnostic approach. Nutr Clin Pract 25 (2010) 16–25

Weimann A, Andrä J, Sablotzki A: Ernährung bei Intensivpatienten, Dtsch Med Wschr 136 (2011) 2251–2262

Weimann A. Immunmodulation durch Ernährung – Gibt es neue Befunde. Aktuel Ernahrungsmed 33 (2008) 101–105

3.7 Ernährung in der Chirurgie

Arved Weimann

Einleitung

Vor dem Hintergrund der demografischen Entwicklung stehen aus der Sicht des Chirurgen das Zusammentreffen von Risiken beim alten Menschen mit Tumorerkrankung und die Indikation zur Operation im Blickpunkt. Nach prospektiven multizentrisch erhobenen Daten von Sørensen et al. finden sich in der Klinik Patienten mit mangelernährungsbedingtem Risiko vor allem in der Chirurgie, Onkologie, Geriatrie und Intensivmedizin. Signifikante Faktoren für das Entstehen einer Komplikation waren die Schwere der Erkrankung, das Alter > 70 Jahre, die Durchführung einer Operation und das Vorliegen einer Karzinomerkrankung. Somit ist „Mangelernährung" auch ein Thema für den Chirurgen.

Primäres ernährungsmedizinisches Ziel: Vermeidung einer künstlichen Ernährung

Voraussetzung: Ernährungsmedizinische Beobachtung und Begleitung eines Patienten muss Teil des therapeutischen Konzepts sein

- Erhebung des Ernährungsstatus bei Aufnahme/Erstkontakt
- Beobachtung bzw. Erhebung der tatsächlichen Kalorienzufuhr evtl. mit Hilfe eines Ernährungsprotokolls
- Verlaufskontrolle von Gewicht bzw. Body Mass Index

ERAS-Konzept (Enhanced Recovery After Surgery) für chirurgische Patienten

Prinzip: rasche postoperative Rekonvaleszenz durch Vermeidung von Stress und Katabolie

Ziele:
- Vermeidung längerer Nüchternheitsperioden präoperativ
- Postoperativ frühestmöglich orale Kostzufuhr
- Einbeziehung der Ernährung in das perioperative Therapiekonzept

Es ist nicht zuletzt durch die erfolgreiche Umsetzung des ERAS- oder Fast Track-Konzepts deutlich geworden, dass die frühestmögliche postoperative orale und/oder enterale Nahrungszufuhr Voraussetzung für eine rasche Normalisierung der Darmpassage ist und damit einen wichtigen Schritt zur frühzeitigen Rehabilitation darstellt. Angestrebt wird der orale Kostaufbau mit Vollmobilisierung, idealerweise bereits wenige Stunden nach der Operation. Für solche Patienten besteht keine Indikation zur künstlichen Ernährung. Hauptgefahr eines falsch verstandenen Fast Track ist aus metabolischer Sicht die Nichterkennung von ernährungsmedizinischen Problempatienten mit den Folgen einer inadäquaten oder zu spät einsetzenden Nährstoffzufuhr.
Beeinträchtigend für eine frühe Rekonvaleszenz sind Übelkeit, Völlegefühl und Erbrechen, Darmatonie, Schmerz und Erschöpfung („Fatigue"). Alle diese Faktoren können durch unzureichende Mobilisierung, Schmerztherapie mit Opiaten, Magensonden, Drainagen und traditionelle orale Nahrungskarenz verstärkt werden. Eine frühe postoperative Wiederherstellung der gastrointestinalen Passage kann auch durch eine unkritische perioperative Flüssigkeits- und Elektrolytzufuhr verhindert werden.

Maßnahmen:
- Adäquate Schmerztherapie, Vermeidung von Opiaten
- Rasche Mobilisierung
- Frühestmögliche orale und/oder enterale Nahrungszufuhr zur Normalisierung der Darmpassage
- Beobachtung der tatsächlichen oralen Kalorienaufnahme – Tellerprotokoll

> Unnötiger Aufbau eines Kaloriendefizits nach großer auch unkomplizierter Operation durch inadäquate zu niedrige Kalorienzufuhr sollte vermieden werden!

Indikation zur künstlichen Ernährung

Künstliche Ernährung immer dann, wenn Ernährungsstatus oder protrahierter Verlauf ein länger anhaltendes Kaloriendefizit erwarten lassen.
Prophylaxe und Behandlung der Mangelernährung bei

- Patienten ohne Zeichen der Mangelernährung, die voraussichtlich mehr als 7 Tage keine orale Nahrungszufuhr oder mehr als 14 Tage oral eine nicht bedarfsdeckende (< 60 % des errechneten Bedarfs) Kost erhalten
- Wann immer möglich enterale bzw. kombiniert enteral/parenterale Ernährung,
- Längerfristige parenterale Ernährung nur bei wenigen Indikationen wie ausgedehntem Kurzdarmsyndrom oder fortgeschrittener Peritonealkarzinose

Definitionen: Ernährungstherapie

substitutiv: Erhalt des Ernährungszustandes, z.B. postoperativ oder während einer Chemotherapie
therapeutisch: günstige Beeinflussung von Morbidität, Krankenhausverweildauer und Letalität
palliativ: bei nicht kurablem Grundleiden zum Erhalt des Ernährungszustandes

Scores zur Risikoerfassung

Die Erfassung eines ernährungsbedingten Risikos sollte präoperativ möglichst prästationär erfolgen.

Nutritional Risk Screening (NRS) der Europäischen Gesellschaft für Kinische Ernährung und Stoffwechsel (ESPEN) nach Kondrup

Eine aktuelle prospektive Validierungsstudie von Sørensen et al. bei n=5051 Patienten zeigt eine signifikant höhere Komplikationsrate bei Risikopatienten (Tabelle 3.12).

Tabelle 3.12: Komplikationsrate bei ernährungsmedizinischen Risikopatienten
(siehe auch Kapitel „1.4 Screening auf Mangelernährung")

	Keine Komplikation in % /(N)	Komplikation in % /(N)	Total in % /(N)
kein Risiko	88,7 (3021)	11,4 (383)	100 (3404)
Risiko	69,4 (1143)	30,6 (504)	100 (1647)
			p < 0,001

Definition des schweren ernährungsmedizinischen Risikos

Beim Eintreten eines oder mehrerer Kriterien liegt eine schwere Mangelernährung vor
- Gewichtsverlust > 10–15 %
- BMI < 18,5 kg/m²
- Serum-Albumin < 30 g/L (keine Einschränkung der Leber- und Nierenfunktion)

Enterale versus parenterale Ernährung

- Früher als konkurrierend dargestellt
- Bei gastrointestinaler Toleranz besteht klare Priorität der enteralen Zufuhr
- Enterale Ernährung ist physiologisch und ökonomisch

gesichert:

frühzeitig enteral:
- Vermeidung von Infektionen
- Verkürzung der Intensivbehandlungs- und Krankenhausverweildauer

parenteral:
- Keine Verschlechterung der intestinalen Barrierefunktion

umstritten:

- Bei eingeschränkter enteraler Toleranz Zeitpunkt des Beginns einer Supplementierung (kombiniert enteral-parenteral) oder total parenteralen Ernährung
- Nicht abschließend geklärt ist, ob eine inadäquate enterale Ernährung durch eingeschränkte intestinale Funktion mit dann verzögertem Beginn einer parenteralen Ernährung ungünstiger ist als ein frühzeitiger parenteraler Ernährungsbeginn
- Keine einheitliche Leitlinienempfehlung:
  - ESPEN: sofortiger Beginn der parenterale Ernährung, wenn eine adäquate orale oder enterale Ernährung voraussichtlich in fünf bis sieben Tagen nicht erreichbar ist
  - ASPEN: bei Patienten ohne Zeichen der Mangelernährung und bei inadäquater enteraler Ernährung Beginn einer parenteralen Ernährung erst nach sieben Tagen

> Eine kalorienbedarfsdeckende enterale Ernährung insbesondere bei eingeschränkter Funktion des Gastrointestinaltrakts sollte nicht erzwungen werden!

Präoperative Ernährung

Folgende Konzepte können bei der präperativen Ernährungstherapie eingesetzt werden:

Ausgleich von Ernährungsdefiziten

Verschiebung einer Operation zur Durchführung einer gezielten kalorienbedarfs-deckenden enteralen/parenteralen Ernährung

Indikationen:
- Bei Patienten mit hohem ernährungsmedizinischen Risiko
- Bevorzugt enteral
- Zur Vermeidung nosokomialer Infektionen möglichst prästationär

Dauer: 7–14 Tage

Metabolische Konditionierung

Oraler Glukose-Drink zur Vermeidung einer postoperativen Insulinresistenz

Indikation:
- Prinzipiell vor jeder Operation möglich
- Besonders vor mittleren und großen Eingriffen

In der Nacht und 2 Stunden vor der Operation

Immunologische Konditionierung

Trinknahrung mit immunmodulierenden Substraten (Arginin, w-3-Fettsäuren und Ri-bonukleotide, evtl. Glutamin)

Indikationen:
- Für Tumorpatienten auch ohne Zeichen der Mangelernährung
- Vor großen viszeralchirurgischen Operationen: Ösophagusresektion, Gastrekto-mie, partielle Duodenopankreatektomie

Ziel: immunologische Konditionierung mit dem Ziel der Senkung der Komplikationsra-te und der Krankenhausverweildauer.

Leitlinien – Empfehlungsstärke A (ESPEN 2006, ASPEN 2009)

Dauer: 5–7 Tage

Auch postoperativ Fortsetzung mit immunmodulierender Sondennahrung

Dauer: 5–7 Tage

Die Kosteneffektivität der Intervention ist nachgewiesen worden. Im Ergebnis der Kos-ten-Nutzen-Analyse anhand einer nationalen US-amerikanischen Datenbank kann ein ökonomischer Vorteil für normal ernährte Patienten bereits ab einer in der jeweiligen Einrichtung auftretenden Infektionsrate > 0,91 % und für Mangelernährte > 3,31 % er-wartet werden (14). Aktuelle Daten bei Patienten mit Kopf-Hals-Tumoren sprechen so-gar für eine Verbesserung des 10-Jahre-Langzeitüberlebens nach Operationen wegen Kopf-/Halstumoren.

Postoperative Ernährung

Prinzip:
- Generell ist eine Unterbrechung der Nahrungszufuhr nicht erforderlich
- Eine orale Zufuhr in den meisten Fällen bereits Stunden nach der Operation möglich (Leitlinie ESPEN 2006 Empfehlungsstärke A)

Ein frühzeitiger oraler bzw. enteraler Kostaufbau führt zu einem verminderten Infektionsrisiko und wirkt sich günstig auf die Krankenhausverweildauer aus. So sollte eine länger bestehende Nahrungskarenz möglichst vermieden werden.
Der orale Kostaufbau muss sich vor allem nach der Toleranz des Patienten richten. Auch nach Anastomosen an Kolon und Rektum kann ab dem ersten postoperativen Tag mit der oralen Nahrungszufuhr begonnen werden. Für Anastomosen am oberen Gastrointestinaltrakt ist für die ersten Tage die enterale Zufuhr über eine distal der Anastomose liegende Sonde zu empfehlen.

Indikationen zur postoperativen enteralen Sondenernährung:

- Große hals- und viszeralchirurgische Tumoroperationen (Larynx-, Pharynxresektion, Ösophagusresektion, Gastrektomie, partielle Duodenopankreatektomie)
- Schweres Polytrauma, sofern die orale Kalorienzufuhr frühestens nach einigen Tagen begonnen werden kann

Voraussetzung: geeigneter Sondenzugang
Möglichst intraoperativ als Feinnadelkatheterjejunostomie (FKJ) oder transnasale Jejunalsonde.

Praktische Durchführung:
- Beginn innerhalb von 24 Stunden unter Zufuhr geringer Mengen (5–10 ml/h)
- Insbesondere beim Intensivpatienten langsame Steigerung auf max. 50 ml/h innerhalb der ersten vier Tage in 10–20 ml-Schritten/Tag
- Beobachtung der Toleranz anhand von Sondenrückfluss und Distension
- Hochmolekulare (ballaststoffreiche) Diät mit ausreichender Flüssigkeitszufuhr

Indikation zur postoperativen kombiniert enteralen/parenteralen Ernährung:

- Sofern Kalorienbedarf durch eingeschränkte Toleranz nicht adäquat gedeckt
- Kalorienzufuhr oral/enteral über mehr als 10 Tage < 60 % des errechneten Bedarfs
- Besondere Aufmerksamkeit bei geriatrischen Patienten

Indikation zur (nahezu) total parenteralen Ernährung (TPN)

- Nur bei absoluten Kontraindikationen für eine enterale Ernährung:
  - Darmobstruktion mit relevanter Passagestörung

- Schwere Dysmotilität, z. B. bei protrahiertem Schockzustand mit Kreislaufinstabilität
- Kurzdarm mit schwerer Malabsorption und fehlender enteraler Toleranz
- High Output Dünndarmfistel
- Vollständige Intoleranz einer oralen/enteralen Ernährung
- Fehlen eines enteralen Zugangs
- Ansonsten Versuch der enteralen Ernährung – ggf. kombiniert enteral und parenteral

Parenterale Ernährung
(siehe auch Kapitel 2.7 „Parenterale Ernährung")

Energiezufuhr

- Akutphase: fehlende Substrattoleranz ist Ausdruck der Schwere der Erkrankung
- Kalorienzufuhr: in Abhängigkeit von der individuellen Toleranz ca. 25 kcal/kg Körpergewicht
- Höhere Substratzufuhr stellt zusätzliche Belastung für den Organismus dar. Probleme: Hyperglykämie, Hypertriglyzeridämie, Leberverfettung, Cholestase

> In der Phase der beginnenden Rekonvaleszenz ist die zu niedrige Kalorienzufuhr zu vermeiden.
> Optional: indirekte Kalorimetrie (Messung des Sauerstoffverbrauchs und der Kohlendioxidproduktion) bei kritisch Kranken nur in Einzelfällen notwendig und sinnvoll, wenn nach protrahiertem Verlauf und Erreichen der anabolen Flow-Phase die optimale Kalorienmenge bestimmt werden soll.

Aminosäuren: 1,3–1,5 g/kg KG

Merke: Erhöhung bringt metabolisch keine Vorteile.
Bei total oder überwiegend parenteraler Ernährung wird die Supplementierung mit Glutamin (0,2–0,4 g/kg KG/Tag bzw. 0,3–0,6 g/kg KG/Tag Alanyl-Glutamin-Dipeptid empfohlen.

Glukose: 3–4g/kg KG (Blutzuckerspiegel um 140–150 mg %)

Merke: intensivierte Insulintherapie auf der Intensivstation. Vorsicht bei Hypoglykämie, auf der Normalstation ggf. die Glukosezufuhr reduzieren.

Lipide: 0,7–1,5 g/kg KG (Serumtriglyzeride < 300 mg/dl)

Standardlösung: mit langkettigen (LCT) und mittelkettigen (MCT) Triglyzeriden

Auf reduzierten Gehalt an Omega-6-Fettsäuren achten: Immunneutral: olivenöl- und fischölhaltige Lösungen – werden gut toleriert, günstige Effekte für Fischöl besonders bei septischen abdominalchirurgischen Patienten gezeigt

Vitamine und Spurenelemente

Empfehlung bei total bzw. überwiegender parenteraler Kalorienzufuhr:
- Tägliche Standardsupplementierung mit wasser- und fettlöslichen Vitaminen und Spurenelementen
- Applikation möglichst getrennt
- Derzeit noch keine Leitlinienempfehlung für eine Erhöhung der Gabe einzelner Mikronährstoffe

Applikation

- Standardisierung mit Zwei- (Kohlenhydrate, Aminosäuren) und Dreikammerbeuteln (Kohlenhydrate, Aminosäuren und Fette) zu empfehlen

Individuelle Mischung mit Einzelbausteinen zumeist nicht erforderlich

Vorteile:
- einfache Handhabung
- erhebliche Zeitersparnis
- geringes Kontaminationsrisiko

Monitoring

- Wiederholte Messungen des Ernährungsstatus (mindestens BMI)
- Erfassung der quantitativen Nahrungsaufnahme
- Ggf. Ernährungsberatung besonders nach viszeralchirurgischen Tumoroperationen

Apparative Verlaufskontrolle

Verlaufskontrolle des Ernährungsstatus zur Dokumentation des Erfolgs einer ernährungsmedizinischen Intervention ist unerlässlich.

- BMI
- Geeignet: Bioelektrische Impedanzanalyse (BIA) zur Messung der Körperzusammensetzung

Hoher intraindividueller Aussagewert der BIA mit den Parametern Phasenwinkel und Quotient aus Extrazellulär/Körperzellmasse (ECM/BCM).

Literatur

August DA, Huhmann MB, and the American Society for Parenteral and Enteral Nutrition (A.S.P.E.N.) Board of Directors: A.S.P.E.N. Clinical Guidelines: Nutrition support therapy during adult anticancer treatment and in hemapoetic cell transplantation. JPEN 33 (2009) 472–500

Braga M, Ljungqvist O, Soeters P et al.: ESPEN Guidelines on Parenteral Nutrition: Surgery. Clin Nutr 28 (2009) 379–386

Buijs N, van Bokhorst-de van der Schuren MA, Langius JA et al.: Perioperative arginine-supplemented nutrition in malnourished patients with head and neck cancer improves long-term survival. Am J Clin Nutr 92 (2010) 1151–1161

Casaer MP, Mesotten D, Hermans G et al.: Early versus late parenteral nutrition in critically ill adults. N Engl J Med 365 (2011) 506–517

Cerantola Y, Hübner M, Grass F et al.: Immunonutrition in gastrointestinal surgery. Br J Surg 98 (2011) 37–48

DGEM-Leitlinien Enterale und Parenterale Ernährung – Kurzfassung,

Drover JW, Dhaliwal R, Weitzel L et al.: Perioperative use of arginine-supplemented diets: a systematic review of the evidence. J Am Coll Surg 212 (2011) 385–399

Gianotti L, Meier R, Lobo DN et al.: ESPEN Guidelines on Parenteral Nutrition: Pancreas Clin Nutr 28 (2009) 428–435

Heyland DK, Dhaliwal R, Drover JW et al.: Canadian Clinical Practice Guidelines for nutrition support in mechanically ventilated critically ill adult patients. JPEN J Parenter Enteral Nutr 27 (2003) 355–373

Hiesmayr M, Schindler K, Pernicka E et al.: Decreased food intake is a risk factor for mortality in hospitalised patients: The Nutrition Day survey 2006. Clin Nutr 28 (2009) 484–491

Kondrup J, Allison SP, Elia M et al.: ESPEN guidelines for nutritional screening. Clin Nutr 22 (2003) 415–421

Kreymann KG, Berger MM, Deutz NEP et al.: ESPEN Guidelines Enteral Nutrition: Intensive Care. Clin Nutr 25 (2006) 210–223

Lassen K, Soop M, Nygren J et al.: Consensus review of optimal perioperative care in colorectal surgery. Enhanced recovery after surgery (ERAS) group recommendations. Arch Surg 144 (2009) 961–969

McClave SA, Martindale RG, Vanek VW et al.: Guidelines for the provision and assessment of nutrition support therapy in the adult critically patient: Society of Critical Care Medicine (SCCM) and American Society for Parenteral and Enteral Nutrition (A.S.P.E.N.) JPEN 33 (2009) 277–316

Osland E, Yunus RM, Khan S et al.: Early versus traditional postoperative feeding in patients undergong resectional gastrointestinal surgery: a meta-analysis. JPEN 35 (2011) 473–487

Pirlich M, Schütz T, Norman K et al.: The German hospital malnutrition study. Clin Nutr 25 (2006) 563–574

Plauth M, Cabré E, Campillo B et al.: ESPEN Guidelines on Parenteral Nutrition: hepatology. Clin Nutr 28 (2009) 436–444

Singer P, Berger MM, Van den Berghe G et al.: ESPEN Guidelines on Parenteral Nutrition: Intensive Care, Clin Nutr 28 (2009) 387–400

Sørensen J, Kondrup J, Prokopowicz J et al.: EuroOOPS: an international, multicentre study to implement nutritional risk screening and evaluate clinical outcome. Clin Nutr 27 (2008) 340–349

Strickland A, Brogan A, Krauss J et al.: Is the use of specialized nutritional formulations a cost-effective strategy? A national database evaluation. JPEN J Parenter Enteral Nutr 29 Suppl 1 (2005) 81–91

Van Gossum A, Cabre E, Hébuterne X et al.: ESPEN Guideline on Parenteral Nutrition: Gastroenterology, Clin Nutr 28 (2009) 415–427.

Varadhan KK, Neal KR, Dejong CH et al.: The enhanced recovery after surgery (ERAS) pathway for patients undergoing major elective open colorectal surgery: a meta-analysis of randomized controlled trials, Clin Nutr 29 (2010) 434–440

Weimann A, Braga M, Harsanyi L et al.: ESPEN Guidelines on Enteral Nutrition: Surgery including Organ Transplantation. Clin Nutr 25 (2006) 224–244

Weimann A, Ebener C, Holland-Cunz S et al.: Leitlinien Parenterale Ernährung Chirurgie und Transplantation, Akt Ernaehr Med 32 (2007) 114–123

3.8 Besonderheiten der Ernährung im Alter

Jürgen M. Bauer

Demografie

Die demografischen Veränderungen der nächsten Jahrzehnte mit einer deutlichen Zunahme des Anteils der Über-65-Jährigen bei Abnahme des Anteils der jüngeren Erwachsenen stellen unsere Gesellschaft vor große Herausforderungen. Ein besonderes Augenmerk ist hierbei auf die Gruppe der Hochaltrigen zu lenken, die bis jenseits der Mitte des 21.Jahrhunderts weiter anwachsen und dabei relativ zu anderen Altersgruppen die größte Vermehrung aufweisen wird. Mitarbeiter des Max-Planck-Instituts der Universität Rostock prognostizierten unlängst, dass von den im Jahre 2000 Geborenen im Alter von 99 Jahren noch mindestens 50 % am Leben sein werden. Für einen ausgeglichenen Blick auf das Phänomen des Alterns in unserer Gesellschaft ist es jedoch erforderlich, nicht nur dessen Schattenseiten wie Multimorbidität und Pflegebedürftigkeit wahrzunehmen, sondern auch den verbesserten Erhalt der Funktionalität zu würdigen, der sich bei Vergleich von Geburtskohorten aus verschiedenen Jahrzehnten ergibt. Vereinfacht ausgedrückt bedeutet dies, dass die Menschen im Durchschnitt nicht nur älter werden, sondern auch besser altern. Eine hohe Lebensqualität scheint nun jenseits der 90 und oftmals sogar jenseits der 95 möglich.

Ernährungsrisiken im Alter

Ein hohes Lebensalter, insbesondere jenseits des 80. Lebensjahres, geht jedoch mit einer Vielzahl von organischen Veränderungen einher, welche eine verminderte Belastbarkeit und ein erhöhtes Risiko für den Verlust an Selbständigkeit bedeuten. Je älter der Mensch, desto größer ist der Anteil an körpereigenen Ressourcen, der für den Erhalt des körperlichen Gleichgewichts, die körpereigene Homöostase, aufgewendet werden muss.

Für den Erhalt der Funktionalität im Alter kommt der Ernährung neben der Bewegung eine herausragende Rolle zu. Die Diagnose und Therapie von Ernährungsstörungen im höheren Lebensalter muss daher sowohl relevante Aspekte der Alternsphysiologie als auch die Besonderheiten des Einzelfalles berücksichtigen. Patient und Behandelnder sollten sich zudem frühzeitig über die im Einzelfall zu verfolgenden Ziele verständigen. In der Regel wird es nur auf diese Weise gelingen, Patienten und Angehörige zu motivieren und in der Therapie einer Ernährungsstörung erfolgreich zu sein.

> Alterungsvorgänge können eine ausreichende Nahrungsaufnahme erschweren. Neben einer individuell sehr unterschiedlich ausgeprägten Reduktion des Geruchs- und Geschmacksempfindens kommt der Abnahme des Hunger- und Zunahme des Sättigungsgefühls mit steigendem Lebensalter große Bedeutung zu.

Zudem gelingt es älteren Menschen im Gegensatz zu jüngeren Erwachsenen nicht, nach freiwilligen oder unfreiwilligen Fastenperioden – letzteres zum Beispiel im Rahmen eines Krankenhausaufenthaltes – eine kompensatorische Gewichtszunahme zu erzielen. Auf diesem Hintergrund muss die gesteigerte Anfälligkeit älteren Menschen für eine Malnutrition betrachtet werden. Eine Vielzahl von Erkrankungen fördert zudem das Auftreten derselben. In etwa 70 % aller älteren Patienten mit Malnutrition ist vom Vorliegen einer diesbezüglich bedeutsamen Erkrankung auszugehen. Zudem stellen Multimorbidität und Polypharmazie zusätzliche unabhängige Risikofaktoren dar. Es ist daher nicht richtig, eine Gewichtsabnahme im Alter unkritisch als Altersphänomen zu interpretieren.

> Eine Gewichtsabnahme von mehr als 500 g pro Jahr sollte daher systematisch hinterfragt und zunächst eine medizinische Abklärung durchgeführt werden. Im ambulanten Bereich kommt in diesem Kontext Depressionen eine besondere Bedeutung zu.

Hochrisikogruppen für eine Malnutrition sind geriatrische Krankenhausbewohner, solche in rehabilitativen Einrichtungen und ältere, zuhause lebende Personen, welche auf eine Versorgung durch soziale Hilfsdienste angewiesen sind. Aufgrund der bei ihnen vorhandenen funktionellen Defizite sind auch Pflegeheimbewohner in einem besonderen Maße für das Auftreten einer Malnutrition gefährdet. Jedoch belegen zahlreiche Untersuchungen der letzten Jahre, dass es gelingt, deren Ernährungsstatus durch eine kompetente pflegerische Betreuung zu stabilisieren beziehungsweise sogar zu verbessern. Mit Hinblick auf geriatrische Krankenhauspatienten ist zu beachten, dass durch die fatale Kombination aus Malnutrition, Immobilisation und entzündlicher Komorbidität, zum Beispiel durch eine Pneumonie oder Cholangitis, ein dramatischer Funktionsverlust begünstigt wird. In fortgeschrittenen Fällen bezeichnet man den altersassoziierten Verlust an Muskelmasse und Muskelkraft als Sarkopenie.

Malnutrition erkennen und behandeln

Die Erkennung der Malnutrition im Alter stellt den Interessierten nicht vor größere diagnostische Schwierigkeiten. Die Diagnose basiert auf der kombinierten Bewertung von Gewichtsverlauf, aktueller Verzehrsmenge und BMI. Bei letzterem gilt es zu beachten, dass im Gegensatz zum Grenzwert von 18,5 kg/m^2 beim jüngeren Erwachsenen derselbige beim älteren Erwachsenen auf 20 kg/m^2 angehoben wurde.
Bezüglich der Beschreibung der Verzehrsmenge hat sich in Institutionen (Pflegeheime, Krankenhäuser) der Einsatz von sogenannten Tellerschemata („Pie charts") bewährt. Der routinemäßige Einsatz von Labordiagnostik ist bei einer ersten Beurteilung des Ernährungsstatus von älteren Erwachsenen nicht indiziert. Bei Fehlen von entzündlichen akuten oder chronischen Begleiterkrankungen, eines fortgeschrittenen Leberschadens oder einer höhergradigen Proteinurie kann das Serumalbumin hilfreich sein. Eine ungezielte Erfassung von Mikronährstoffdefiziten kann nicht empfohlen werden. Hier sollte eine selektive Diagnostik gemäß den klinischen Umständen erfolgen.

Für das Screening des Ernährungsstatus hat sich vor allem im ambulanten Bereich die Verwendung des Mini Nutritional Assessments (MNA) bewährt (siehe auch Kapitel *„1.4 Screening auf Mangelernährung"*). Es existiert in einer Kurz- und in einer Langfassung. Aus Praktikabilitätsgründen empfiehlt sich die Verwendung der Kurzform, welche aus 6 Fragen besteht und drei Kategorien aufweist (normaler Ernährungszustand, Risiko für Malnutrition, manifeste Malnutrition). Fällt das Screening positiv aus, muss sich eine individuelle Analyse zur Klärung der relevanten Kausalfaktoren anschließen.

Die Basis jeglicher Ernährungstherapie stellt eine ausreichende Versorgung mit Energie dar.

Je nach Aktivitätsniveau liegt der Bedarf älterer Erwachsener zwischen 25 und 35 kcal/kg Körpergewicht.

Die erste Zahl bezieht sich auf wenig aktive Heimbewohner bzw. ältere Menschen, welche zwar zuhause leben, aber auf umfangreiche pflegerische Unterstützung angewiesen sind. Die zweite Zahl stellt eine Anhaltszahl für aktive Senioren da, welche sportlich aktiv sind. Dies sind jedoch nur vereinfachte Annäherungen, welche anhand des individuellen Gewichtsverlaufs kritisch zu hinterfragen sind. Ein Gewichtsverlust deutet in aller Regel auf eine unzureichende Versorgung mit Energie hin.

Hinsichtlich des Erhaltes der Muskelmasse und somit der Funktionalität kommt einer ausreichenden Proteinaufnahme große Bedeutung zu. Bislang wird seitens der WHO auch für ältere Personen eine Zufuhr von 0,8 g/kg Körpergewicht empfohlen. Demgegenüber wiesen in den letzten Jahren zahlreiche Arbeiten auf einen höheren Proteinbedarf bei älteren Erwachsenen von mindestens 1,1 g/kg Körpergewicht hin. Zudem hat es sich bei älteren Personen mit reduzierter Funktionalität als vielversprechend erwiesen, die Proteinzufuhr nicht auf eine Hauptmahlzeit zu konzentrieren, sondern möglichst gleichmäßig auf die üblichen drei Mahlzeiten zu verteilen.

In einer idealen Welt würde die Behandlung der Malnutrition durch ein interdisziplinäres Team erfolgen. In Klinik und Praxis sollte jedoch zumindest auf das lokal vorhandene Angebot zurückgegriffen werden, welches neben Arzt/Ärztin und Pflegekräften zum Beispiel Diätassisstententen/-innen, Köche/innen und Logopäden/-innen umfassen kann.

Wenn möglich, sollte in der Therapie der Mangelernährung auf ein Angebot von natürlichen Lebensmitteln im Mittelpunkt stehen werden. Individuelle Speisegewohnheiten sollten erfragt und, falls möglich, berücksichtigt werden. Prinzipiell sind energiedichte Speisen hinsichtlich einer Steigerung der Kalorienzufuhr bei Personen mit Mangelernährung zu bevorzugen. Einen weiteren wichtigen Ansatz stellt die Verabreichung von Zwischenmahlzeiten dar. Die Einführung einer Spätmahlzeit scheint geeignet, eine problematische Verlängerung des „Fastenintervalls" zwischen früher Abendmahlzeit und spätem Frühstück zu verkürzen und eine unerwünschte Lipolyseaktivität zu unterdrücken.

Aufgrund der vorliegenden Studiendaten ist die Verabreichung von Trinknahrung als indiziert anzusehen, wenn eine manifeste Mangelernährung vorliegt. Auf eine ausreichende Zufuhr von Kalorien (mindestens 400 kcal/Tag) über die Trinknahrung ist zu achten. Geringfügige Mengen von Trinknahrung werden keinen relevanten Einfluss auf die Ernährungssituation ausüben. In der Regel wird man auf protein- und energiereiche Produkte zurückgreifen. Eine Verabreichung zwischen den Hauptmahlzeiten entspricht dem gegenwärtigen Standard. Hochkalorische Produkte mit einem Energiegehalt von bis zu 2,0 kcal/ml scheinen hinsichtlich der zu erzielenden Compliance von Vorteil zu sein. Da die Akzeptanz von Trinknahrung im individuellen Fall unzureichend sein kann, empfiehlt es sich, Patienten und Angehörige im Gespräch von der Sinnhaftigkeit derselben zu überzeugen und eine zeitliche Befristung der Verabreichung auf 2-3 Monate vorzusehen. Der Einsatz von Trinknahrung ist insbesondere bei Hochrisikosituationen, wie bei Entlassung nach einem längeren Krankenhausaufenthalt, sowie in der geriatrischen Rehabilitation, sehr sinnvoll. Ein sektorübergreifendes Verständnis von Indikationen und Nutzen wäre wünschenswert, wird aber nicht allerorts angetroffen.

> Abschließend sei angemerkt, dass gerade bei älteren Menschen die Freude am Essen aktiv erhalten werden muss. Dies schließt die Berücksichtigung von ästhetischen und sozialen Aspekten ein. Insbesondere in Institutionen wie dem Krankenhaus wird man diesen grundlegenden Voraussetzungen einer adäquaten Nahrungszufuhr oftmals nicht gerecht.

Die grundlegenden Informationen zur Erkennung, Diagnostik und Therapie der Malnutrition älterer Menschen sind allgemein verfügbar. Leider mangelt es oftmals noch an der Umsetzung erfolgreicher Konzepte. Insbesondere im Krankenhausbereich und für ältere Menschen, die noch selbständig leben, aber auf soziale Hilfsdienste angewiesen sind, muss mehr getan werden.

Zusammenfassung

* Alternsassoziierte physiologische Veränderungen und Komorbiditäten erhöhen das Risiko für eine Malnutrition im höheren Lebensalter.
* Diagnostik und Therapie der Malnutrition sind eine interdisziplinäre Aufgabe. Schlüsselparameter für erstere sind ein BMI < 20 kg/m^2, eine unzureichende aktuelle Verzehrsmenge sowie eine Abnahme des Körpergewichts.
* Im Mittelpunkt aller therapeutischen Bemühungen steht der Erhalt von Funktionalität und Lebensqualität.
* Eine Kalorienzufuhr von etwa 30 kcal/kg Körpergewicht pro Tag sowie eine Proteinzufuhr von etwa 1,1 g/kg Körpergewicht pro Tag können als Anhaltszahlen des Bedarfs von älteren Patienten angenommen werden.
* Trinknahrung ist für den temporären Einsatz bei älteren Personen mit Malnutrition indiziert. Eine tägliche Zufuhr von etwa 400 kcal/Tag erfordert die anhaltende Motivation von Patient und Angehörigen.

Literatur

Bauer JM: Ernährung und Funktionalität im Alter. Internist (Berl). 52 (2011) 946-954

Bauer JM, Kaiser MJ, Sieber CC: Evaluation of nutritional status in older persons: nutritional screening and assessment. Curr Opin Clin Nutr Metab Care 13 (2010) 8-13

Bauer JM, Wirth R, Volkert D, et al.: Teilnehmer des BANSS-Symposiums 2006 Malnutrition, Sarkopenie und Kachexie im Alter – Von der Pathophysiologie zur Therapie. Ergebnisse eines internationalen Experten-meetings der BANSS-Stiftung. Dtsch med Wochenschr 133 (2008) 305-310

Bauer JM, Volkert D, Wirth R, et al.: für die Teilnehmer des BANSS-Symposiums 2005 Diagnostik der Man-gelernährung des älteren Menschen – Ergebnisse eines internationalen Experten-Meetings der BANSS-Stiftung. Dtsch Med Wochenschr 131 (2006) 223-227

Kaiser MJ, Bauer JM, Rämsch C, et al.: Mini Nutritional Assessment International Group. Frequency of malnu-trition in older adults: a multinational perspective using the mini nutritional assessment. J Am Geriatr Soc 58 (2010) 1734-1738

Milne AC, Potter J, Vivanti A, et al.: Protein and energy supplementation in elderly people at risk from malnu-trition. Cochrane Database Syst Rev (2009) CD003288

Paddon-Jones D, Rasmussen BB: Dietary protein recommendations and the prevention of sarcopenia. Curr Opin Clin Nutr Metab Care. 12 (2009) 86-90

Hubbard GP, Elia M, Holdoway A, Stratton RJ: A systematic review of compliance to oral nutritional supple-ments. Clin Nutr 31 (2012) 293-312

Volkert D, Berner YN, Berry E, et al.: DGEM (German Society for Nutritional Medicine), ESPEN (European So-ciety for Parenteral and Enteral Nutrition). ESPEN Guidelines on Enteral Nutrition: Geriatrics. Clin Nutr 25 (2006) 330-360

3.9 Ernährung des Kindes

Eva Robel-Tillig

Ernährung im Säuglingsalter

Das Säuglingsalter, definiert als die Zeit vom 29. Lebenstag bis zum Ende des ersten Lebensjahres, ist gekennzeichnet durch eine während des Lebens nie wieder erreichte relative Zunahme des Gewichtes und eine enormen Wachstumsgeschwindigkeit. Die Ernährung des gesunden Säuglings muss optimal an diese Herausforderung adaptiert sein.

Stillen

Muttermilch ist auf Grund ihrer Zusammensetzung und dem optimalen Gehalt an Eiweiß, Fett und Kohlenhydraten die bewährteste und sicherste Ernährung des Neu-geborenen und Säuglings. Neben der wesentlichen emotionalen Komponente der Förderung der Mutter-Kind-Bindung und Mutter-Kind-Interaktion sind die gesund-heitlichen Vorteile der Muttermilch jeder Formula-Nahrung gegenüber signifikant.

Beim gesunden Neugeborenen und Säugling passen sich Menge und Zusammenset-zung der Muttermilch den Bedürfnissen und damit Alter des gestillten Kindes an. Es ist jedoch bekannt, dass besonders der Eiweißgehalt der Milch einer Mutter von Mahlzeit zu Mahlzeit stark variieren kann, und selbstverständlich zwischen stillenden Müttern große Unterschiede in der Zusammensetzung der individuellen Muttermilch vorhanden sind. Auch aus diesen Gründen ist bei jedem Säugling eine engmaschige Kontrolle des Gedeihens erforderlich.

> Wesentliche Vorteile der Muttermilch bestehen in der Vermittlung von Immunglobulinen, sekretorischem IgA, Laktoferrin und Lysozym, wodurch ein gewisser Schutz gegenüber Infektionen gewährleistet wird.

Durch eine Verminderung bzw. Verzögerung des Kontaktes zu Fremdeiweißen ist eine relative Allergieprophylaxe möglich. Es sollte jedoch darauf hingewiesen werden, dass bei Kindern stillender Mütter, die selbst einen hohen Anteil an Kuhmilch-Eiweiß in ihrer Ernährung aufweisen, eine klinische relevante Kuhmilch-Eiweiß-Unverträglichkeit beim Säugling auftreten kann.

Ausschließliches Stillen ist bis zum 5.-6. Lebensmonat wünschenswert und ernährungsphysiologisch sinnvoll.

Die Stillförderung ist in modernen Entbindungskliniken ein wesentlicher Bestandteil der perinatalen Betreuung. Durch geschultes Personal während des stationären Aufenthaltes und engmaschige Hilfe durch Hebammen und Kinderärzte ist es möglich, Stillfrequenz und Stilldauer zu fördern.

Säuglings-Milch-Ernährung

Für nicht gestillte Säuglinge stehen eine Vielzahl von Formula-Nahrungen zur Verfügung, die in ihrer Zusammensetzung der Muttermilch zumindest adaptiert oder teiladaptiert sind. Ein Herstellen von Milch aus Kuh-, Ziegen- oder Schafsmilch ist unbedingt abzulehnen. Ebenso sind Mandel-, Dinkel- oder Sojamilch aufgrund größerer Defizite in ihrer Zusammensetzung zur Ernährung kleiner Säuglinge nicht geeignet.

Als Anfangsnahrung eignen sich besonders einige sogenannte Pre-Nahrungen, die als einziges Kohlenhydrat Glukose enthält. Es werden auf dem Markt weiterhin eine Anzahl von 1er Nahrungen angeboten, die als zusätzliche Kohlenhydrate Stärke, Fruktose und Saccharose enthalten. Damit vergrößert sich jedoch die Gefahr einer allergischen Reaktion von Säuglingen mit allergischer Disposition oder z.B. Fruktoseintoleranz.

Beikost

Etwa ab dem 5. Lebensmonat ist der Energiebedarf des Säuglings und die adäquate Versorgung mit Mineralien, Zink und Eisen durch alleinige Muttermilch- oder Säuglingsmilch-Ernährung nicht mehr im ausreichenden Maße gedeckt. Es sollte deshalb in Abständen von 4 Wochen jeweils eine Milchmahlzeit durch einen Brei ersetzt werden. Dabei wird zunächst ein Gemüse-Kartoffel-Fleischbrei, dann Vollmilchbrei und später Vollmilch-Obstbrei angeboten.

> Im 10.-11. Lebensmonat kann der Säugling stufenweise an der Familienkost teil-
> nehmen. Als erstes sollte dabei die Mittagsmahlzeit gegeben werden, anschließend
> auch auf feste Kost, wie Brot mit Aufstrich, übergegangen werden.

Ernährung im Kleinkind- und Schulalter

Mit Beginn des zweiten Lebensjahres kann das Kind an der Familienkost teilnehmen.
Wichtig ist, dass eine abwechslungsreiche und vitaminreiche Nahrung gegeben wird.
Um späteren Gedeihstörungen mit Über- und Untergewicht vorzubeugen, ist beson-
ders auf eine kalorisch adaptierte Nahrung zu achten und weitgehend auf „Fast food"
Produkte zu verzichten. Die Ernährungshygiene ist eine wichtige Form der Gesund-
heitserziehung und wird im frühesten Kindesalter geprägt.

Übergewicht

In den Industrieländern ist das Übergewicht auch schon im Kindes- und Jugendalter
ein zunehmendes gesellschaftliches Problem. Die Ursachen des Übergewichtes oder
Adipositas sind nur selten Stoffwechseldefekte, meist liegt eine Fehlernährung im Zusammenhang mit Bewegungsmangel vor.
Die Therapie der Adipositas muss in allererster Linie auf Prävention und frühzeitiges
Klarstellen des Problems gegenüber dem Erziehungsberechtigen, aber auch den Kindern orientiert sein. Es muss die Bereitschaft zur Gewichtsreduktion vorliegen, um eine
erfolgreiche Behandlung durchzuführen. Eine Analyse der Ernährung führt meist zu
den Grundlagen der Übergewichtigkeit. Durch Aufstellen von Ernährungsplänen, Be-
wegungsprogrammen und Eingliederung in Gruppentherapien ist eine erfolgreiche
Reduktion des Gewichts möglich.

> Übergewicht: Die Langzeitfolgen für die betroffenen Kinder sind erheblich und kön-
> nen zur Ausbildung eines metabolischen Syndroms, orthopädischen Problemen und
> auch psychosozialen Auffälligkeiten führen.

Untergewicht

In den modernen Industrieländern ist das Untergewicht bei Kindern eine sehr seltene
Diagnose geworden. Meist ist es begründet in chronischen oder akuten Erkrankungen
oder einer dauerhaften Fehlernährung.

> Als wichtigste differenzialdiagnostische gastrointestinale Ursachen sind bei Unter-
> gewicht die Zöliakie, Morbus Crohn, Colitis ulcerosa oder Kuhmilch-Eiweiß-Unver-
> träglichkeiten auszuschließen.

Ebenso können schwere Allgemeinerkrankungen, wie zystische Fibrose, Immunde-fekte, maligne Tumoren oder infantile Zerebralparesen zu chronischen Zuständen der Mangelernährung führen. Fehlernährungen sind infolge einer Mangelernährung bei Kindern aus sozial schwierigen Verhältnissen und bei extremen Kostformen, wie der veganen Ernährung, zu beobachten.

Einer adäquaten Therapie muss immer eine korrekte Diagnostik in spezialisierten Zen-tren oder Sprechstunden vorausgehen.

Geeignete Therapieformen beinhalten immer eine Optimierung der Kalorienzufuhr, der Nahrungszusammensetzung und letztlich auch die alternative Formen der Nah-rungsapplikation (PEG, Sonde).

Ernährung in der Neonatologie

Ebenso wie bei gesunden Neugeborenen ist beim frühgeborenen Kind und bei er-krankten Neugeborenen Muttermilch die günstigste Nahrung. Es ist bei allen Neu-geborenen ein möglichst rascher, jedoch an die klinische Situation optimal adaptier-ter enteraler Nahrungsaufbau anzustreben.

> Am ersten Lebenstag werden etwa 80-100ml/kg Flüssigkeit vom Kind benötigt. Üb-licherweise wird eine Infusionslösung verabreicht, die sich standardisiert aus Gluko-se/Aminosäuren und Elektrolytlösungen zusammensetzt und über einen peripheren Zugang oder Nabelvenenkatheter verabreicht wird.

Frühgeborene und Neugeborene mit gestörter postnataler Adaptation oder angebore-nen Fehlbildungen bzw. Erkrankungen bedürfen zunächst in der Regel einer primären parenteralen Flüssigkeits- und Kalorienzufuhr.

Die Flüssigkeitsmenge wird täglich um 10-15ml/kg gesteigert. Ab dem 2.-3. Lebenstag sollte mit einer zusätzlich parenteralen Fettsubstitution begonnen werden. Ab diesem Zeitraum erhalten die Neugeborenen wasser- und fettlösliche Vitamine infundiert. Zum Ende der ersten Lebenswoche benötigen ein Neugeborenes ca. 150 ml/kg Flüs-sigkeit.

Es ist hierbei zu betonen, dass immer eine individuelle Flüssigkeitszufuhr erfolgen soll-te, die von der Erkrankung des Kindes abhängig ist und damit interindividuell sehr dif-ferieren kann. Ziel einer optimalen Kreislauftherapie muss es sein, subtil diagnostisch den Bedarf des Kindes zu erfassen.

> Ein krankes Neugeborenes sollte im Verlauf der ersten Lebenswoche eine Aminosäu-rezufuhr von 4-5 g/kg, 4 g/kg Fett und 12g/kg Glukose erhalten.

Dabei werden die Anteile aus parenteraler und enteraler Ernährung gemeinsam be-rechnet.

Die erfolgreiche Ernährung eines Frühgeborenen, besonders des sehr untergewich-tigen Kindes, wird durch eine Gewichtszunahme an der individuellen Perzentile widergespiegelt. Eine enterale Substitution von Eiweiß und Glukose in Form von Nahrungssupplementen kann durchaus möglich und erforderlich sein. Den Marker für die prozentuale Anreicherung der Nahrung muss, wie betont, die Gewichtsentwicklung darstellen.

> Eine vollständig parentale Ernährung ist nur in sehr seltenen Fällen bei Neugeborenen mit enteralen Fehlbildungen oder schweren Grunderkrankungen erforderlich.

Bei diesen Kindern wird nach einer Woche ausschließlich parenteraler Ernährung eine Substitution von Spurenelementen durchgeführt. Eine Ergänzung der Ernährung mit Kalzium und Phosphat bei Frühgeborenen erfolgt parenteral standardisiert über die Infusionslösung. Verträgt das Neugeborene mehr als 50 % des erforderlichen Nahrungsangebotes enteral, werden bis zur 36. Schwangerschaftswoche korrigierten Alters Kalziumkarbonat und Natriumhydrogenphosphat der Nahrung zugesetzt.

Ist es nicht möglich, ein Frühgeborenes mit Muttermilch oder Frauenmilch von Spenderinnen zu ernähren, stehen gut adaptierte, mit Pro- bzw. Präbiotika angereicherte Frühgeborenen-Nahrungen zur Verfügung. Eine „post discharge" Anreicherung der Nahrung mit Supplementen ist nur erforderlich, wenn das Kind bis zum Entlassungstermin, der in der Regel bei korrigierten 37 Schwangerschaftswochen liegt, seine individuelle Gewichtsperzentile nicht wieder erreicht hat.

Neonatologische Patienten, die protrahierte Probleme beim Nahrungsaufbau bieten, sind Kinder mit angeborenen enteralen Fehlbildungen wie Laparoschisis oder Omphalocele. Diese Patienten bedürfen häufig einer Ernährung mit einer Bausteindiät, wie z.B. Pregomin. Häufige kleine Mahlzeiten können erforderlich sein. Die Kinder müssen dauerhaft in einer Spezialsprechstunde betreut werden.

Eine weitere Risikogruppe bezüglich abdomineller Probleme stellen hypotrophe Frühgeborene dar. Häufig ist Ursache der bereits intrauterinen Wachstumsrestriktion eine Minderperfusion, die bei Aufrechterhaltung der fetalen Hirndurchblutung meist durch eine enterale Perfusionsstörung gekennzeichnet ist. Diese Perfusionsstörung persistiert postnatal und führt zu schweren abdominellen Problemen mit Reflux, abdomineller Distension und kann letztlich zu einer nekrotisierenden Enterokolitis führen. Eine frühzeitige Diagnose solcher Motilitätsstörungen mit adäquater Therapie kann schwerwiegende, möglicherweise kinderchirurgische Intervention bedürftiger Folgen verhindern. Die Ernährung dieser Kinder muss mit größter Vorsicht in Kenntnis der pathophysiologischen Grundlagen der Problematik durchgeführt werden.

Zusammenfassend kann festgestellt werden, dass ernährungsphysiologische Fragestellungen in der Pädiatrie ein Schwerpunkt der ärztlichen Tätigkeit sind. Bei Einhaltung standardisierter Ernährungsschemata ist die individuelle Adaptation der Nahrung an die Bedürfnisse des Kindes Voraussetzung für eine optimale Gewichtsentwicklung.

Literatur

Ernährungskommission der Deutschen Gesellschaft für Kinderheilkunde: Beikostprodukte auf Milchbasis. Monatsschrift Kinderheilkd 150 (2002) 980-999

Jacobi SK, Odle J: Nuritional factors influencing intestinal health of the neonate. Adv Nutr (2012) 687-696

Leaf A, Dorling J, Kempley S, Mc Cornick K et al.: Early or delayed enteral feeding for preterm growth-restricted infants: a randomized trial. Pediatrics 129 (2012) 1280-1288

Lourence BH, Villamor E, Augusto RA, Cardoso M: Influence of early life factors on body mass index trajectory during childhood: a population based longitudinal analysis. Matern Child Nutr 10 (2012) 1111-1114

Pearson ES, Irwin JD, Burke SM: The childrens health and activity modification program: participant's perspectives of a four week lifestyle intervention for children with obesitiy. J Child Health Care 8 (2012) 213-215

Robel-Tillig E, Knüpfer M, Pulzer F, Vogtmann C: Blood flow parameters of the superior mesenteric artery as an early predictor of intestinal dysmotility in preterm infants. Pediatr Radiol 12 (2004) 958-962

Sergeyev E, Gebauer C, Knüpfer M, et al.: Enteral feeding volume advancement by using a standardized nutritional regimen in preterm infants below 1750 grs: a controlled randomized trial. Klin Pädiatr 233 (2011) 880-883

3.10 Wundheilungsstörung/Dekubitus

Elke Derichs und Arved Weimann

Einleitung

In der Klinik steigt vor dem Hintergrund der demografischen Entwicklung mit Durchführung auch großer operative Eingriffe bei immer älteren Patienten die Inzidenz von Wundheilungsstörungen, chronischen Wunden und Dekubitus trotz verbessertem und standardisiertem „Wundmanagement". Im eigenen Patientengut eines großen Versorgungskrankenhauses fand sich 2005 bei einem systematischen Screening eine Prävalenz von 4,9 %. In Pflegeheimen liegen Prävalenz und Inzidenz noch erheblich höher.

> Wundheilung ist für den Organismus metabolische Arbeit mit Energiebedarf. Das Vorliegen einer Mangelernährung kann die Wundheilung stören und auch das Auftreten von Dekubitalulzera beschleunigen.

In der eigenen Untersuchung wiesen über 50 % der Patienten mit schweren Dekubitalulzera Grad 3-4 einen eingeschränkten Ernährungsstatus bzw. eine manifeste Mangelernährung (SGA C) auf. Alle Patienten mit Dekubitalulzera 3-4 hatten in der Bioelektrischen Impedanzanalyse einen Phasenwinkel < 5°, was auf eine Veränderung der Körperzusammensetzung mit Verlust an Körperzellmasse schließen lässt. Eine gezielte Ernährung ggf. mit proteinreichen Trinknahrungen kann somit zur Verhinderung der Entstehung eines Dekubitalulkus beitragen.

Erfassung des Ernährungszustandes

Hier sei auf die Kapitel *1.4 Screening auf Mangelernährung"* und *1.5 Erhebung des Ernährungszustandes"* verwiesen.

Patienten mit chronischen Wunden/Wundheilungsstörungen

Chronische Wunden sind Wunden, die innerhalb von 4-8 Wochen keine Heilungstendenz zeigen. Wundheilungsstörungen werden u.a. durch Infektionen, mangelndes Hygieneregime und äußere unphysiologische, mechanische Belastungen begünstigt. Eine chronische Grunderkrankung mit Mangelernährung beeinträchtigt die Wundheilung.
Der katabole Ernährungszustand soll möglichst schnell überwunden werden.

Wundheilungsphasen und Ernährung

Exsudative Phase – Entzündungsphase

Die exsudative oder auch Reinigungsphase ist gekennzeichnet durch die Selbstreinigung der Wunde infolge einer katabolen Autolyse (Eiweißabbau). Leukozyten, insbesondere Makrophagen bauen Fremdkörper wie Beläge, Zelltrümmer und sonstige Abfallprodukte ab.

Granulationsphase – Proliferationsphase

Diese Phase wird durch eine anabole Stoffwechselumstellung eingeleitet. Einwandernde Fibroblasten bauen Bindegewebe auf. Es werden neue Kapillaren (Angiogenese) gebildet. Dadurch erscheint rot gekörntes, gut durchblutetes Granulationsgewebe. Diese anabole Umstellung des Stoffwechsels ist die Grundvoraussetzung für eine optimale Wundheilung. In dieser Phase entnimmt der Körper aus der zugeführten Nahrung vermehrt Proteine. Deshalb benötigt der Organismus in der Granulationsphase eine speziell angepasste Ernährung, um die benötigten Nährstoffe zu erhalten und somit die Wundheilung zu fördern.

Epithelisierungsphase – Modulationsphase

Wird auch reparative Phase genannt. Kollagene Fasern bilden sich zu Narbengewebe um (Maturation). Es kommt zur Wundkontraktion und damit beginnt meist vom Wundrand her die Epithelisierung. Der endgültige Wundverschluss kann bis zu einem Jahr und länger dauern.
Nach dem Wundverschluss ist das Narbengewebe noch instabil und bedarf der Pflege.

Ernährungstherapie

- Die Ernährung bei Wundpatienten sollte eiweißreich und ausgewogen sein.
- In der exsudativen Phase sollte der Flüssigkeitsverlust beachtet werden. Arginin, Omega-3-Fettsäuren und Zink können von Bedeutung sein.
- In der Granulationsphase sind es die Spurenelemente Zink, Selen und Eisen sowie die Vitamine A, C, E und die B-Vitamine.
- In der Epithelisierungsphase ist die Zufuhr von Zink, Eisen und Selen und von den Vitaminen A, C, E sowie B-Vitamine wichtig.

Für die genannten auch theoretisch begründeten Zufuhrempfehlungen für Vitamine, Mineralstoffe, Spurenelemente und speziellen Substrate gibt es jedoch nur begrenze Evidenz. Klinische Studien, welche eine Objektivierung des Verlaufs der Heilung einer chronischen Wunde erfordern, sind in der Durchführung bei einem oftmals geriatrischen und polymorbiden Patientengut sehr aufwändig.
Die S3-Leitlinie zur Lokaltherapie chronischer Wunden von 2012 enthält hierzu keine Empfehlungen. In der in Überarbeitung befindlichen S3-Leitlinie für Geriatrie der Deutschen Gesellschaft für Ernährungsmedizin (DGEM) wird bei mangelernährten Patienten aufgrund eindeutig positiver klinischer Erfahrungen die enterale Ernährung zur Verbesserung von Dekubitalulzera empfohlen (Empfehlungsgrad C). Die Indikation zur Sondenimplantation sollte dennoch kritisch gestellt werden.

Pflegerische Maßnahmen

Hygienische Richtlinien und die Umsetzung einer phasenadaptierten Wundbehandlung sind ein wichtiger Bestandteil der Therapie (siehe auch AWMF S3-Leitlinie Lokaltherapie chronischer Wunden bei Patienten mit den Risiken periphere arterielle Verschlusskrankheit, Diabetes mellitus, chronische venöse Insuffizienz).

Dekubitus

Ableitung von: „Gangraena per decubitum"- „faulige Wunde durch das Liegen".
Druck, Zeit und Disposition der Patienten sind für die Entstehung von Gewebeschädigungen verantwortlich. Diese Schädigung kann im schwersten Fall alle Hautschichten betreffen. Die Erfassung des Dekubitusrisikos erfolgt nach Hautinspektion und Krankenbeobachtung mit Hilfe der Braden-Skala. Daran orientiert sich die Intensität der Maßnahmen (siehe Expertenstandard Dekubitusprophylaxe in der Pflege).

Die Dekubituseinteilung nach dem European Pressure Ulcer Advisory Panel (EPUAP)

Kategorie / Stufe / Grad I: Nicht wegdrückbare Rötung

Nicht wegdrückbare, umschriebene Rötung bei intakter Haut, gewöhnlich über einem knöchernen Vorsprung. Bei dunkel pigmentierter Haut ist ein Abblassen möglicherweise nicht sichtbar, die Farbe kann sich aber von der umgebenden Haut unterscheiden. Der Bereich kann schmerzempfindlich, verhärtet, weich, wärmer oder kälter sein als das umgebende Gewebe. Diese Symptome können auf eine (Dekubitus-) Gefährdung hinweisen.

Kategorie / Stufe / Grad II: Teilverlust der Haut

Teilzerstörung der Haut (bis in die Dermis/Lederhaut), die als flaches, offenes Ulkus mit einem rot bis rosafarbenen Wundbett ohne Beläge in Erscheinung tritt. Kann sich auch als intakte oder offene/rupturierte, serumgefüllte Blase darstellen. Manifestiert sich als glänzendes oder trockenes, flaches Ulkus ohne nekrotisches Gewebe oder Bluterguss. Blutergüsse weisen auf eine tiefe Gewebsschädigung hin.
Diese Kategorie sollte nicht benutzt werden, um Skin Tears (Gewebezerreißungen), verbands- oder pflasterbedingte Hautschädigungen, feuchtigkeitsbedingte Läsionen, Mazerationen oder Abschürfungen zu beschreiben.

Kategorie / Stufe / Grad III: Verlust der Haut

Zerstörung aller Hautschichten. Subkutanes Fett kann sichtbar sein, jedoch keine Knochen, Muskeln oder Sehnen. Es kann ein Belag vorliegen, der jedoch nicht die Tiefe der Gewebsschädigung verschleiert. Es können Tunnel oder Unterminierungen vorliegen. Die Tiefe des Dekubitus der Kategorie/Stufe/Grad III variiert je nach anatomischer Lokalisation. Der Nasenrücken, das Ohr, der Hinterkopf und das Gehörknöchelchen haben kein subkutanes Gewebe, daher können Kategorie III-Wunden dort auch sehr oberflächlich sein. Im Gegensatz dazu können an besonders adipösen Körperstellen extrem tiefe Kategorie III-Wunden auftreten. Knochen und Sehnen sind nicht sichtbar oder tastbar.

Kategorie / Stufe / Grad IV: vollständiger Haut oder Gewebeverlust

Totaler Gewebsverlust mit freiliegenden Knochen, Sehnen oder Muskeln. Belag und Schorf können vorliegen. Tunnel oder Unterminierungen liegen oft vor. Die Tiefe des Kategorie IV-Dekubitus hängt von der anatomischen Lokalisation ab. Der Nasenrücken, das Ohr, der Hinterkopf und der Knochenvorsprung am Fußknöchel haben kein subkutanes Gewebe, daher können Wunden dort auch sehr oberflächlich sein. Kategorie IV-Wunden können sich in Muskeln oder unterstützende Strukturen ausbreiten (Faszien, Sehnen oder Gelenkkapseln) und können dabei leicht eine Osteomyelitis oder Ostitis verursachen. Knochen und Sehnen sind sichtbar oder tastbar.

Risikofaktoren

An erster Stelle sind Patienten mit Immobilität betroffen. Patienten im postoperativen Zustand, mit Inkontinenz, zerebrovaskuläre Erkrankungen, Diabetes mellitus und Mangelernährung sind für eine Dekubitusentstehung prädestiniert. Deshalb ist eine konsequente Dekubitusprophylaxe besonders für diese Patienten wichtig.

Wechselwirkung Mangelernährung/Dekubitusentstehung

Ein schlechter Ernährungszustand ist ein Risikofaktor für die Entstehung eines Dekubitus.

Patienten mit Dekubitus weisen signifikant häufiger niedrigere biochemische Ernährungsparameter auf z.B. Albumin und Zink. Eine höhere Proteinzufuhr im Vergleich zur Kontrollgruppe fördert das Abheilen von Dekubitalulzera bei mangelernährten Patienten.

Maßnahmen

Im Vordergrund stehen die Verbesserung des Ernährungszustandes, die Mobilisation und Lagerung, die Behandlung der Grundkrankheiten sowie die Vermeidung von Feuchtigkeit und Stressoren. Wichtig ist die Sicherstellung einer adäquaten Energie- und Eiweißzufuhr.

Ernährung – Normalkost

Eine ausreichende Energiezufuhr, eiweißreiche Nahrungsmittel sowie Vitamin- und mineralstoffreiche Kost sollte möglichst im Rahmen der normalen Krankenhauskost gewährleistet sein. Ebenso wichtig ist, auf die tägliche Flüssigkeitsmenge zu achten.

> Wenn die normale Ernährung nicht ausreicht, können Trinknahrungen die Nährstofflücke schließen. Die Trinknahrung sollte nach oder zwischen den Mahlzeiten gegeben werden, da sie sättigt und der Patient sonst weniger Nahrung zu sich nimmt.

Arginin, Vitamin C sowie Zink und Selen sind in speziellen proteinreichen Trinknahrungen enthalten. Die Eviden und ist auch hier begrenzt. Für die Gabe spezieller Trinklösungen zur besseren Ulkusheilung sprechen die Studien von Cereda et al. (2009) und Anholt et al. (2010).

Empfehlung zur Energiezufuhr

[siehe Kapitel *„1.3 Energie- und Nährstoffbedarf von Gesunden und Kranken"*]
Der Ruheenergiebedarf ist auch bei Patienten mit Dekubitalulkus nicht zwangsläufig erhöht.
Die Verwendung von Stressfaktoren richtet sich nach der zugrunde liegenden Erkrankung – z.B. Polytrauma oder Verbrennung – 1,3-1,5. Bei besonderen Problempatienten ist, sofern technisch durchführbar, die individuelle Bestimmung mittels indirekter Kalorimetrie zu empfehlen.

Eiweißzufuhr

Über die Empfehlungen für Gesunde mit 0,8 g Eiweiß/kg Körpergewicht/Tag hinaus sollte bei bestehenden Ulzera die Zufuhr auf 1,5g/kg KG/Tag oder in Einzelfällen mehr erhöht werden. Laborchemisch geben Serumprotein und Serumalbumin (untere Normgrenze: 3,5g/dl) Hinweise auf einen Eiweißmangel.

Speisen können mit geschmacksneutralem Eiweißkonzentrat in Pulverform angereichert werden. Bei Patienten, die über eine Sonde ernährt werden, sollte eiweißreiche (Eiweiß ca. 25 % der Energie) Sondennahrung appliziert werden.

Dekubitus, Schmerz und Auswirkung auf die Nahrungsaufnahme

Druckgeschwüre sind häufig sehr schmerzhaft für den Betroffenen, wobei Dekubitus Grad I und Grad II häufig als sehr schmerzintensiv empfunden werden und diese zu einem hohen Verlust an Lebensqualität führen. Eine Schmerzsituation hat negativen Einfluss auf das Appetitverhalten und führt zu einer reduzierten Nahrungsaufnahme. Aus diesem Grund ist ein angemessenes Schmerzmanagement zwingend notwendig. (Expertenstandard Schmerzmanagement in der Pflege).

Pflegerische Maßnahmen

Die Dekubitusprophylaxe hat oberste Priorität. Unabdingbar ist die frühzeitige Erkennung eines eingeschränkten Ernährungsstatus zur Einleitung und Kontrolle einer adäquaten Nährstoffzufuhr. Pflegerisch steht an erster Stelle die Mobilisation. Lagerungshilfsmittel, Antidekubitusmatratzen sind sehr hilfreich. Es sollte zudem beachtet werden, dass Bettunterlagen und Inkontinenzmaterial sehr indikationsbezogen eingesetzt werden. Die Behandlung beinhaltet das Ausschalten der Störfaktoren, die Lagerung/Mobilisation, eine gute Hautpflege und die Behandlung der Wunde mit einer phasenadaptierten Wundversorgung.

Literatur

Alexander L, Sprungen A, Liu M, et al.: Resting metabolic rate in sunjects with paraplegia. The effect of pressure sores. Arch Physical Med Rehab 76 (1995) 819-822

Andrä J, Weimann A: Die Bedeutung der Ernährung bei der Prophylaxe und Therapie von Dekubitalulzera – Dekubiti vorbeugen. Pflege Z 65 (2012) 330-333

Braden BJ. The Braden scale for predicting pressure sore risk: reflections after 25 years. Adv Skin Wound Care 25 (2012) 61

Braden Skala – www.bradenscale.com (Zugriff am 1.10.12)

Breslow RA, Hallfrisch J, Goldberg AP: Malnutrition in tubefed nursing home patients with pressure sores. JPEN J Parenter Enteral Nutr 15 (1991) 663-668

Breslow RA, Hallfrisch J, Guy DG, et al.: The importance of dietary protein in healing pressure ulcers. J Am Geriatr Soc. 41(1993) 357-362

Cereda E, Gini A, Pedrolli C, Vanotti A: Disease-specific, versus standard, nutritional support for the treatment of pressure ulcers in institutionalized older adults: a randomized controlled trial. J Am Geriatr Soc. 57 (2009) 1395-1402

Clark M, Schols JM, Benati G, et al.: Pressure ulcers and nutrition: a new European guideline. J Wound Care 13 (2004) 267-272

Deutsche Gesellschaft für Wundheilung und Wundbehandlung e.V. Lokaltherapie chronischer Wunden bei Patienten mit den Risiken periphere arterielle Verschlusskrankheit, Diabetes mellitus, chronische venöse Insuffizienz. AWMF-Register Nr. 091/001 Klasse: S3, 2012, http://www.awmf.org/leitlinien/detail/ll/091-001.html (Zugriff am 1.10.12)

Deutsches Netzwerk für Qualitätsentwicklung in der Pflege (DNQP, Hrsg): „Expertenstandard Dekubitusprophylaxe", 2010, http://www.wiso.hs-osnabrueck.de/38087.html (Zugriff am 1.10.12)

Deutsches Netzwerk für Qualitätsentwicklung in der Pflege (DNQP, Hrsg.): Expertenstandard Schmerzmanagement in der Pflege bei akuten Schmerzen (2011); http://www.wiso.hs-osnabrueck.de/38089.html (Zugriff am 1.10.12)

Deutsches Netzwerk für Qualitätsentwicklung in der Pflege (DNQP, Hrsg.): Expertenstandard Ernährungsmanagement zur Sicherstellung und Förderung der oralen Ernährung in der Pflege (2010); http://www.wiso.hs-osnabrueck.de/38093.html (Zugriff am 1.10.12)

Gengenbacher M, Stähelin HB, Scholer A, Seiler WO: Low biochemical nutritional parameters in acutely ill hospitalized elderly patients with and without stage III to IV pressure ulcers. Aging Clin Exp Res 14 (2002) 420-423

Hieke C, Wirth D, Grünewald T, et al.: Subjective global assessment and bioelectrical impedance analysis in patients with pressure ulcer. Aktuel Ernaehr Med 30 (2005) 165

Langer G, Schloemer G, Knerr A, et al.: Nutritional interventions for preventing and treating pressure ulcers. Cochrane Database Syst Rev. (4) (2003) CD003216

European Pressure Ulcer Advisory Panel and National Pressure Ulcer Advisory Panel. Prevention and Treatment of pressure ulcers: quick reference guide. Washington DC: National Pressure Ulcer Advisory Panel; 2009; http://www.epuap.org/guidelines/QRG_Prevention_in_German.pdf (Zugriff am 1.10.12)

Teno JM, Gozalo P, Mitchell SL, et al.: Feeding tubes and the prevention or healing of pressure ulcers. Arch Int Med 172 (2012) 697-701

van Anholt RD, Sobotka L, Meijer EP, et al.: Specific nutritional support accelerates pressure ulcer healing and reduces wound care intensity in non-malnourished patients. Nutrition 26 (2010) 867-872

Volkert D, Berner YN, Berry E, et al.: ESPEN Guidelines on Enteral Nutrition: Geriatrics. Clin Nutr 25 (2006) 330-360

3.11 Diabetes mellitus

Sabine Ohlrich

Klassifikation des Diabetes mellitus

Diabetes mellitus (DM) Typ 1

Hierbei handelt es sich um eine Autoimmunerkrankung, bei der es sehr schnell zum völligen Verlust der körpereigenen Insulinproduktion kommt. Ohne künstliche Zufuhr von Insulin sind die Betroffenen nicht überlebensfähig. Die Erkrankung tritt üblicherweise im Kindes- oder Jugendalter auf. Aber es kann auch bei Erwachsenen im mittleren und höheren Lebensalter zu einem autoimmun bedingten Insulinmangeldiabetes kommen, dieser wird als „latent autoimmune Diabetes mellitus in adults" (LADA) bezeichnet.

Diabetes mellitus (DM) Typ 2

Der Typ-2-Diabetes als chronisch fortschreitende Erkrankung ist charakterisiert durch eine Insulinresistenz und eine Insulinsekretionsstörung, ausgelöst durch Erbfaktoren und habituelle Faktoren. Ein Diabetes mellitus Typ 2 entwickelt sich zumeist im Zusammenhang mit einem Metabolischen Syndrom. Es besteht eine deutlich erhöhte Morbidität in Bezug auf makro- und mikroangiopathische Folgeerkrankungen und eine erhöhte Mortalität.

Gestationsdiabetes mellitus (GDM)

In der Leitlinie zum Gestationsdiabetes wird der Gestationsdiabetes (ICD-10: 024.4G) definiert als „Glukosetoleranzstörung, die erstmals in der Schwangerschaft mit einem 75-g oralen Glukosetoleranztest (oGTT) unter standardisierten Bedingungen und qualitätsgesicherter Glukosemessung aus venösem Plasma diagnostiziert wird. Die Diagnose ist bereits mit einem erhöhten Glukosewert möglich."
Aufgrund der Pathophysiologie entspricht der GDM dem Diabetes mellitus Typ 2 und gilt als Prä-Typ-2-Diabetes. Es ist davon auszugehen, dass Frauen, die einen GDM hatten, im höheren Lebensalter bei entsprechendem Lebensstil einen Typ-2-Diabetes entwickeln.

Pankreopriver Diabetes mellitus

Hierbei handelt sich um eine besondere Form des Diabetes mellitus (Typ 1), die durch Erkrankungen des Pankreas ausgelöst wird. Entzündungen, Tumore, Alkoholmissbrauch oder Verletzungen führen zum Verlust bzw. zur operativen Entfernung von Pankreasgewebe. Davon sind auch die hormonproduzierenden Zellen betroffen. Erschwerend kommt hinzu, dass dabei nicht nur ein Insulinmangel, sondern zumeist auch ein Glukagonmangel entsteht, was besondere Schwierigkeiten bei der Blutzuckereinstellung zur Folge hat.

Epidemiologie

Weltweit und auch deutschlandweit steigt die Zahl der Diabeteserkrankungen an. Am häufigsten tritt der Diabetes mellitus Typ 2 auf, in Deutschland sind über 5 % der Bevölkerung betroffen, der Anteil von Frauen ist etwas höher. Die jährliche Neuerkrankungsrate liegt bei ca. 300 000 Fällen, zusätzlich wird eine hohe Dunkelziffer vermutet. Diabetes mellitus Typ 2 ist gleichzeitig die häufigste Folgeerkrankung bei Übergewicht und Adipositas. 30-40 % aller Adipösen entwickeln einen Diabetes mellitus Typ 2.
Bezogen auf alle Diabetiker liegt der Anteil von Erkrankten mit Diabetes mellitus Typ 2 bei etwa 95 %. Lediglich 5 % entfallen auf Patienten mit einem Diabetes mellitus Typ 1. Obwohl sich dieser Anteil in den letzten Jahren verringert hat, ist die absolute Erkrankungszahl ebenfalls steigend.

Damit ist davon auszugehen, dass Diabetiker eine der größten Patientengruppen in der Ernährungsmedizin und Ernährungstherapie darstellen. Das trifft sowohl auf primär erkrankte Diabetiker als auch auf Diabetiker zu, die zusätzlich an weiteren ernährungsabhängigen bzw. ernährungsbedingten Erkrankungen leiden.

Therapieziele bei Diabetes mellitus

*   Normoglykämie
*   Wohlbefinden und Sicherheit der Betroffenen bei hoher Lebensqualität sicherstellen
*   Risiko für Spätschäden minimieren

Abbildung 3.5: Einstellungskriterien für den Diabetes mellitus

Zielwerte der Einstellung	
• HbA1c	< 6,5 %
• Nüchternglukose	60 – 120 mg/dl (3,3-6,6 mmol/l)
• Glukose postprandial	60 – 160 mg/dl (3,3-8,9 mmol/l)
• RR	< 135/85 mmHg
• Gesamtcholesterin	< 200 mg/dl
• HDL	> 40 mg/dl
• LDL	< 130 mg/dl
• Triglyzeride	< 150 mg/dl
• Harnglukose	0
• Albumin im Urin	< 20 mg/l
• Normalgewicht	BMI 19-25 kg/m^2

Zielwerte für Laborparameter sind in Abbildung 3.5 zusammengefasst.
Dies gilt für alle Diabetes-Formen und jedes Lebensalter. Ausnahmen gelten für Betroffene in der finalen Lebensphase und sehr Hochbetagte. Hier sollten Einzelfallentscheidungen getroffen werden.
Ein interdisziplinäres Therapieteam, wie es diabetologische Schwerpunktpraxen vorhalten, verspricht die besten Erfolgsaussichten.

Therapiestrategie bei Diabetes mellitus Typ 2

Anzustreben sind eine normnahe Einstellung von Blutzucker, Blutfetten und Blutdruck sowie die Reduktion des Körpergewichts. Ein Kilogramm Gewichtsverlust senkt die Nüchternglukose um ca. 4 mg/dl (0,2 mmol/l). Ebenso ist durch Gewichtsreduktion ein Absinken des HbA1c-Wertes gegeben.
Entsprechend der Leitlinie „Medikamentöse antihyperglykämische Therapie des Diabetes mellitus Typ 2" der Deutschen Diabetes Gesellschaft (DDG) erfolgt die mittel- bis langfristige Therapie-Überwachung durch die Kontrolle des HbA1c-Wertes, üblicherweise alle 3 Monate. Ergänzt wird dies durch die kurzfristige Überwachung mittels Messung der Blutglukose und ggf. weiterer Laborparameter, sowie die eigene Blutzuckerselbstkontrolle des Betroffenen.

Abbildung 3.6: Stufenschema zur Behandlung des Diabetes mellitus Typ 2

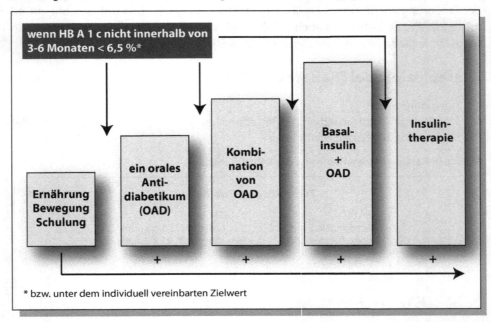

Im Sommer 2012 wurde ein Positionspapier der American Diabetes Association (ADA) und der European Association for the Study of Diabetes (EASD) zum patientenzentrierten Ansatz des Hyperglykämie-Managements bei Typ-2-Diabetes veröffentlicht. Danach erfolgt eine Abkehr von starren HbA1c-Zielwerten und eine Hinwendung zu einer patientenorientierten Sicht mit individualisierten Therapiezielen. Der konsequenten Kontrolle der kardiovaskulären Risikofaktoren wird ein höherer Nutzeffekt zugesprochen. Dem folgt die Deutsche Diabetes Gesellschaft (DDG). Eine S3-Leitlinie zur antihyperglykämischen Therapie des Diabetes mellitus Typ 2 wird gerade erarbeitet. Die Basis für die Therapie des Typ-2-Diabetes bilden die nicht-pharmakologischen Maßnahmen: Schulung, Ernährungstherapie und Bewegungstherapie, diese werden schrittweise durch die pharmakologische Therapie mit oralen Antidiabetika und Insulin ergänzt. Der Ablauf ist in Abbildung 3.6 dargestellt. Schwere Hyperglykämien und eine ausgeprägte Gewichtszunahme sind unbedingt zu vermeiden.

Ernährungstherapie bei Diabetes mellitus

Der Lebensstil und damit die Ernährung der Betroffenen spielen eine zentrale Rolle für die Entstehung und für den Verlauf der Erkrankung. Schulungen, ergänzt durch individuelle Beratungen und praktische Übungen, sind geeignete Maßnahmen, um neue Verhaltensstrategien einzuüben und zu festigen.

Eine Diabetes-Diät gibt es nicht. Eine ausgewogene Ernährung im Sinne der 10 DGE-Regeln in Anpassung an die medikamentöse Therapie gilt als Grundlage der Ernährungstherapie.

> Für detaillierte Informationen:
> Leitlinie: Evidenzbasierte Ernährungsempfehlungen zur Behandlung und Prävention des Diabetes mellitus

Wünschenswert ist ein Body Mass Index im Normbereich (19–25,0 kg/m²). Dies ist für die meisten Betroffenen allerdings unrealistisch. Deshalb gilt als erster Grundsatz: Nicht weiter zunehmen! Anzustreben ist eine Reduktion des Körpergewichts um 5–10 % bezogen auf das Ausgangsgewicht durch eine mäßig hypokalorische Ernährung und Steigerung der körperlichen Aktivität. Daneben kommen der Gewichtsstabilisierung nach erfolgter Gewichtsabnahme und der Vermeidung einer erneuten Gewichtszunahme besondere Bedeutung zu.

> Die Verringerung der Energieaufnahme sollte vorrangig durch die Einsparung energiedichter Lebensmittel mit hohen Anteilen an Fetten mit gesättigten Fettsäuren und/oder leicht resorbierbaren Kohlenhydraten erreicht werden. Eine genaue Energieverordnung ist zumeist nicht notwendig.

Eiweißzufuhr

* Die empfohlene Menge liegt bei 10–20 % der Tagesenergie, solange keine Nephropathie vorliegt.
* Bei manifester Nephropathie die Eiweißzufuhr auf 0,8 g/kg Körpergewicht drosseln.
* Bei beginnender Nephropathie (Mikroalbuminurie) gibt es keine ausreichende Evidenz,, die eine Eiweißbegrenzung rechtfertigt – Eiweißexzesse vermeiden.

Betroffenen fällt es meist nicht schwer, den Eiweißanteil in ihrer Nahrung zu erreichen, sie bedenken dabei aber zumeist nicht den Gehalt an versteckten (tierischen) Fetten. Dies muss in der Beratung und in den Schulungen unbedingt thematisiert werden. Es gibt keine Belege für die Entstehung einer Nephropathie durch eine hohe Eiweißzufuhr. Jedoch wird die Progression einer bestehenden Nephropathie durch eine erhöhte Eiweißaufnahme gefördert.

> Bei der Lebensmittelauswahl sollten fettarme Eiweißträger → Milchprodukte, Geflügel und Fleisch im Mittelpunkt stehen. Bei Fisch gilt diese Einschränkung nur bedingt.

Fettzufuhr

- 30 bis max. 35 % der Tagesenergie in Form von Fett
- Fettsäurezusammensetzung („Drittelung") beachten
- Fisch mit hohen Anteilen an Omega-3-FS wird ausdrücklich empfohlen

Eine hohe Aufnahme gesättigter Fettsäuren ist mit geringerer Insulinsensitivität assoziiert, ebenso stellen gesättigte Fettsäuren einen Faktor für ein hohes atherogenes Risiko dar. Deshalb sollte der Anteil an gesättigten und trans-ungesättigten Fettsäuren unter 10 % der Tagesenergie liegen. Die Zufuhr mehrfach ungesättigter Fettsäuren sollte ebenfalls 10 % der täglichen Energieaufnahme nicht überschreiten. Einfach ungesättigte Fettsäuren wirken sich positiv auf den Blutdruck und den Blutfettspiegel aus, ihr Anteil kann bis auf 20 % der Tagesenergie ansteigen, solange eine Gesamtfettaufnahme von 35 % nicht überschritten wird. Die Cholesterinaufnahme sollte unter 300 mg pro Tag liegen.

Pflanzliche Fette und Öle als Streich- und Zubereitungsfett bevorzugen. Rapsöl gilt als Fett 1. Wahl. Bei tierischen Lebensmitteln konsequent auf versteckte Fette achten. Kokos- und Plattenfette sowie gehärtete Fette meiden.

Hohe Anteile von Fetten mit gesättigten Fettsäuren sowie Transfettsäuren kommen vor allem in (vor)frittierten Lebensmitteln z.B. Geflügelnuggets, Kartoffelchips, sowie Keksen und Gebäck, vor allem mit Schokoüberzug, vor. Hierzu sollte der Patient gezielt informiert werden.

Zufuhr von Kohlenhydraten und Ballaststoffen

- 45 – 60 % der Tagesenergie in Form von Kohlenhydraten
- Kohlenhydratträger mit niedrigem glykämischen Index* bevorzugen.
- Menge, Art und Verteilung über den Tag sollen eine Normoglykämie ermöglichen und mit der Medikation abgestimmt sein.
- Eine Ballaststoffdichte von 20 g auf 1000 kcal wird empfohlen.
- Unter der Maßgabe der Normoglykämie ist eine moderate Aufnahme von bis zu 50 g freiem Zucker** pro Tag möglich, die Aufnahme sollte einen Anteil von 10 % der Tagesenergie nicht überschreiten.

---

* Der glykämische Index (GI) beschreibt den Anstieg des Blutglukosespiegels nach der Zufuhr von 50 g verwertbaren KH mit einem Testlebensmittel im Verhältnis zu 50 g reiner Glukose. Er gilt als Indikator für die Resorptionsgeschwindigkeit. Hoher GI = schnelle Resorption, niedriger GI = langsame Resorption

** Freie Zucker sind definiert als: alle Monosaccharide und Disaccharide, die durch Hersteller, Koch oder Verbraucher Lebensmitteln zugesetzt sind, plus die Zucker, die natürlicherweise in Honig, Sirup und Fruchtsäften vorkommen.

Die Aufnahme kohlenhydrathaltiger Lebensmittel orientiert sich an den 10 Regeln der DGE, der Verzehr von 4 Portionen Hülsenfrüchte pro Woche wird besonders herausgestellt. Freie Zucker nie isoliert oder über Getränke aufnehmen (Ausnahme: Hypoglykämien), sondern immer nur in Verbindung mit anderen Nährstoffen.

Die Menge der Kohlenhydrate pro Tag korreliert mit der Aufnahme von Fetten und Eiweißen. Übergewichtigen wird eine Drosselung der Fettmenge auf 30 % geraten, das impliziert eine etwas höhere Kohlenhydrataufnahme. Gerade bei dieser Patientengruppe sollte auch die Beschränkung von freiem Zucker auf unter 50 g /Tag besprochen werden.

Lebensmittel mit einem niedrigem glykämischen Index bzw. niedriger Energiedichte wie z.B. Gemüse tragen entscheidend zum Sättigungsgefühl bei. Salz- oder Pellkartoffeln als Sättigungsbeilage haben zwar einen hohen glykämischen Index, werden jedoch nicht isoliert verzehrt, liefern zusätzlich noch Mikronährstoffe und sind deshalb zu empfehlen.

Bei Diabetikern ohne Insulintherapie ist es zumeist ausreichend, wenn sie die kohlenhydrathaltigen Lebensmittel möglichst gleichmäßig über den Tag verteilen. Insulinpflichtige Diabetiker müssen in der Schulung die Berechnung der Insulinmenge in Anpassung an die Kohlenhydrataufnahme und in Abhängigkeit vom aktuellen Blutzuckerspiegel erlernen. Hilfsmittel dafür ist die BE* (früher Broteinheit, heute Berechnungseinheit). Eine BE entspricht der verwertbaren Kohlenhydratmenge von 10–12 g.

Bei der Diabeteseinstellung für insulinpflichtige Diabetiker wird ein BE-Faktor ermittelt. Hierunter versteht man die Insulinmenge, die pro verzehrter BE gespritzt werden muss. Der BE-Faktor variiert je nach Tageszeit.

Die Betroffenen müssen lernen, den BE-Gehalt ihrer Mahlzeit zu schätzen. Diese BE-Menge multipliziert mit dem BE-Faktor ergibt die Insulindosis, die vor dem Essen gespritzt werden muss.

Ein Beispiel:

90 g Vollkornbrot (2 Scheiben)	→	3 BE
250 ml Milch (1 Glas)	→	1 BE
50 g Banane (1/2)	→	1 BE
20 g Margarine	→	0 BE
30 g Edamer	→	0 BE

Streichfett, z.B. Margarine, und Käse enthalten keine Kohlenhydrate und werden somit nicht auf die BE-Menge angerechnet.

Diese Mahlzeit ergibt 5 BE, bei einem BE-Faktor von 2 müssen also 10 Einheiten Insulin gespritzt werden.

---

* z.T. ist auch die Bezeichnung KHE/KE – Kohlenhydrateinheit üblich

In Abhängigkeit vom aktuellen Blutzuckerspiegel, der vor jeder Mahlzeit gemessen werden sollte, muss die Insulinmenge ggf. zusätzlich angepasst werden.

Alkohol und Diabetes

Eine moderate Alkoholaufnahme (bis 10 g/Tag für Frauen, 20 g/Tag für Männer) ist unproblematisch. Bei insulinbehandelten Diabetikern ist in der Schulung auf die hypoglykämische Wirkung von Alkohol hinzuweisen. Entsprechende Strategien (z.B. Zusatz-BE bei Alkoholgenuss) sind einzuüben. Personen mit Übergewicht, Hypertonie und Hypertriglyzeridämie sollten auf bestehende besondere Begleitrisiken hingewiesen werden. Für Schwangere, Pankreaserkrankte und Alkoholabhängige ist Alkoholverzicht geboten.

Konsequenzen aus der Neufassung der Diätverordnung

Seit Jahren argumentieren die Fachgesellschaften, dass Diabetiker keine speziellen „Diabetiker"-Lebensmittel benötigen. Der Gesetzgeber hat mittlerweile reagiert. Seit Oktober 2010 gilt die 16. Änderungsverordnung der Diätverordnung. Darin wurden die Vorschriften für Diabetiker-Lebensmittel aufgehoben. Zwei Jahre später, im Oktober 2012, endete die Frist, bis zu der Diabetiker-Lebensmittel in Verkehr gebracht werden durften. Seitdem ist nur noch ein Abverkauf bis zum Ablauf des Mindesthaltbarkeitsdatums möglich. Das bedeutet, dass spezielle Lebensmittel für Diabetiker im Handelssortiment inzwischen so gut wie nicht mehr zu finden sind.
Damit entfallen auch die BE-Angabe auf den Verpackungen und Aufschriften wie „zur besonderen Ernährung bei Diabetes mellitus …". Betroffene müssen nun ggf. erlernen, die Kohlenhydratmenge auf der Nährwertkennzeichnung in BE umzurechnen.

Beispiel:
1 Becher Fruchtjoghurt (150 g) enthält 16 g KH auf 100 g, somit insgesamt 24 g. Der Becher muss also mit 2 BE berücksichtigt werden.

Besonderheiten für Fruktose

Eine hohe Fruktosezufuhr ist mit hohen Triglyzeridwerten assoziiert. Bei Diabetikern und Übergewichtigen gibt es Hinweise für eine Verschlechterung der Insulinsensitivität bei hoher Fruktoseaufnahme.

Kein Ersatz von Zucker durch Fruktose, kein exzessiver Obstverzehr. Der Fruktosegehalt einer normalen Mischkost gilt als unbedenklich.

Literatur und Quellen

Hauner H: Diabetes State of the Art in Ernährungsmedizin: Kompendium 2009, Thieme-Verlag 1. Jahrgang 2009 Nr. 1

Evidenzbasierte Leitlinien
Epidemiologie und Verlauf des Diabetes mellitus in Deutschland
Therapie des Diabetes mellitus Typ 1
Medikamentöse antihyperglykämische Therapie des Diabetes mellitus Typ 2
Ernährung und Diabetes mellitus
Gestationsdiabetes mellitus
www.deutsche-diabetes-gesellschaft.de/leitlinien/evidenzbasierte-leitlinien.html (Zugriff: 26.10.2012 und 27.10.2012)

Nationale und internationale Statements
Deutsche Übersetzung des gemeinsamen Positionspapiers der ADA und EASD
Stellungnahme der DDG zum Positionspapier der ADA und EASD zu Strategien der Behandlung des Typ 2 Diabetes
www.deutsche-diabetes-gesellschaft.de/leitlinien/nationale-und-internationale-statements.html (Zugriff: 27.10.2012)

Praxishilfe / Diätetik
Praktische Konsequenzen für die Gemeinschaftsverpflegung und die Ernährungsberatung bei Diabetes mellitus
www.vdd.de/fileadmin/downloads/VDD_Downloadneu2/VDD_Di%C3%A4tVo.pdf (Zugriff 26.10.2012)

DGE-Regeln
Vollwertig essen und trinken nach den 10 Regeln der DGE
http://www.dge.de/modules.php?name=Content&pa=showpage&pid=15 (Zugriff: 01.11.12)

3.12 Adipositas

Sindy Tomaschewsky und Arved Weimann

Definition

Die World Health Organisation (WHO) definiert Adipositas als „abnormal or excessive fat accumulation that may impair health" (WHO, 2012).

In den Leitlinien der Deutschen Adipositas-Gesellschaft (DAG) wird Adipositas als „...eine über das Normalmaß hinausgehende Vermehrung des Körperfetts" beschrieben. Dabei werden anhand des Körpermassenindex (BMI) verschiedene Grade unterschieden.

> Ein Übergewicht liegt bei einem BMI von ≥ 25 kg/m^2,
> eine Adipositas bei >30 kg/m^2 vor:
> Adipositas Grad I BMI >30-35 kg/m^2,
> Grad II > 35-40kg/m^2,
> Grad III oder „morbide" Adipositas BMI > 40 kg/m^2.

Epidemiologie

Der prozentuale Anteil an übergewichtigen und adipösen Menschen nimmt seit einigen Jahrzehnten in der Bevölkerung der westlichen Industrieländer stetig zu. Dies gilt sowohl für Erwachsene als auch für Kinder und Jugendliche. Nach dem Ernährungsbericht der Deutschen Gesellschaft für Ernährung (DGE) 2008 liegt die Häufigkeit von Übergewicht in Deutschland bei 58 %, der Anteil bei Kindern und Jugendlichen bei ca. 15 %. Eine Adipositas findet sich bei 20 % der Erwachsenen und 6 % der Kinder und Jugendlichen. Nach Ergebnissen der International Association for the Study of Obesity (IASO) von 2007 sind in Deutschland sogar 75 % der Männer und 59 % der Frauen im Alter von 25 bis 69 Jahren übergewichtig oder sogar adipös. Damit belegt Deutschland innerhalb der Europäischen Union bei beiden Geschlechtern den ersten Platz.

Ätiologie

Die genauen Ursachen für die Entstehung der Adipositas sind noch nicht eindeutig geklärt. Derzeit wird von einem multifaktoriellen Prozess ausgegangen, dessen Komplexität von genetischen Faktoren bis hin zu verschiedenen Umwelteinflüssen reicht. Die Veranlagung des menschlichen Organismus für Hungerzeiten Reserven zu bilden, hat sich ab Mitte des letzten Jahrhunderts zum Risikofaktor entwickelt und das Krankheitsbild der Adipositas geprägt. So sind vor allem „Life-Style"-Faktoren mit Bewegungsarmut und vermehrtem Verzehr von energiedichten Lebensmitteln in Form von fett- und zuckerreichen Speisen und Getränken begünstigend. Laut Nationaler Verzehrsstudie II überschreiten 80 % der Männer und 76 % der Frauen den Richtwert für die tägliche Fettzufuhr deutlich.

Eine Adipositas kann auch auf dem Boden einer endokrinen Erkrankung entstehen: Beispiele hierfür sind Hypothyreose, Morbus Cushing oder polyzystisches Ovarsyndrom. Auch die chronische Einnahme von Antidepressiva, Antidiabetika oder Hormonpräparaten kann als Nebenwirkung eine Gewichtszunahme bedingen.

Komorbiditäten

Das Auftreten von mit der Adipositas in Zusammenhang stehenden Begleiterkrankungen ist interindividuell stark different und wird maßgeblich durch die folgenden Faktoren determiniert:

- Grad der Adipositas
- Dauer des Übergewichtes
- Androide oder gynoide Fettverteilung
- Körperzusammensetzung bzw. körperliche Aktivität.

Typisch sind die Hypertonie, eine gestörte Glukosetoleranz mit Entstehung eines Diabetes mellitus Typ 2 und Dyslipidämie in der Kombination eines metabolischen Syndroms. Die kardiovaskuläre Morbidität ist deutlich erhöht.

Zur adipositasassoziierten Komorbidität zählen weiter Hyperurikämie (Gicht), degenerative Veränderungen des Bewegungsapparats (Arthrose), gastrointestinale Erkrankungen (z.B. Cholelithiasis, nicht alkoholische Fettleber (NASH), Steatohepatitis oder Refluxkrankheit), pulmonale Probleme (z.B. Schlafapnoe), Hormonstörungen (z.B. Zyklusstörungen, polyzystisches Ovar-Syndrom oder Gynäkomastie). Auch das Risiko für die Entstehung eines Karzinoms ist erhöht. Zusätzlich lässt sich bei den Betroffenen häufig eine Beeinträchtigung der Lebensqualität durch psychosoziale Probleme mit Diskriminierung, Selbstwertminderung und Depressivität bis hin zur sozialen Isolation feststellen.

Anamnese

Für die Ernährungsanamnese haben sich Ernährungsprotokolle als besonders geeignet erwiesen. Im Rahmen dieser Anamnese werden vom Patienten detaillierte Tagebücher über mindestens drei aufeinanderfolgende Tage angefertigt. Sie geben Aufschluss über die Lebensmittelauswahl, verzehrte Mengen, den Rhythmus der Mahlzeiten, Vorlieben bzw. Abneigungen als auch über Essmotive. Zusätzlich empfiehlt sich eine Familien-, Gewichts-, Medikamenten-, und Aktivitätsanamnese sowie eine Befragung zum Essverhalten und zur Lebensqualität. Hierfür stehen standardisierte und validierte Fragebögen zur Verfügung.

Untersuchung der Körperfettverteilung

Für die Ermittlung der Fettverteilung sind einfach durchzuführen:

Taillenumfang

Der Taillenumfang weist den besten Zusammenhang mit der Fettverteilung des Körpers auf. Dieser wird zwischen unterstem Rippenrand und Beckenkamm am stehenden Patienten bestimmt. Von einer problematischen Fettverteilung spricht man, wenn der Taillenumfang die in Tabelle 3.13 aufgeführten Grenzwerte erreicht oder überschreitet.

Tabelle 3.13: Taillenumfang und Risiko für Stoffwechselstörungen (Quelle i.A. an: Lean et al. 1995, S. 158ff)

Risiko für metabolische und kardiovaskuläre Komplikationen	Taillenumfang in cm	
	Männer	Frauen
Erhöht	≥ 94	≥ 80
Deutlich erhöht	≥ 102	≥ 88

Waist-to-Hip-Ratio

Die Waist-to-Hip-Ratio (WHR) baut auf der einfachen Messung der Taille und des Hüftumfangs auf, bei der eine Unterscheidung in gynoide und androide (viszerale) Fettverteilung vorgenommen wird (siehe Abbildung 3.7). Bei einem Hüfte/Taille-Index von > 1,00 für Männer und > 0,85 für Frauen spricht man von einer androiden Fettverteilung („Apfelform"), welche im Vergleich zum gynoiden Typ („Birnenform"), mit einem erhöhten Risiko für Komplikationen einhergeht.

Abbildung 3.7: Fettverteilungsmuster

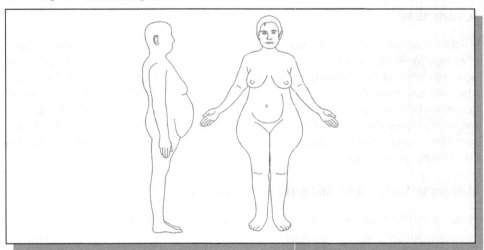

Sofern verfügbar, kann die bioelektrische Impedanzanalyse (siehe Kapitel *„1.5 Erhebung des Ernährungszustandes"*) wertvolle Informationen gerade auch zur Verlaufskontrolle der Körperzusammensetzung liefern.

Therapie

Der Leitlinie der Deutschen Adipositasgesellschaft folgend ist die Notwendigkeit einer Adipositastherapie gegeben beim Vorliegen eines BMI ≥ 30 kg/m² oder 25 bis < 30 kg/m² in Verbindung mit einem der folgenden Faktoren:
- eine bestehende Begleiterkrankung, die durch das Übergewicht verursacht wurde oder durch dieses verschlimmert werden kann
- eine ungünstige Fettverteilung (viszeral)
- eine hohe psychische Belastung.

Ziele

Für eine nachhaltige Adipositastherapie ist die alleinige Fokussierung auf die Gewichtsreduktion nicht zielführend. Als wichtiger, sowie häufig schwieriger, erweist sich die Stabilisierung des gesenkten Gewichtes und die Sensibilisierung für eine gesundheitsfördernde Lebensweise. Diese ist die Voraussetzung für die nachhaltige Besserung oder sogar Vermeidung der Folge- und Begleiterkrankungen, die Verbesserung der Lebensqualität sowie den Erhalt bzw. die Wiederherstellung der Erwerbs- und Leistungsfähigkeit.

Um Misserfolgen und einem vorzeitigen Aufgeben vorzubeugen, ist es für die Therapie günstig, Teilziele zu definieren. So kann mit der Stagnation der Gewichtszunahme z.B. für ältere und extrem adipöse Menschen ein erster Teilerfolg, sowie eine motivierende Wirkung für weitere Schritte erzielt werden. Die anschließende Gewichtsreduktion sollte, unter Berücksichtigung der Bedürfnisse und Fähigkeiten des Patienten, ebenfalls in individuelle Etappen untergliedert werden.

So definiert sich der Erfolg einer Therapie nicht durch die Erreichung eines standardisierten Normalgewichts, sondern durch einen mäßigen, aber kontinuierlichen und nachhaltigen Gewichtsverlust.

Die Erfolgskriterien der deutschen Adipositasgesellschaft für die Qualität eines Adipositasprogramms sind:

* bei wenigstens 50 % der eingeschlossenen Teilnehmer nach 12 Monaten eine Gewichtsreduktion von > 5 % des Ausgangsgewichts
* bei wenigstens 20 % der Teilnehmer eine Gewichtsreduktion von > 10 % (Intention-to-treat-Analyse)
* Nachweis der Besserung adipositasassoziierter Risikofaktoren (Hypertonie, Dyslipoproteinämie und Diabetes mellitus)
* Verbesserung des Gesundheitsverhaltens sowie die Steigerung der Lebensqualität.

Empfehlenswert ist auch nach eigener Erfahrung ein den unterschiedlichen Einflussgrößen Rechnung tragendes, auf die individuellen Bedürfnisse des Patienten abgestimmtes multimodales Therapiekonzept.

Die Deutsche Adipositas-Gesellschaft hat die möglichen Komponenten in fünf Therapiesäulen gegliedert (siehe Abbildung 3.8).

Abhängig von Ausgangsgewicht und eventuellen Begleiterkrankungen wird aus den verschiedenen Therapieansätzen ausgewählt. Als sinnvoll hat sich die Kombination aus Ernährungs-, Bewegungs- und Verhaltenstherapie erwiesen. Die Indikation für eine bariatrische Operation sollte erst bei Erschöpfung der über mindestens ein halbes bis ein Jahr konsequent durchgeführten konservativen Therapie gestellt werden (Leitlinie DAG 2007, DGAV 2010).

Abbildung 3.8: 5-Säulen-Therapie der Adipositas modifiziert nach Munsch/Hartmann 2008

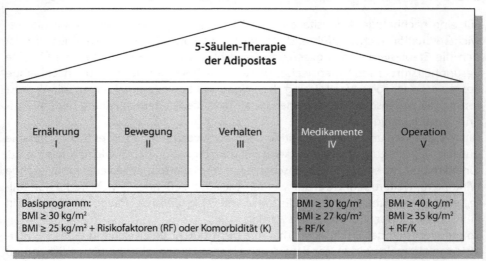

Ernährungstherapie

Der Prozess der Ernährungsberatung muss durch eine geeignete Gesprächsführung die Essmotive und Bedürfnisse des Patienten erkennen und anschließend durch eine Modifikation der „fehlerhaften" Verhaltensweisen die Abweichung zwischen den oben genannten Empfehlungen und dem vorherrschenden Essverhalten vermindern. Die Vermittlung einer „Ernährungskompetenz" ist Grundlage für eine erfolgreiche und nachhaltige Ernährungstherapie (siehe Kapitel „5.1 Partizipative Entscheidungsfindung").

- Der Kohlenhydratanteil der Nahrung liegt für die meisten Bevölkerungsgruppen unter der Empfehlung. Erschwerend kommt hinzu, dass bevorzugt Mono- sowie Disaccharide, anstelle von komplexen Kohlenhydraten aufgenommen werden.
- Die Empfehlung von 30 g pro Tag für den Konsum von Ballaststoffen wird nicht erreicht.
- Der Richtwert von 30 Energieprozent Fett wird dagegen deutlich überschritten.
- Die Proteinaufnahme liegt innerhalb des empfohlenen Rahmens.

Günstig ist die Kombination von modifizierter Zufuhr der Makronährstoffe und moderatem kontinuierlichen Energiedefizit. Extreme Diäten wie Null-, Blitz- und Crashdiäten oder Kostformen mit extrem verschobener Nährstoffrelation haben sich nicht bewährt. Die stark eingeschränkte Auswahl an Lebensmitteln hat eine Unterversorgung an Mikronährstoffen zur Folge und birgt somit bei längerfristiger oder gar dauerhafter Anwendung ein nicht unerhebliches gesundheitliches Risiko. Darüber hinaus ist die Gewichtsreduzierung meist nicht beständig, da der Patient die ursächlichen Verhaltensmuster für das Übergewicht nicht ablegt und mit großer Wahrscheinlichkeit in diese zurückfällt. Als „Jojo"-Effekt wird die nach vorübergehendem teilweise erheblichem Gewichtsverlust rasche und sogar das Ausgangsgewicht übersteigende erneute Gewichtszunahme bezeichnet.

> Aufgabe einer Ernährungstherapie sollte daher die Implementierung und Verinnerlichung einer nachhaltigen ernährungsphysiologisch ausgeglichenen Ernährungsweise sein, welche das „Halten" der erreichten Gewichtsreduktion als Ziel ansieht.

Die Umsetzung der Empfehlungen der Fachgesellschaften erweist sich selbst unter therapeutischer Betreuung für die Betroffenen in der Realität häufig als äußerst schwierig.

Eine partizipative Entscheidungsfindung (siehe *Kapitel 5.1*) mit gemeinsamer Planung der Therapiemaßnahmen ist Voraussetzung für eine gute Compliance und Adhärenz des Patienten. Hier muss auch darauf geachtet werden, dass alle Veränderungen des Essverhaltens nicht zu „rigide" erfolgen, sondern eher „flexible" Verhaltensselbstkontrollen unterstützt und gefördert werden. Dies stellt an den Therapeuten hohe Anforderungen, der neben umfangreichen fachlichen Kenntnissen auch über psychologische und pädagogisch didaktische Fähigkeiten verfügen muss. Handlungsempfehlungen müssen konkret und anschaulich sein, also nicht: „Essen sie weniger Fett", sondern: „Ersetzen Sie fettreiche Wurst als Aufstrich gegen fettarmen Käse".

Nach den Empfehlungen der Deutschen Adipositasgesellschaft (DAG) können vier Therapiestrategien unterschieden werden:

Um einen mäßigen Gewichtsverlust (500 kcal Defizit pro Tag) zu erreichen, wird in Stufe 1 der Fettverzehr auf 60 g pro Tag reduziert. Diese Strategie bildet den Einstieg in ernährungstherapeutische Maßnahmen und kann darüber hinaus auch langfristig zur Stabilisierung eines bereits erreichten Gewichtsverlustes eingesetzt werden. Führt diese Strategie zu keinem weiteren Gewichtsverlust oder ist bereits zu Beginn der Therapie eine über alle Makronährstoffe zu hohe Energiezufuhr zu verzeichnen, kann eine von der DAG als Stufe 2 bezeichnete energiereduzierte Mischkost (500-800 kcal Defizit pro Tag) eingesetzt werden.

Bei der Notwendigkeit einer raschen und erheblichen Gewichtsabnahme (z.B. in Vorbereitung auf eine anstehende Operation) ist in Abhängigkeit der Dringlichkeit und des Ausmaßes des notwendigen Gewichtsverlustes ein teilweiser (Stufe 3) oder kompletter Ersatz (Stufe 4) von Mahlzeiten durch Formulaprodukte (VLCD = „very low calorie diet") vorgesehen. Diese können, mit einer verzehrten Energiemenge von 800-1200 kcal pro Tag, einen weitaus höheren Gewichtsverlust von bis zu 2,0 kg/Woche herbeiführen.

Tabelle 3.14: Stufen der Ernährungstherapie nach DAG Leitlinie 2007

	Maßnahme	Umsetzung	Gewichtsverlust
Stufe 1	Reduktion des Fettverzehrs	Angestrebt werden 60 g Fett pro Tag, dies entspricht einem Energiedefizit von ca. 500 kcal	Ca. 3,2-4,3 kg in 6 Monaten (0,5-0,7 kg/Monat)
Stufe 2	Mäßig energiereduzierte Mischkost	Energiedefizit von 500-800 kcal pro Tag, Kohlenhydrate, Eiweiß und Fett werden reduziert	5,1 kg in 12 Monaten (0,4-0,5 kg/Monat)
Stufe 3	Teilweise Ersatz der Mahlzeiten durch Formulaprodukte	Formulamahlzeit enthält ca. 200 kcal, 1-2 Mahlzeiten werden individuell ersetzt, entspricht 1200-1600 kcal pro Tag	6,5 kg in 3 Monaten (ca. 2,3 kg/Monat)
Stufe 4	Formuladiät	5 Formulamahlzeiten am Tag, ca. 800-1200 kcal/d, nur über max. 12 Wochen durchzuführen	0,5-2,0 kg pro Woche (ca. 4-8 kg/Monat)

Der Einstieg in eine Ernährungstherapie ist prinzipiell in jeder Stufe möglich, wobei die Stufen 3 und 4 vornehmlich für Patienten mit einem BMI $\geq$ 30 kg/m² vorgesehen sind. Im eigenen multimodalen Adipositasprogramm ist Stufe 4 mit der Formuladiät über maximal 12 Wochen eine entscheidende Therapiesäule.

Erforderlich ist es, die Patienten nach den 12 Wochen schrittweise in ein neues Essverhalten hineinzuführen. Hierbei sollte eine hypokalorische Mischkost (siehe Stufe 2) zum Einsatz kommen.

Bewegungstherapie

Typisch für Adipöse ist die fehlende Motivation zu körperlicher Aktivität. Bewegungsmangel wird nicht als störend empfunden. So stellen im Gegenteil intensive Bewegung oder Gymnastik eine große Herausforderung dar. Die aufgrund der Körpermaße eingeschränkte Bewegungsfreiheit, Angst und Scham in einer überwiegend normalgewichtigen Sportgruppe gedemütigt oder ausgegrenzt zu werden, sind Barrieren für Teilnahme und Durchhaltevermögen. So sind speziell auf Adipöse zugeschnittene und abgestimmte Programme notwendig, um gerade im Rahmen einer Gewichtsreduktion die Freude an Bewegung und körperlicher Aktivität zu vermitteln und neben dem Abbau von Fettmasse den angestrebten Erhalt und Aufbau von Muskelmasse zu erreichen. Sieht der Patient in zunehmender körperlicher Aktivität eine Bereicherung, erhöht dies die Wahrscheinlichkeit einer nachhaltigen Gewichtsreduktion und dauerhaften Integration ausreichender Bewegung in den Alltag.

Verhaltenstherapie

Bei morbider Adipositas ist bei Vorliegen einer Essstörung oder anderen psychischen Erkrankungen eine psychiatrische, psychosomatische oder psychotherapeutische Mitbehandlung notwendig. Eine Verhaltenstherapie wird häufig fälschlicherweise mit einer Psychotherapie gleichgesetzt. Im Unterschied zur Psychotherapie zielt die Verhaltenstherapie auf die Änderung des bestehenden (Fehl-) Verhaltens und nicht auf eine detaillierte psychotherapeutische Analyse möglicher Ursachen. Da sich Essverhalten und Lebensstil von Kindesalter an entwickeln und in der Familie sozialisiert werden, hilft den Betroffenen oftmals das alleinige Vermitteln von „geeigneten und ungeeigneten" Lebensmitteln sowie der Notwendigkeit von körperlicher Aktivität nicht weiter. Daher soll die Verhaltenstherapie durch ihre drei wesentlichen Prinzipien: Selbstbeobachtung, Selbstbewertung und Selbstkontrolle dem Patienten helfen, sein Verhalten bewusst wahrzunehmen, Lösungsalternativen zu entwickeln und ungünstigen Verhaltensmustern entgegenzuwirken.

> Als erfolgreich haben sich dabei nach Benecke z.B. folgende zu vermittelnde Strategien erwiesen:
> - Zu festgelegten Zeiten essen
> - Immer am gleichen Platz essen
> - Nur einkaufen, wenn man nicht hungrig ist
> - Möglichst wenig Essensvorräte zu Hause haben
> - Sportschuhe in der Nähe der Tür stehen lassen
> - Beim Fernsehen nicht essen

Im vertrauensvollen Dialog zwischen Patient und Therapeuten bedarf der Patient des kontinuierlichen Feedbacks, um eine nachhaltige Gewichtsreduktion und Modifizierung der Verhaltensweise zu realisieren.

Medikamente

Die konservative Therapie kann medikamentös mit sogenannten Antiadiposita unterstützt werden. Wirkmechanismen sind das Hemmen der Aufnahme bestimmter Nahrungsbestandteile, die Appetitszügelung oder Anregung von Stoffwechselprozessen, die zu einer Reduktion des Körpergewichtes führen. Auf diesem Gebiet besteht weiterhin erheblicher Forschungsbedarf. So steht aktuell nur ein für die Behandlung der Adipositas zugelassenes Medikament (Orlistat) zur Verfügung. Es handelt sich hierbei um einen Lipaseinhibitor, welcher die Verdauung von Fett im Darmtrakt hemmt und so innerhalb von 24 Monaten zu einer Gewichtsreduktion von etwa 5 % des Ausgangsgewichtes führen kann.

Zwar konnte in Studien auch die Wirksamkeit von selektiven Serotonin und Noradrenalin Re-Uptake Inhibitoren, wie z.B. Sibutramin®, nachgewiesen werden. Diese wurden aber aufgrund ihrer starken Nebenwirkungen (z.B. Tachykardie, Blutdruckerhöhung,

Verstopfung, Mundtrockenheit, Gefäßerweiterung, Kopfschmerzen und Schlaflosigkeit) vom Markt genommen bzw. erhielten keine Zulassung.

Die zweite Gruppe der nicht mehr zugelassenen Antiadiposita, sind Cannabinoid-Rezeptor-Antagonisten. Der in den meisten Medikamenten dieser Gruppe eingesetzte Wirkstoff Rimonabant wirkt durch eine Hemmung der Cannabinoid-Rezeptoren appetitzügelnd. Klinische Studien weisen jedoch auf einen Zusammenhang zwischen der Einnahme von Rimonabant und dem Auftreten psychischer Störungen, wie Depressionen, Angstgefühlen und Suizidgedanken hin. Für die Behandlung der Adipositas ungeeignet und obsolet sind inbesondere aufgrund erheblicher Nebenwirkungen Schilddrüsenhormone, Diuretika, Laxanzien und Amphetamine.

Endoskopische und chirurgische Eingriffe

Die Indikation zur bariatrischen Chirurgie sollte „ultima ratio" bei Ausschöpfung aller konservativen Optionen im Rahmen eines multimodalen über ein halbes bis ein Jahr durchgeführten Programms sein. Dies betrifft nach den Leitlinien Patienten mit morbider Adipositas (BMI $\geq$ 0 kg/m^2) oder einen BMI $\geq$ 35 kg/m^2 mit bestehenden Begleiterkrankungen. In der eigenen Erfahrung sind dies bei kritischer Indikationsstellung oftmals Patienten mit stark eingeschränkter Compliance und Adhärenz, was auch für den langfristigen Erfolg einer Operation Probleme aufwerfen kann.

Postoperativ kommt es sehr rasch zu erheblichen Verbesserungen der Blutzuckertoleranz und damit der Diabeteseinstellung. Mit dem Ziel einer „metabolischen Chirurgie" wird deswegen gerade bei Vorliegen eines Diabetes mellitus vielfach eine großzügigere Indikation zur Operation gefordert. In der eigenen Erfahrung mit einem multimodalen Programm treten diese metabolischen Vorteile auch bei konservativer Gewichtsreduktion frühzeitig, d.h. schon bei relativ geringem Gewichtsverlust auf.

Operationstechnisch stehen verschiedene Verfahren zur Verfügung, welche zur Verminderung der Nahrungsaufnahme auf dem Prinzip der Restriktion und zum anderen auf dem Prinzip der Malabsorption beruhen. Die Operationen werden in der Regel minimal-invasiv laparoskopisch durchgeführt. Für die Verfahrenswahl gibt es derzeit bei schlechter Datenlage keine eindeutigen Leitlinienempfehlungen. Unabdingbar ist die genaue Patienteninformation über die Wirkmechanismen der Verfahren, die kurzfristigen Operationsrisiken und vor allem die Spätkomplikationen, d.h. eine eventuell erforderliche lebenslange Supplementierung mit Vitaminen und Spurenelementen. Das derzeit weltweit am besten etablierte und am häufigsten durchgeführte Verfahren ist der Magenbypass („Gastric bypass").

Restriktive Verfahren

Magenballon

Diese Methode (siehe Abbildung 3.9 a) erfordert eine endoskopische Intervention und stellt keine chirurgische Maßnahme im eigentlichen Sinne dar. Kontraindikationen sind

Erkrankungen der Magenschleimhaut und die Einnahme von blutverdünnenden Medikamenten. Der ungefüllte Magenballon wird endoskopisch implantiert und mit ca. 500-600 ml Kochsalzlösung gefüllt. Durch die konstante Füllung des Magens kommt es bei Nahrungszufuhr frühzeitig zur Dehnung der Magenwand mit der Folge eines Sättigungsgefühls, sofern sich die betreffenden Patienten nicht vorrangig von flüssiger und hochkalorischer Kost ernähren (sog. „Sweet-Eater"). Im eigenen multimodalen Adipositasprogramm ist der im Rahmen eines stationären Aufenthalts implantierte Magenballon eine wichtige Therapiesäule. Problem in den ersten Tagen nach der Implantation sind Übelkeit und eventuell rezidivierendes Erbrechen mit der Gefahr von Dehydratation und Elektrolytstörungen. Vorteilhaft hat sich die getrennte Aufnahme von flüssiger und fester Nahrung für den Gewichtsverlauf herausgestellt. Nach sechs Monaten wird der Ballon zur Vermeidung einer Materialermüdung und chronischen Magenwandschädigung in der Regel wieder entfernt. Weitere endoskopische Verfahren sind derzeit in der Erprobung.

Magenband

Die Häufigkeit der Implantation eines Magenbandes (siehe Abbildung 3.9b) ist aufgrund unbefriedigender Langzeitergebnisse und technischer Probleme in den letzten Jahren zurückgegangen.
Der funktionelle Eingriff in den Gastrointestinaltrakt ist gering und reversibel. Das Silikonband wird um den oberen Teil des Magens gelegt, womit ein kleiner „Vormagen" (Pouch) von 15-30 ml gebildet wird sowie ein großer „Restmagen", an welchen die Nahrungsbestandteile nur sehr langsam abgegeben werden. Durch den unter der Haut implantierten Port ist eine Verengung oder Erweiterung des Banddurchmessers möglich. Bei der Ernährung muss auf die Lebensmittelauswahl geachtet werden, da faserige Komponenten oftmals nur noch schlecht vertragen werden. Neben einer nährstoffdichten Ernährung sollte auch die Portionsgröße den kleinen Volumina angepasst werden und der Mahlzeitenrhythmus entsprechend hoch frequentiert sein, um nicht in Mangelzustände zu geraten. Komplikationen, wie das Verrutschen des Bandes, die Dehnung des Vormagens oder des Ösophagus oder das Einwachsen des Bandes in die Magenwand treten in bis zu 30 % der Fälle auf, was die Notwendigkeit der Entfernung des Magenbandes nach sich ziehen kann. So sind „Redo"-Operationen nicht selten und können technisch anspruchsvoll sein. Die Langzeitergebnisse sind den anderen Verfahren unterlegen. Im eigenen Vorgehen wird die Operation bei Patienten durchgeführt, die nach erfolgreicher Gewichtsreduktion bei erneutem Gewichtsanstieg eine restriktive Barriere wünschen.

Magenschlauch

Unter einem Magenschlauch („gastric sleeve", siehe Abbildung 3.9 c) wird eine Abtrennung der großen Magenkurvatur verstanden, was gleichzeitig eine deutliche Verringerung des Magenvolumens zur Folge hat. Durch die unveränderte Anatomie der restlichen Verdauungsorgane besteht keine Notwendigkeit einer besonderen Kostform oder Substitution diverser Nährstoffe. Lediglich eine regelmäßige Kontrolle des Vitamin B_{12}-Spiegels ist, aufgrund des verringerten Intrinsic-Faktors, empfehlenswert.

Abbildung 3.9 a, b, c: Restriktive Verfahren der Adipositaschirurgie (modifiziert nach Stroh/Manger 2012)

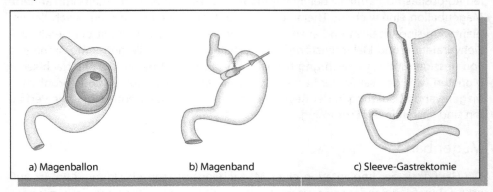

a) Magenballon   b) Magenband   c) Sleeve-Gastrektomie

Malabsorptive Verfahren

Magenbypass

Trotz der Einordnung des Magenbypass (siehe Abbildung 3.9 d) in Form der Y-Roux-Technik unter die malabsorptiven Methoden findet sich hier auch eine restriktive Komponente. Ähnlich dem Magenband wird ein kleiner Magenpouch gebildet, welcher die Nahrungsbestandteile jedoch nicht in den größeren Magen ableitet, sondern direkt in das angeschlossene proximale Jejunum. Die Dünndarmschlinge, welche die Verdauungssekrete von Galle und Pankreas führt, wird an den stark verkürzten neuen Verdauungstrakt anastomosiert. Eine Ausbildung verschiedener Nährstoffdefizite ist sehr wahrscheinlich (z.B.: fettlösliche Vitamine, Vitamin B_{12}, Eisen) und eine regelmäßige Blutuntersuchung mit ggf. spezieller Supplementierung zwingend erforderlich. Mit einem „excess weight loss" (EWL) von deutlich über 50 % wird eine starke Gewichtsreduktion erreicht. Ein zusätzlicher positiver Effekt ist die Heilungswahrscheinlichkeit eines bestehenden Diabetes mellitus Typ II.

Die biliopankreatische Diversion und der Duodenal-Switch (siehe Abbildungen 3.9 e und f) sind zwei weitere Operationsverfahren, welche die größten Gewichtsabnahmen, aber auch aufgrund der ausgeprägten Malabsorption die größten Langzeitprobleme mit sich bringen. So sind eine lebenslange Nachsorge und Supplementierung von Calcium, Vitaminen und Spurenelementen erforderlich.

Abbildung 3.9 d, e, f: Malabsorptive Verfahren der Adipositaschirurgie (modifiziert nach Stroh/Manger 2012)

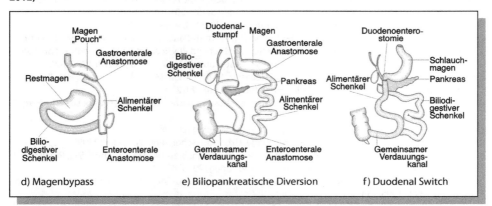

d) Magenbypass   e) Biliopankreatische Diversion   f) Duodenal Switch

Zusammenfassung

Die Adipositas stellt eine epidemiologische Herausforderung für das Gesundheitssystem dar. Für die Behandlung stehen verschiedene therapeutische Methoden und Maßnahmen zur Verfügung, welche unter Berücksichtigung der individuellen Ausgangssituation und Rahmenbedingungen zur Anwendung kommen können. Die Indikation zur Operation sollte vor allem aufgrund der Langzeitprobleme und -risiken sehr kritisch gestellt werden. In der eigenen Erfahrung hat sich ein auf ein Jahr ausgelegtes multimodales Therapieprogramm in der Gruppe als günstig erwiesen. Unabhängig von der primären Therapie können langfristige Erfolge nur in der Kombination von Ernährungsumstellung und Änderung des Lebensstils erreicht werden. So sind unabdingbare Faktoren für den Erfolg einer Gewichtsreduktion Motivation und Kooperation des Patienten als Compliance und Adhärenz.

Literatur

Benecke A. Verhaltenstherapie der Adipositas. In: Herpertz, S.; de Zwaan, M.; Zipfel, S. (Hrsg.): Handbuch Essstörungen und Adipositas. Springer Verlag Heidelberg (2008) 328-332

Beutel M.E.; Dippel, A.; Szczepanski, M.; Thiede, R.; Wiltink, J. Mid-Term Effectiveness of Behavioral and Psychodynamic Inpatient Treatments of Severe Obesity Based on a Randomized Study. Psychother Psychosom 75 (2006) 337-345

Bischoff S.C.; Betz, C. Übergewicht im Erwachsenenalter. In: Biesalski, H.K.; Bischoff, S.C.; Puchstein, C. (Hrsg): Ernährungsmedizin. 4. Auflage, Georg Thieme Verlag (2010) 405-430

Brinkworth, G.D.; Buckley, J.D.; Noakes, M.; Clifton, P.M.; Wilson, C.J. Long-term Effect of a Very Low-Carbohydrate Diet and Low-Fat Diet on Mood and Cognitive Function. Arch Intern Med. 169 (20), (2009) 1873-1880

Deutsche Adipositasgesellschaft, Deutsche Diabetesgesellschaft, Deutsche Gesellschaft für Ernährung, Deutsche Gesellschaft für Ernährungsmedizin. Evidenzbasierte Leitlinie, Prävention und Therapie der Adipositas. Version 2007. http://www.adipositas-gesellschaft.de/fileadmin/PDF/Leitlinien/Adipositas-Leitlinie-2007.pdf (Datum des letzen Zugriffs: 01.08.2012)

Deutsche Gesellschaft für Allgemein- und Viszeralchirurgie, Chirurgische Arbeitsgemeinschaft für Adipositastherapie. S3-Leitlinie: Chirurgie der Adipositas. Version 2010. http://www.adipositas-gesellschaft.de/fileadmin/PDF/ Leitlinien/ADIP-6-2010.pdf (Datum des letzten Zugriffs: 01.08.2012)

Douketis, J.; Macie, C.; Thabane, L.; Williamson, D.F. Systematic review of long-term weight loss studies in obese adults: clinical significance and applicability to clinical practice. Int J Obesity, London, 29 (2005)1153-1167

Ellrott, T. Psychologie der Ernährung. Aktuel Ernährungsmed 37(3), (2012) 155-167

Deutsche Gesellschaft für Ernährung (DGE) Ernährungsbericht 2008, www.dge.de

Goodpaster, B.H.; DeLany, J.P.; Otto, A.D.; Kuller, L.; Vockley, J.; South-Paul, J.E.; Thomas, .SB.; Brown, J.; McTigue, K.; Hames, K.C.; MS, MED, Lang, W.; Jakicic, J.M. Effects of Diet and Physical Activity Interventions on Weight Loss and Cardiometabolic Risk Factors in Severely Obese Adults. JAMA 304(16), (2010) 1795-1802

Hamann, A. Klinische Aspekte der Adipositas. In: Herpertz, S.; de Zwaan, M.; Zipfel, S. (Hrsg.): Handbuch Essstörungen und Adipositas. Springer Verlag Heidelberg (2008) 271-279

Hauner H.; Herzog, W. Ernährungsmedizinische und psychosomatische Aspekte der Adipositas. Chirurg 79 (2008) 819-825

Heseker, H.; Heseker, B. Die Nährwerttabelle. Umschau-Buchverlag (2010)

Kasper, H. Ernährungsmedizin und Diätetik. 9. Auflage, Urban & Fischer Verlag/Elsevier (2009)

Kramer, K.M.; Küper, M.A.; Königsrainer, A. Bariatrische Chirurgie. In: Biesalski, H.K.; Bischoff, S.C.; Puchstein, C. (Hrsg): Ernährungsmedizin. 4. Auflage, Georg Thieme Verlag (2010) 431-437

Lean Me, Han TS, Morrison CE. Waist of circumference as a measure for indicating need for weight management. BMJ 311 (1995)158-161

Max Rubner-Institut, Bundesforschungsinstitut für Ernährung und Lebensmittel. Nationale Verzehr-Studie II, Ergebnisbericht Teil 1 einschließlich Ergänzungsband/Schichtindex. Die bundesweite Befragung zur Ernährung von Jugendlichen und Erwachsenen (2008)

Max Rubner-Institut, Bundesforschungsinstitut für Ernährung und Lebensmittel. Nationale Verzehr-Studie II, Ergebnisbericht Teil 2. Die bundesweite Befragung zur Ernährung von Jugendlichen und Erwachsenen (2008)

Müller, M.J. Ernährungsmedizinische Praxis, Methoden – Prävention – Behandlung. Springer Verlag Heidelberg (2007)

Munsch, S.; Hartmann, A.S. Standards der Adipositasbehandlung. In: Herpertz, S.; de Zwaan, M.; Zipfel, S. (Hrsg.): Handbuch Essstörungen und Adipositas. Springer Verlag Heidelberg (2008) 322-327

Padwal, R.; Li, S.A.; Lau, D.C. Long-term pharmacotherapy for obesity and overweight. Cochrane Database 2004; Sys Rev 3: CD004094

Philipp, W.; James, T.; Caterson, I. D.; Coutinho, W.; Finer, N.;. Van Gaal, L.F.; Maggioni, A.P.; Torp-Pedersen, C.; Sharma, A.M.; Shepherd, G.M.; Rode, R.A.; Renz, C.L. Effect of Sibutramine on Cardiovascular Outcomes in Overweight and Obese Subjects. In: The New England Journal of Medicine 363, 10 (2010) 905-917

Pi-Sunyer, F.X.; Aronne, L.J.; Heshmati, H.M.; Devin, J.; Rosenstock, J. Effect of rimonabant, a cannabinoid-1 receptor blocker, on weight and cardiometabolic risk factors in overweight or obese patients: RIO-North America: a randomized controlled trial. JAMA 295 (2006) 761-775

Platen, P. Die Behandlung der Adipositas – Sportliche und körperliche Aktivität. In: Herpertz, S.; de Zwaan, M.; Zipfel, S. (Hrsg.): Handbuch Essstörungen und Adipositas. Springer Verlag Heidelberg (2008) 334-340

Prager, G.; Langer, F. Chirurgische Therapie der Adipositas – Möglichkeiten und Grenzen. Diabetologe 3 (2006) 243-249

Pudel, V. Psychologische Ansätze in der Adipositastherapie. Bundesgesundheitsbl – Gesundheitsforsch – Gesundheitsschutz 44 (2001) 954-959

Pudel, V.; Westenhöfer J. Ernährungspsychologie – Eine Einführung. 3., unveränderte Auflage, Hofgrefe, Verlag für Psychologie (2003)

Robert-Koch-Institut, Übergewicht und Adipositas in Deutschland, Epidemiologisches Bulletin Nr. 18 (2007) 155

Sacks, F.M.; Bray, G.A.; Carey, V.J.; Smith, S.R.; Ryan, D.H.; Anton, S.D.; McManus, K.; Champagne, C.M.; Bishop, L.M.; Laranjo, N.; Leboff, M.S.; Rood, J.C.; de Jonge, L.; Greenway, F.L.; Loria, C.M.; Obarzanek, E.; Williamson, D.A. Comparison of Weight-Loss Diets with Different Compositions of Fat, Protein, and Carbohydrates. N Engl J Med 360 (2009) 859-873

Schudsziarra, V.; Sassen, M.; Hausmann, M.; Erdmann, J. Inverse Beziehung zwischen Essensmenge und Energiedichte bei Adipösen. Aktuel Ernahrungsmed 35(4), (2010) 189-199

Schudsziarra V.; Sassen, M.; Hausmann, M.; Wittke, C.; Erdmann J. Lebensmittelverzehr sowie Energieaufnahme, Essensmenge und Energiedichte bei Haupt- und Zwischenmahlzeiten Übergewichtiger und Adipöser. Aktuel Ernahrungsmed 34(4), (2009a) 186-194

Stehle, P. Makro- und Mikronährstoffe – Bedarf und Referenzwerte. In: Biesalski, H.K.; Bischoff, S.C.; Puchstein, C. (Hrsg): Ernährungsmedizin. 4. Auflage, Georg Thieme Verlag (2010) 224-234

Stroh C.; Manger, T. Laparoskopische Adipositaschirurgie – Indikationen, Ergebnisse und Grenzen des Verfahrens. Was ist der Standardeingriff ? Forum Chirurgie 1 (2012) 38-43

Teufel, M.; Becker, S.; Rieber, N.; Stephan, K.; Zipfel, S. Psychotherapie und Adipositas. Strategien, Herausforderungen und Chancen. Nervenarzt 82 (2011) 1133-1139

Wallstabe, I, Bley, T, Haberzettel, D, Kuchta, R, Weimann, A. Endoskopische Adipositas-Therapie – Erfahrungen mit dem Magenballon. Z Gastroenterol 47 (2009) 929

Westenhöfer, J. Gezügeltes Essen – Ursachen, Risiken und Chancen der versuchten Selbststeuerung des Essverhaltens. Ernährung 1 (2007) 174-178

WHO. Facts on Obesity. BMI classification. Verfügbar unter: http://www.who.int/features/factfiles/obesity/facts/en/ (Datum des letzen Zugriffs: 14.04.2012)

Wirth, A. Ätiologie und Diagnostik der Adipositas. In: Herpertz, S.; de Zwaan, M.; Zipfel, S. (Hrsg.): Handbuch Essstörungen und Adipositas. Springer Verlag Heidelberg (2008) 246-254

Wolf, A.M. Adipositaschirurgische Therapiemöglichkeiten. In: Herpertz, S.; de Zwaan, M.; Zipfel, S. (Hrsg.): Handbuch Essstörungen und Adipositas. Springer Verlag Heidelberg (2008) 348-355

4 Standards und Leitlinien

4.1 Ernährungsmanagement im Krankenhaus

Sabine Ohlrich und Evelyn Beyer-Reiners

Einleitung

Im DGE-Qualitätsstandard für die Verpflegung in Krankenhäusern wird betont: „Die Ernährung kann im Krankenhaus einen wesentlichen Beitrag für die Gesundheit leisten, den Genesungsprozess fördern und das Wohlbefinden der Patientinnen und Patienten steigern. Zudem hat die Ernährung im Krankenhaus eine Vorbildfunktion. Dementsprechend kommt einer bedarfsgerechten und bedürfnisorientierten Verpflegung ein hoher Stellenwert zu."

Hinter den Begriffen „Essen und Trinken" im Krankenhaus verbergen sich nicht nur alle Abläufe zur Erfassung, Zubereitung und zum Verteilen der Speisen, es sind auch die unterschiedlichsten Berufe und Abteilungen involviert.

Die Koordination dieses komplexen Aufgabenbereiches unter Berücksichtigung der finanziellen Ressourcen, einer optimalen Ergebnisqualität sowie der Patientensicherheit erfordern ein hohes Maß an Managementkompetenzen.

Diesen Aspekten muss das Ernährungsmanagement Rechnung tragen.

Ernährungsmanagement

Für den Begriff „Ernährungsmanagement" gibt es derzeit keine einheitliche Definition. Im „Expertenstandard Ernährungsmanagement zur Sicherstellung und Förderung der oralen Ernährung in der Pflege" (DNQP-Pflegestandard) findet der Begriff „pflegebezogenes Ernährungsmanagement" Verwendung. Ebenso wird von der Aufgabenstellung für interdisziplinäre, ärztlich geleitete Teams (siehe Kapitel *„2.3 Ernährungsteam"*) zur Durchführung und Überwachung des Ernährungsmanagements an Krankenhäusern gesprochen, hier häufig für den Bereich der enteralen und parenteralen Ernährung. Daneben existiert der Begriff „Verpflegungsmanagement". Dieser wird zumeist für die Abläufe der Gemeinschaftsverpflegung und des Caterings in Krankenhäusern, Rehabilitationskliniken, Seniorenheimen etc. genutzt.

Soll die Ernährung im Bereich stationärer Gesundheitseinrichtungen sichergestellt werden, ist es sinnvoll, den Begriff Ernährungsmanagement sehr weit zu fassen und darunter alle Prozesse und Tätigkeiten zusammenzufassen, die dafür sorgen, dass jeder Patient gemäß seinen Bedürfnissen und seiner gesundheitlichen Situation entsprechend essen und trinken kann bzw. ernährt wird.

Möglich wäre eine Unterteilung in das *institutionelle Ernährungsmanagement,* bei dem ablaufende Prozesse auf Ebene der Einrichtung betrachtet werden und das *patienten-orientierte Ernährungsmanagement,* das mittels Diättherapie und Ernährungsberatung auf die individuellen Bedürfnisse und Ernährungsprobleme des Patienten eingeht. Das patientenorientierte Ernährungsmanagement sollte anhand des Nutrition Care Proces-ses durchgeführt werden und wird hier nicht näher betrachtet (siehe Kapitel *„4.2 Pfle-geprozess und Nutrition Care Prozess"*).
Über das institutionelle Ernährungsmanagement sind alle Rahmenbedingungen si-cherzustellen, damit das patientenorientierte Ernährungsmanagement stattfinden kann.

Abbildung 4.1: Ernährungsmanagement

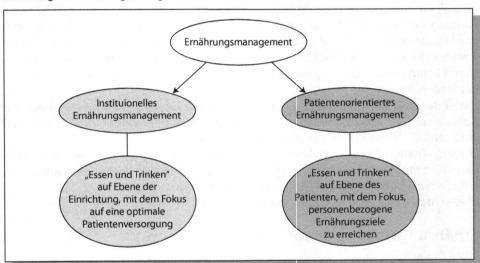

Das institutionelle Ernährungsmanagement im Krankenhaus umfasst alle institutio-nalisierten Prozesse und Maßnahmen, das patientenorientierte Ernährungsmanage-ment alle individuellen Prozesse und Maßnahmen, die mit der Ernährung des Patien-ten in einem direkten oder indirekten Kontext stehen.

Institutionelles Ernährungsmanagement

In Krankenhäusern sind die unterschiedlichsten Berufsgruppen und Abteilungen mit jeweils verschiedenen Aufgaben am Prozess „Essen und Trinken" beteiligt. Je nach Sichtweise lässt sich das institutionelle Ernährungsmanagement nach unterschiedli-chen Kriterien systematisieren.

Tabelle 4.1: Systematik nach Aufgaben und Verantwortlichkeiten

Aufgaben bzw. Verantwortung für	Verantwortliche Abteilung
„Verpflegungsphilosophie" Verpflegungskonzept Vertragsverhandlungen Ökonomische und rechtliche Rahmenbedingungen	Einrichtungsleitung Marketing
Wissenschaftlich fachliche Grundlagen des Ernährungsmanagements sicherstellen Erstellen des Kostformkatalogs Kommunikation mit Einrichtungsleitung und Speisenproduktion	Ernährungsteam/Ernährungskommission Bereich Diät- und Ernährungstherapie (Diätassistenten) ärztlicher Bereich Pflegebereich ggf. weitere Therapiebereiche, z.B. Logopädie und Ergotherapie
Alle Aufgaben, die mit der Fertigung und Verteilung des Essens verbunden sind Umsetzung des Kostformkatalogs	Speisenproduktion Speisenkommissionierung und -Logistik (Speisendistribution) Speisenerfassung Service Warenwirtschaft
Übergreifende Tätigkeiten zur Sicherung und zum Controlling aller Prozesse des Ernährungsmanagements Kunden- bzw. Patientenzufriedenheit	Qualitätsmanagement Hygienemanagement

Tabelle 4.2: Systematik nach der Art des Patientenkontaktes

Direkter Kontakt	Indirekter Kontakt
Indikationsstellung, Kostformverordnung und diättherapeutische Intervention (Ernährungsintervention)	Waren-, Material- und Lagerwirtschaft Speisenproduktion
Speisenauswahl und Bestellung	Kommissionierung
Service, Speisen servieren, Essen reichen	Transport der Speisen und Getränke
Dokumentation der Nahrungsaufnahme	Reinigung
	Abfallentsorgung
Kunden- bzw. Zufriedenheitsbefragungen	Qualitäts- und Hygienemanagement
	Marketing

Nachfolgende Aufstellung fasst ohne Anspruch auf Vollständigkeit mögliche Tätigkeiten und Verantwortlichkeiten innerhalb des Ernährungsmanagements zusammen. Hinsichtlich der beteiligten Berufsprofile bestehen für verschiedene Tätigkeiten sowohl Pool- aber auch Kernkompetenzen, die es zu berücksichtigen gilt.

Im Ernährungsmanagement gibt es Aufgaben, die von mehreren Berufsgruppen als so genannte Poolkompetenz erbracht werden können, z.B. das Screening zur Beurteilung des Ernährungszustandes. Jedoch hat jede Berufsgruppe auch ganz spezielle Kompetenzen, die ihr als so genannte Kernaufgaben zugeordnet werden sollten – z.B. Diätberatung für die Diätassistenten, Verordnung von enteraler oder parenteraler Nahrung durch den Arzt, Unterstützung bei der Nahrungsaufnahme durch die Pflege.

Tabelle 4.3: Systematik nach Teilprozessen und Tätigkeiten

Teilprozess	Tätigkeiten	Mögliche Verantwort-lichkeit
Patientenaufnahme	Screening zur Beurteilung des Ernährungszustandes, Diagnostik, Indikationsstellung, ggf. Kostformverordnung	Ärzte/Ernährungsmediziner Pflegekräfte
	Ernährungsassessment	Diätassistenten
Speisenerfassung	Ermittlung der individuellen Verpflegungswünsche durch Befragung der Patienten Meldung der Daten an die Speisenproduktion	Servicekräfte/Verpflegungsassistenten Pflege
	Anforderung von enteralen oder parenteralen Nahrungskomponenten	Ärzte/Ernährungsmediziner, Pflege, Apotheke, Diätassistenten
Speisenplanung und Menüübersichten	Standards für Frühstück, Abendessen und Zwischenmahlzeiten	Verpflegungsdienstleister bzw. Küchenleitung und Diätassistenten
	Saisonaler Speisenplan (z.B. 4- oder 6-Wochen-Rhythmus)	
	Berücksichtigung der Nährstoffempfehlungen der Fachgesellschaften, z.B. DGE, DGEM, etc.	
	Wareneinsatzkalkulation	
Speisenproduktion und Kommissionierung	Einhalten der gesetzlichen Bestimmungen Einhaltung der Hygienerichtlinien Rezepturen und deren Nährwertberechnung Beachten der sensorischen Qualitäten (Aussehen, Geschmack und Konsistenz) Beachten der Verordnungen zur Kennzeichnung und Kenntlichmachung Qualitätsgerechte Produktion, Portionierung und/oder Kommissionierung	Verpflegungsdienstleister bzw. (Diät)Küchenleitung und Diätassistenten
Ermittlung der Produktionskennzahlen	Anzahl der Portionen und Zusatzkomponenten inkl. Einkauf, Bestellwesen, Lagerhaltung, Warenwirtschaft	Verpflegungsdienstleister bzw. Küche und zugeordneter Verwaltungsbereich
Speisentransport und Rücktransport	Anlieferung des Essens Abholen der Speisereste	Hol- und Bringdienste
	Übernahme der gefertigten Essen nach dem Transport, Vorbereiten der Abholung	Pflege und Servicekräfte
	Rücklauf von Geschirr und Speiseresten	Küche bzw. Verpflegungsdienstleister
Ausgabe der Speisen	Service rund um das Servieren der Speisen und Getränke Zeitgerechte und korrekte Essensausgabe	Pflege und Servicekräfte
	Leisten von Hilfestellung bei der Nahrungsaufnahme Organisation von Hilfsmitteln (z.B. angepasstes Besteck, Geschirr, …) Versorgung der Patienten mit Getränken Beachten von Hygieneregeln	Pflege
	Dokumentation aus Patientensicht (Verzehrmengen, Ernährungsprotokolle)	Pflege und Diätassistenten

	Diät- und Ernährungsberatung Aufklärung und Schulung, z.B. Information zum Kost- formkatalog und zum Verpflegungssystem	Diätassistenten Pflege
Begleitende Therapie- und Kommunikations-maßnahmen	Koordination der Versorgung, z.B. Menübesprechung, Wunschkostbefragung	Servicekräfte
Entlassungsmanage-ment	Vorbereitung ernährungs- bzw. diättherapeutischer Empfehlungen für die Entlassung in das häusliche Umfeld bzw. die Rehabilitationseinrichtung	Diätassistenten
	ggf. Information an/über Home-Care-Service Informationen über ambulante Anbieter von Diätthera-pie und Ernährungsberatung	Pflege, Sozialdienst
DGE: Deutsche Gesellschaft für Ernährung e.V. DGEM: Deutsche Gesellschaft für Ernährungsmedizin e.V.		

Schnittstellenmanagement

Im System der Gesundheitsversorgung wird der Begriff Schnittstellen bzw. Schnittstellenmanagement für unterschiedliche Bereiche verwendet, z.B.

- Schnittstellen im Bereich der Patientenversorgung, um sektorenübergreifend die Überleitung zwischen ambulanter und stationärer Versorgung zu optimieren
- Ärztliches Schnittstellenmanagement, um ebenso die Übergänge zwischen den Behandlungssektoren möglichst reibungslos zu gestalten

Da im Ernährungsmanagement eine Zusammenarbeit unterschiedlichster Bereiche erfolgt, ist auch hier ein funktionierendes Schnittstellenmanagement unabdingbar.

Innerhalb jeder Einrichtung sollte idealerweise ermittelt werden, welche Detailaufgaben (siehe oben) innerhalb einzelner oder zwischen einzelnen Organisationsbereichen zuzuordnen sind. Regelmäßige Abstimmungsrunden sind nicht nur empfehlenswert, sondern unabdingbar. Die Etablierung eines interdisziplinär besetzten Ernährungsteams oder einer Ernährungskommission ist dabei sehr hilfreich.

Für unterschiedliche Aufgaben und Prozesse können sowohl die Einrichtung selbst als auch ein externer Dienstleister verantwortlich sein. Wurde die Speisenzubereitung outgesourced, hat die verantwortliche Person die Aufgabe, diese Schnittstellen zu integrieren, das heißt, interne und externe Prozesse und Funktionen zusammenzufassen. Der für das Schnittstellenmanagement im Bereich Ernährung Verantwortliche hat die Aufgabe, die Schnittstellen zu optimieren, bei Bedarf zu minimieren bzw. zusammenzulegen. Eine weitere wichtige Aufgabe besteht darin, Abteilungsegoismen sowie unklare Zuständigkeiten zu vermeiden und damit Verteilungs- und Ressourcenkonflikte zu reduzieren (siehe Kapitel *„2.3 Ernährungsteam"* und *„4.2 Pflegeprozess und Nutrition Care Prozess"*).

Das Schnittstellenmanagement stellt ein Optimierungselement für das Ernährungsmanagement dar. Dabei muss klar definiert werden, welche Aufgaben bereichsweise zuzuordnen sind bzw. bei welchen Aufgaben eine Zusammenarbeit unabdingbar ist.

Verpflegungssysteme in der Gemeinschaftsverpflegung

Kenntnisse über das in der Einrichtung vorgehaltene Verpflegungssystem sind unabdingbar, um bei Fragen oder Kritik auskunftsfähig zu sein.
Der Begriff Verpflegungssystem fasst alle am Prozess der Speisenherstellung beteiligten Faktoren zusammen. Dazu zählen:

*   die Ausstattung
*   das Personal
*   das Produktionsverfahren

Tabelle 4.4: Zusammenfassung der beiden gebräuchlichsten Verpflegungssysteme

a) Verpflegungssysteme mit thermischer Kopplung, zumeist in Form einer Frisch- und Mischküche (Cook and Serve) • Die frisch zubereiteten Speisen werden direkt an den Verbraucher ausgegeben • Definierte Warmhaltephasen sind möglich (bis maximal 3 Stunden) • Die Speisenproduktion orientiert sich an den Essenszeiten	Häufige Fehler beim Einsatz: • Das Essen wird beim Transport nicht ausreichend warm gehalten • Das Essen kommt zu früh/zu spät
	Mögliche Vorteile: • Produktion kann variabel gestaltet werden • Auf Wünsche kann kurzfristig reagiert werden
	Mögliche Nachteile: • Hoher Personalaufwand, auch am Wochenende und an Feiertagen • Langes Warmhalten führt zu deutlichen Qualitätsverlusten
b) Verpflegungssysteme mit thermischer Entkopplung, meist als Cook & Chill oder Cook & Freeze-System bzw. Sous Vide-Verfahren • Zwischen Produktion und Ausgabe erfolgt ein Abkühlen, bzw. Schockgefrieren und Wiedererwärmen • Zeitspanne zwischen Produktion und Ausgabe kann mehrere Tage bis Wochen betragen • Räumliche Trennung zwischen Produktions- und Ausgabestandort ist möglich • Technische Voraussetzungen zum Regenerieren des Essens sind nötig (z.B. Regenerierwagen oder Verteilerküchen)	Häufige Fehler beim Einsatz: • Auf Wünsche wird unflexibel reagiert • Das Essen wird nicht produktgerecht zubereitet oder regeneriert
	Mögliche Vorteile: • Geringerer Bedarf an qualifiziertem Personal • Regenerationsprozess kann zeitlich gut geplant werden, um lange Warmhaltephasen zu vermeiden
	Mögliche Nachteile: Bestimmte Speisen sind nicht geeignet, z.B. Kurzgebratenes mit Panade

Grundsätzlich steht das Verpflegungsmanagement in Krankenhäusern unter einem immensen Kostendruck. Zu berücksichtigen sind nicht nur die Kosten für den Einkauf der Lebensmittel, dazu kommen Investitionsbedarfe, Personal-, Energie-, Materialersatzbeschaffungskosten usw. Um den höchsten Kostenfaktor – den Personalbedarf – zu reduzieren, werden immer häufiger Convenience-Produkte (vorgefertigte Lebensmittel) mit einem hohen Vorverarbeitungsgrad eingesetzt.

Kostformkatalog

Ein wichtiges Hilfsmittel zur Qualitätssicherung in der Krankenernährung ist der Kostformkatalog. Dieser wird durch die Verantwortlichen der jeweiligen Einrichtung er-

stellt. Dabei arbeiten üblicherweise Diätassistenten, Ärzte, Vertreter der Pflege, ggf. Ernährungswissenschaftler oder Ökotrophologen und in Frage kommende Therapiebereiche eng zusammen. In Abhängigkeit vom Patientenklientel und unter Berücksichtigung evidenzbasierter Standards und Leitlinien wird hier erfasst, welche Kostformen, bei welcher Indikation anzuwenden sind und welche Kriterien für die Nährstoffzusammensetzung und Lebensmittelauswahl zugrunde gelegt werden. Dieser Kostformkatalog stellt sicher, dass alle Beteiligten den gleichen Wissensstand haben und von den gleichen Bedingungen ausgehen. Zudem bietet der Kostformkatalog die Möglichkeit, das gesamte Speisenkonzept sowie die Leistungsdetails (Leistungsverzeichnis) zu beschreiben. Ebenso können hier Ansprechpartner und verantwortliche Personen benannt und vorgestellt werden. Der Kostformkatalog sollte immer so gestaltet sein, dass er den Beteiligten Handlungsspielräume ermöglicht, um auf besondere individuelle Ernährungsprobleme Rücksicht nehmen zu können.
Eine wichtige Hilfestellung hierfür bietet das Rationalisierungsschema (siehe Kapitel „2.1 Rationalisierungsschema").

> Der Kostformkatalog stellt eine wichtige Grundlage für das Ernährungsmanagement dar und sichert, dass alle Beteiligten den gleichen Wissensstand haben und von den gleichen Bedingungen ausgehen.

Speisenausgabe an die Patienten

Üblicherweise erhalten die Patienten im Krankenhaus ihr Essen direkt in ihrem Zimmer. Am häufigsten verbreitet ist das Tablettsystem. Dabei wird ein in der Küche mit vorportionierten Speisen bestücktes Tablett ausgeteilt.
Alternativen sind das Austeilen der Mahlzeiten über einen Wärmewagen (warme Speisen) oder ein rollendes Buffet (kalte Speisen). Dies lässt eher eine höhere Individualität in der Auswahl und ein flexibles Reagieren auf Wünsche zu, bedarf aber eines zusätzlichen Personalaufwandes.
Alternativen dazu sind möglich, je nach Patientenklientel und -situation können z.B. Essgruppen gebildet werden, für die am Tisch ein so genannter Schüsselservice angeboten wird. Das wird häufig in Tageskliniken praktiziert.
Für Patienten, die sehr lange im Krankenhaus verbleiben, sind Mahlzeiten vorteilhaft, die z.B. mit Familienangehörigen gemeinsam eingenommen werden können. Vereinzelt gibt es heute schon Einrichtungen, die den Patienten und deren Angehörigen bzw. Besuchern ermöglichen, Mahlzeiten in einer Cafeteria einzunehmen. In Reha-Einrichtungen, wo die Patienten mobil sind, stellt die Versorgung über eine Cafeteria den üblichen Standard dar.
Seitens des Pflegepersonals ist eine Mitverantwortung wünschenswert, um dem Patienten eine angenehme Essatmosphäre zu ermöglichen:
Einige mögliche Einflussnahmen könnten sein:

- vor dem Servieren ggf. Abdeckungen (Clochen) entfernen oder bewusst drauf lassen, je nachdem, ob der Patient Essensgerüche verträgt oder nicht

- darauf achten, dass ausreichend Besteck vorhanden ist
- bei inappetenten Patienten zuvor einige Komponenten vom Tablett nehmen, diese in der Stationsküche zwischenlagern und in zeitlichen Abständen anbieten
- beim Öffnen von verpackten Lebensmitteln (Portionsware) behilflich sein
- vor dem Abräumen fragen, ob noch Wünsche bestehen
- darauf achten, dass keine Essensreste gehortet werden
- für Patienten, die zu einem späteren Zeitpunkt essen, das Essen aufbewahren und noch einmal aufwärmen
- ausreichend Getränke bereitstellen
- für ausreichende Beleuchtung sorgen
- für eine gute Raumluft sorgen
- ggf. das Essen in mundgerechte Stücke schneiden

Literatur

Bischoff CS, Köchling K, Biesalski HK: Erfolgskonzept Ernährungsteam in unterschiedlichen medizinischen Einrichtungen, Pabst Sciences Publishers, Lengerich (2011)

Wetterau J, Seidl M, Fladung U (HSG): Modernes Verpflegungsmanagement Best Practices für Individual-, Gemeinschafts- und Systemgastronomie, Deutscher Fachverlag (2008)

aid Infodienst Ernährung, Landwirtschaft und Verbraucherschutz e.V.: Verpflegungssysteme in der Gemeinschaftsverpflegung (2011) http://www.aid.de/shop/addinfo_files///1386.pdf

Deutsche Gesellschaft für Ernährung e.V.: Station Ernährung – Vollwertige Ernährung in Krankenhäusern und Rehakliniken, DGE-Qualitätsstandard für die Verpflegung in Krankenhäusern, 1. Auflage (2011) http://www.station-ernaehrung.de/

Deutsches Netzwerk für Qualitätsentwicklung in der Pflege (DNQP) (Hrsg.): Expertenstandard Ernährungsmanagement zur Sicherstellung und Förderung der oralen Ernährung in der Pflege. Fachhochschule Osnabrück, Selbstverlag (2009)

Konferenz der Fachberufe im Gesundheitswesen bei der Bundesärztekammer: Prozessverbesserung in der Patientenversorgung durch Kooperation und Koordination zwischen den Gesundheitsberufen (2011) http://www.bundesaerztekammer.de/downloads/FachberufeProzessverbesserung201111.pdf (Zugriff am 26.06.2012)

„The Nutrition Chain" Nach: Howerd P, Jonkers-Schuitema C, Furniss L et al.: Managing the Patient Journey through Enteral Feeding. (Introduction Part to the ESPEN Guidelines in Enteral Nutrition), Clinical Nutrition 25 (2006) 190

4.2 Pflegeprozess und Nutrition Care Process

Sabine Ohlrich, Daniel Buchholz und Frank Hertel

Vorbemerkungen

„Die Zusammenarbeit der Gesundheitsberufe wird zu einer immer wichtigeren Voraussetzung für eine qualitativ hochwertige und sichere Gesundheitsversorgung" – dieser Auszug aus dem Memorandum Kooperation Gesundheitsberufe der Robert Bosch Stiftung aus dem Jahr 2011 weist in besonderer Weise auf die Bedeutung der Vernetzung in der Tätigkeit von Gesundheitsberufen hin. Dies trifft insbesondere auf den Bereich der Ernährung und Pflege zu und soll in diesem Kapitel näher beleuchtet werden.

Entwicklung der Prozessmodelle

Die Entstehung von Prozessmodellen in den diversen Handlungsfeldern der Gesundheitsversorgung sind vor allem vor dem Hintergrund der Professionalisierung der verschiedenen Berufsgruppen zu sehen.

Pflegeprozess

Das Verständnis von Pflege wurde durch die Prinzipien der humanistischen Psychologie geprägt und von der psychosomatischen Ganzheitsmedizin beeinflusst. Zusätzlich resultierten die Professionalisierungsbestrebungen aus der Abgrenzung der professionellen Pflege durch Fachkräfte von der Laienpflege, z.B. durch Familienangehörige. Die Implementierung standardisierter Prozesse in der Pflege führte dazu, dass Ergebnisse eine geringere Variabilität und bessere Vorhersagbarkeit aufwiesen.

Der Pflegeprozess wurde in den 1950er Jahren in den USA erstmalig beschrieben, 1974 von der Weltgesundheitsorganisation (WHO) übernommen und bereits 1985 in die Pflegeausbildung in Deutschland aufgenommen. Es existieren mehrere Prozessmodelle, die im Kern alle identisch sind, sich aber in der Anzahl der Prozessschritte unterscheiden. In Deutschland fand vor allem das sechsphasige Modell nach Fiechter und Meier am weitesten Verbreitung, während in den USA eher das fünfphasige Modell der NANDA (North American Nursing Diagnosis Association) zu Anwendung kommt. Die WHO hingegen verwendet ein vierphasiges Modell, basierend auf den Arbeiten von Yura und Walsh. Seit Mitte der 1990er Jahre gewinnt dieses Modell auch in Deutschland wieder verstärkt an Bedeutung. Aufgrund der besseren Vergleichbarkeit mit dem Nutrition Care Process wird es in diesem Beitrag herangezogen.

Nutrition Care Process

Vermutlich waren ähnliche Gründe wie die, die zur Entstehung des Pflegeprozesses führten, ausschlaggebend für die Entwicklung und Implementierung des Nutrition Care Processes (NCP) durch die Academy of Nutrition and Dietetics[1] für die Berufsgruppe der Diätassistenten. Mittlerweile hat der NCP Einzug in die Ausbildung US-amerikanischer Diätassistenten gefunden und wird USA-weit verwendet. Auf europäischer und internationaler Ebene wird seitens der Dachverbände der Diätassistenten die Implementierung als einheitliches Prozessmodell weltweit empfohlen. Die erste Publikation zum NCP von Buchholz und Ohlrich erschien in Deutschland im Jahr 2011. Die Autoren gelangen darin zur Empfehlung, den NCP in Deutschland zu etablieren. Dieser Empfehlung schließt sich auch die berufsständige Vertretung der Diätassistenten in Deutschland an. Eine erste Übersetzung des NCP-Modells liegt bereits vor, wobei einige der Terminologien in der Originalsprache beibehalten wurden, um Übersetzungsfehler zu vermeiden. Oft sind auch keine adäquaten Übersetzungen ins Deutsche möglich (z.B. Nutrition Care). Es ist davon auszugehen, dass sich in den nächsten Jahren in Deutschland die Arbeit nach diesem Modell etablieren wird.

---

1   Vorher: Amercian Dietetic Association (ADA), Änderung des Verbandsnamens 2011

Gegenüberstellung Pflegeprozess und Nutrition Care Process

Beide Modelle haben hinsichtlich ihrer logischen Herangehensweise große Übereinstimmungen, weisen aber insbesondere bei ihrer visuellen Darstellung Unterschiede auf (Tabelle 4.5).

Tabelle 4.5: Gegenüberstellung Pflegeprozess und Nutrition Care Process

Pflegeprozess-Modell Yura & Walsh (WHO)	Nutrition Care Process (NCP)
Definitionen	
Der Pflegeprozess ist in der professionellen Pflege eine systematische Arbeitsmethode zur Erfassung, Planung, Durchführung und Evaluation pflegerischer Maßnahmen.	Der NCP ist eine Methode der systematischen Problemlösung, die von Diätassistenten* angewendet wird, um kritisch zu denken und um Entscheidungen treffen zu können, die es ermöglichen, ernährungsbezogene Probleme qualitätskontrolliert und sicher zu lösen.
	*anstelle von Diätassistenten/innen können in Abhängigkeit von rechtlicher Situation, Prozessinhalt und -gegenstand auch andere Berufsgruppen z.B. Oecotrophologen im NCP tätig werden.
Prozessschritte	
• Assessment (Einschätzung) • Planning (Pflegeplanung) • Intervention (Durchführung der Pflege) • Evaluation (Bewertung)	• Nutrition Assessment (Ernährungsassessment) • Nutrition Diagnosis (Ernährungsbefund) • Nutrition Intervention (Ernährungsintervention) • Nutrition Evaluation & Monitoring (Ernährungsmonitoring & Evaluation)
Visuelle Darstellung	
	Im Unterschied zum Pflegeprozess werden im NCP die Kontextbedingungen, in denen ernährungsbezogene Maßnahmen stattfinden, mit dargestellt (Abbildung 4.2)
Diagnosestellung	
PESR-Format P = Problem E = Ätiologie, Herkunft, Ursache S = Symptome / Kennzeichen R = Ressource* – dies ist nicht immer zwingend Bestandteil der Pflegediagnose	PES-Statement P = Problem E = Etiology (Ätiologie, Herkunft, Ursache) S = Symptom
Beispiel: *P = Mangelernährung* *Ä = Unvermögen, Nahrung zu sich zu nehmen* *S = Patient klagt über anhaltende Appetitlosigkeit und fehlendes Interesse am Essen* *R = Bezugspersonen organisieren Lieblingsspeisen*	Beispiel: *P = zu geringe Eiweißaufnahme* *E = zu geringe Nahrungsaufnahme durch Geschmacksveränderungen nach Chemotherapie* *S= Serum-Albumin unter 30g/l, Ödeme und nachlassende Handkraft*
	Für das Statement werden die Elemente in einen kausalen Zusammenhang gestellt. *Zu geringe Eiweißaufnahme (P), infolge von zu geringer Nahrungsaufnahme durch Geschmacksveränderungen nach Chemotherapie (E) angezeigt/nachgewiesen durch Serum-Albumin unter 30g/l, Ödeme und nachlassende Handkraft (S).*

Der Pflegeprozess und der Nutrition Care Process sind Methoden zur systematischen Problemlösung, denen das gleiche Schema zugrunde liegt. Sie bestehen aus mehreren Phasen bzw. Schritten, die logisch aufeinander aufbauen und sich wechselseitig beeinflussen. Die vielen Schnittstellen zwischen Pflegeprozess und Nutrition Care Process machen deutlich, dass im klinischen Alltag die Tätigkeiten von Pflegenden und Diätassistenten gut vernetzt werden müssen, um Patienten optimal versorgen zu können (Abbildung 4.3).

Kurzdarstellung der Schritte des Nutrition Care Processes

Abbildung 4.2: NCP-Modell

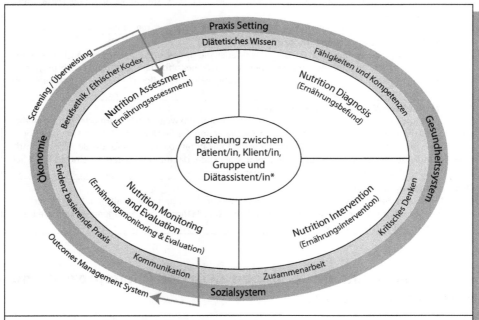

* anstelle von Diätassistenten/innen können in Abhängigkeit von der rechtlichen Situation, Prozessinhalt und -gegenstand auch andere Berufsgruppen z.B. Oecotrophologen/innen im NCP tätig werden

Jeder Prozessschritt beinhaltet eine adäquate Dokumentation
Screening und Überweisung Ein essenzieller Schritt, aber kein unmittelbarer Bestandteil des NCP, da dieser nicht zwingend von einer/einem Diätassistenten/in durchgeführt wird.
1. Schritt: Nutrition Assessment (Ernährungsassessment) Erheben von Daten aus folgenden Bereichen • Ernährungsanamnese • Anthropometrische Daten/Messungen (z.B. Oberarmumfang, Hautfaltendicke, Handkraft) • Labordaten • Ernährungsbezogene physiologische Befunde • Patienten/Klientengeschichte
2. Schritt: Nutrition Diagnosis (Ernährungsbefund) Hierbei handelt es sich um die Identifikation und Benennung eines Ernährungsproblems durch den/die Diätassistenten/in, dessen Behandlung eigenverantwortlich und selbstständig vom/von der Diätassistenten/in erbracht wird. Die Nutrition Diagnosis ist unabhängig von der medizinischen Diagnose, die vom Arzt erstellt wird.
3. Schritt: Nutrition Intervention (Ernährungsintervention) Er beinhaltet sowohl die Planung inkl. Zielsetzung als auch die Umsetzung einer ernährungsbezogenen Intervention, z.B. Ermittlung des individuellen Energie- und Nährstoffbedarfs, Diät- und Ernährungsberatung, Schulungsmaßnahmen, Koordination der Ernährungsversorgung, Berechnung der enteralen Ernährungstherapie, etc.
4. Schritt: Nutrition Monitoring und Evaluation Hier wird festgestellt und beschrieben, ob ein Ernährungsproblem weiterhin besteht oder nicht besteht oder ob sich dieses verändert hat. Die Parameter zur Evaluation des Erfolges der Nutrition Intervention werden im Voraus festgelegt. Es handelt sich dabei um Indikatoren, die relevant für die Bedürfnisse und Ziele des Individuums (bzw. der Gruppe), die Therapieziele oder das Krankheitsstadium sind. Es kann sich um qualitative als auch quantitative Indikatoren handeln.
Outcome Management System Dieses beschreibt die Effektivität und Effizienz der ernährungsbezogenen Maßnahmen. Auch dieser essenzielle Schritt ist kein unmittelbarer Bestandteil des NCP, da dieser nicht zwingend von einer/einem Diätassistenten/in durchgeführt wird.

Schnittstellen und Beziehungen zwischen Pflegeprozess und Nutrition Care Process

In der Abbildung 4.3 wird deutlich, dass die Prozessschritte des Pflegeprozesses und des NCP eng miteinander verbunden sind. Jede pflegerische Maßnahme wirkt sich auf den NCP aus und umgekehrt hat jede Maßnahme im NCP Auswirkungen auf den Pflegeprozess.

Die Verbesserung des Ernährungsstatus eines mangelernährten Patienten hat Auswirkungen auf das Outcome in der Evaluation der Pflegeziele und Pflegeergebnisse, wird aber sowohl durch spezielle Ernährungsmaßnahmen (z.B. Energieanreicherung) als auch durch unterstützende pflegerische Maßnahmen (z.B. Hilfe bei der Nahrungsaufnahme) erreicht.

Abbildung 4.3: Schnittstellen von Pflegeprozess und Nutrition Care Process

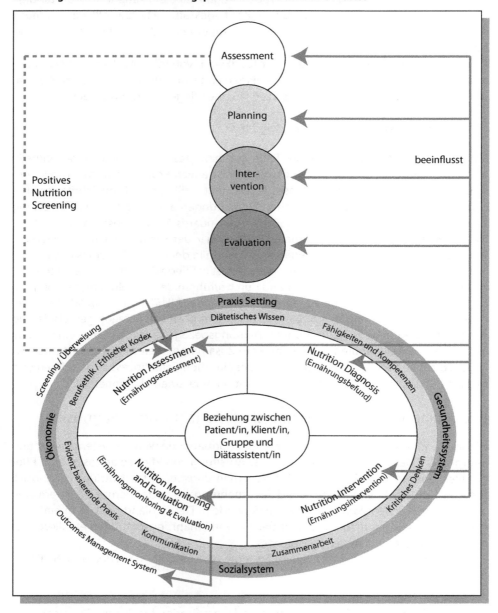

Diätassistenten müssen wissen und berücksichtigen, dass ein Patient über beständige Appetitlosigkeit klagt, genauso wie durch die Pflegekräfte sichergestellt werden muss, dass speziell darauf abgestimmte Mahlzeitenkomponenten dem Patienten auch angeboten werden.

Aufgrund dieser engen Verflechtung der Tätigkeiten von Pflegekräften und Diätassistenten sind daher das Wissen um die jeweiligen Prozessmodelle und die enge Absprache zwischen den Berufsgruppen essenziell für die Pflege und Therapie des Patienten.

Pflegeassessment und Start des NCP

Mit der stationären Aufnahme eines Patienten bzw. des Einzugs eines Bewohners in eine Pflegeeinrichtung wird neben dem administrativen Prozedere auch ein pflegerisches Assessment durchgeführt. Dieses Assessment stellt den initialen Schritt des Pflegeprozesses dar und sollte in klinischen Einrichtungen auch das Nutrition Screening beinhalten. Seit der Einführung des „Expertenstandards Ernährungsmanagement zur Sicherstellung und Förderung der oralen Ernährung in der Pflege", 2010 herausgegeben vom Deutschen Netzwerk für Qualitätsentwicklung in der Pflege (DNQP) (siehe Kapitel *„4.3 Expertenstandard Ernährungsmanagement"*) ist in Pflegeeinrichtungen ein regelmäßiges Ernährungsscreening verpflichtend durchzuführen. Je nach Einrichtung kommen dabei verschiedene Screeningverfahren, z.B. NRS oder MUST (siehe *Kapitel „1.4 Screening auf Mangelernährung"*) zum Einsatz. Bei einem positiven Screeningergebnis sind entsprechende pflegerische und/oder ernährungsbezogene Maßnahmen einzuleiten. Letztgenannte Maßnahmen sollten immer in Zusammenarbeit mit Diätassistenten erfolgen, die ihrerseits ihre Tätigkeit anhand des Nutrition Care Process strukturieren und folglich mit dem 1. Schritt des NCP, dem Nutrition Assessment, beginnen.

Pflegediagnose und Ernährungsbefund (Nutrition Diagnosis)

Die während des Assessments gewonnenen Informationen werden systematisiert und interpretiert. Das dient in der Pflege zu der Ableitung von Pflegediagnosen und Pflegezielen, ebenso im NCP zum Erstellen des Ernährungsbefundes (Nutrition Diagnosis). Die Ableitung der Pflegediagnose und des Ernährungsbefundes beruhen auf dem gleichen systematischen Vorgehen, allerdings wurde in Deutschland noch kein einheitliches Kodierungssystem für die Klassifizierung von Ernährungsbefunden etabliert, dies befindet sich aber im Entstehungsprozess.

Für die Pflege existieren bereits diverse Systeme bzw. Modelle, nach denen sich Pflegediagnosen klassifizieren lassen, z.B.

*   NANDA-Pflegediagnosen
*   Pflegediagnosen nach ICNP (International Classification for Nursing Practice)
*   Pflegediagnosen auf Grundlage des ICF (International Classification of Functioning, Disability and Health)
*   POP® (PraxisOrientierte Pflegediagnosen).

Letztgenannte stammen aus Österreich und sind eigens für den deutschsprachigen Raum entwickelt worden. Darin beziehen sich viele Pflegediagnosen auf das Thema Ernährung.

Beispiele für Pflegediagnosen aus der Domäne Nahrung nach POP®:

- 30011 – Überernährung, Risiko
- 30022 – Mangelernährung
- 30042 – Schlucken, beeinträchtigt
- 30082 – Nausea (Übelkeit)

Beispiel für eine Pflegediagnose aus der Domäne Ausscheidung nach POP®:

- 40142 Mundschleimhaut, verändert

Beispiel für eine Pflegediagnose aus der Domäne Aktivität und Ruhe nach POP®:

- 50122 – Selbstpflege, Essen/Trinken, beeinträchtigt

Orientiert an den Ressourcen, Fähigkeiten und Gewohnheiten des Betroffenen sowie den institutionellen Voraussetzungen und Bedingungen wird aus den jeweiligen beruflichen Perspektiven der Pflegekraft als auch der Diätassistentin festgelegt, welche Ziele und welche Maßnahmen für den Patienten notwendig werden. Hierbei ist ein Austausch zwischen diesen Berufsgruppen und ggf. weiteren Beteiligten sinnvoll und hilfreich.

Eine transparente und einheitliche Dokumentation der Pflegediagnosen ermöglicht die Erfassung schweregradrelevanter Aspekte im Rahmen der Abrechnung und Erlösermittlung (siehe Kapitel *„2.11 Vergütung von Krankenhausleistungen durch das Fallpauschalensystem (DRG)“*).

Ernährungsinterventionen und potenzielle Auswirkungen auf pflegerische Maßnahmen

Grundsätzlich können vier Typen von Ernährungsinterventionen unterschieden werden, die oft eine direkte Auswirkung auf pflegerische Tätigkeiten haben und/oder durch Pflegekräfte initiiert werden müssen, da diese – im Gegensatz zum Diätassistenten – insbesondere in Kliniken und Pflegeeinrichtungen in der Regel einen engeren Kontakt mit dem Patienten bzw. Bewohner haben. Die Übergänge zwischen ernährungsbezogenen Maßnahmen durch die Pflege und Diätassistenz sind dabei gelegentlich fließend. Das verweist auf die Beachtung von Pool- und Kernkompetenzen beider Berufsgruppe und untermauert die Wichtigkeit der Zusammenarbeit von Pflegekräften und Diätassistenten.

> Die Übergänge zwischen ernährungsbezogenen Maßnahmen durch die Pflege und Diätassistenz sind dabei gelegentlich fließend. Das verweist auf die Beachtung von Pool- und Kernkompetenzen beider Berufsgruppe und untermauert die Wichtigkeit der Zusammenarbeit von Pflegekräften und Diätassistenten.

Lebensmittel und/oder Nährstoffaufnahme

Dies beinhaltet die Ermittlung des individuellen Energie- und Nährstoffbedarfs und den Zugang zu einem bestimmten Nahrungsangebot, weiterhin die Aufnahme einzelner Nährstoffe, von Supplementen oder die Sicherstellung von Nährstoffen über die parenterale bzw. enterale Ernährung. Begleitend können eine pharmakologische Therapie oder alternative Maßnahmen, die zur Verbesserung des Ernährungsstatus dienen, zur Anwendung kommen.

Beispiele für die Auswirkungen auf pflegerisches Handeln[1]

- Assistenz bei der Nahrungsaufnahme
- Bereitstellung von Zusatznahrung und Supplementen
- Gewährleisten, dass das Essen zur richtigen Zeit und in der richtigen Temperatur angeboten wird
- Schaffen einer angenehmen Essumgebung
- Sorge für die Mundpflege vor und nach den Mahlzeiten*
- Empfehlen von Maßnahmen gegen Mundtrockenheit*
- Dokumentation der Nahrungsaufnahme, z.B. durch Tellerdiagramme
- Achten auf Flüssigkeitsersatz bei Übelkeit und Erbrechen*
- Abstimmung der Nahrungsaufnahme mit anderen Therapiemaßnahmen*
- Beachten kultureller und religiöser Ernährungsgewohnheiten

Anleitung und Schulung

Dabei handelt es sich um Anleitungen, die darauf abzielen, den Patienten dazu zu befähigen, bestimmte ernährungsbezogene Maßnahmen umsetzen zu können. Die gegenseitige Information, wer jeweils welche Informationen weitergibt und deren Einheitlichkeit sind zu sichern. Darüber hinaus können nicht-individualisierte Schulungsmaßnahmen (z.B. Diabetikerschulung, Kurse zur Gewichtsreduktion) durchgeführt werden, die üblicherweise von Diätassistenten übernommen werden.

Beispiele für die Auswirkungen auf pflegerisches Handeln[1]:

- Anleiten zum Umgang mit der Essensanforderung und -bestellung (z.B. Kartenabfrage, Terminalabfrage)
- Bedarf für Schulungsmaßnahmen erkennen und initiieren*
- Anleiten zur selbstständigen Blutzuckermessung*
- Anleiten zu regelmäßiger Mundhygiene*
- Anleiten zur Durchführung von Schluckübungen*
- Anleiten von Bezugspersonen zum Zerkleinern und Zuführen der Nahrung*
- Beobachten des Erfolgs von Anleitungs- und Schulungsmaßnahmen*

Diät- und Ernährungsberatung

Das sind individuelle Maßnahmen (in der Regel zwischen Patient/Klient, ggf. einer Gruppe und Diätassistent), welche die individuelle Vereinbarung von Zielen, die Erarbeitung kreativer und individueller Umsetzungsmöglichkeiten und Eigenverantwort-

---

1   POP®, 2009 – mit * gekennzeichnet Maßnahmen sind Zitate

lichkeit des Patienten/ Klienten zum Gegenstand haben, um eine bestehende Ernährungssituation zu verbessern bzw. ein Ernährungsproblem zu lösen.

Beispiele für die Auswirkungen auf pflegerisches Handeln[1]:

- Erkennen von Beratungsbedarf und Anforderung einer Diät- oder Ernährungsberatung
- Motivieren, eine Diät- und Ernährungsberatung in Anspruch zu nehmen
- Beobachten des Erfolgs von Beratungsmaßnahmen und Rückmeldung an die Diätassistenz
- Unterstützung der Eigenwahrnehmung des Patienten*
- Unterstützen, Hunger- und Sättigungsgefühle richtig wahrzunehmen*
- Unterstützung bei der Führung von Ernährungsprotokollen
- Überleitungsmanagement, z.B. Vermitteln ambulanter Diät- und Ernährungsberatung bzw. von Adressen selbstständiger Diätassistenten

Koordination der Ernährungsversorgung:
Dies beinhaltet die Beratung, Koordination oder Absprache mit Personen, Institutionen oder Dienstleistern in der Versorgung, die dazu beitragen können, ein Ernährungsproblem zu lösen, z.B. Krankenhausküche, Cateringunternehmen, Anbieter von Essen auf Rädern, Pflegedienst, versorgende Angehörige.

Beispiele für die Auswirkungen auf pflegerisches Handeln[1]:

- Essensanforderungen zeitgerecht und korrekt übermitteln
- Vermittlung von und Information über Hilfsangebote, z.B. ambulante Pflege, Essen auf Rädern, etc.
- Prüfen, ob Angehörige die häusliche Versorgung sicherstellen können*
- Rückmeldungen über die Qualität des Essens an den Versorger
- Beschwerdemanagement
- Überleitungsmanagement.

Evaluation und Monitoring

Diese Phase beinhaltet die laufende Beurteilung der Maßnahmen bzw. ihrer Ergebnisse bzw. Resultate und wird gleichermaßen im Pflegeprozess und im NCP vorgenommen. Sie dient dazu zu überprüfen, welche Maßnahmen zielführend und welche nicht Erfolg bringend waren. Daraus resultiert eine ständige Anpassung. Das ist nur möglich, wenn alle Beteiligten ihre Leistungen sorgfältig dokumentiert haben und einen regelmäßigen Austausch pflegen (siehe Kapitel *„2.3 Ernährungsteam"*).
Das kann in unterschiedlicher Weise erfolgen:

- Kontinuierlich, um fortlaufend zu beurteilen, ob die Maßnahmen das gewünschte Ergebnis zeigen
- Rückblickend, um die Effektivität und Qualität der Maßnahmen zu beurteilen

---

1   POP®, 2009 – mit * gekennzeichneten Maßnahmen sind Zitate

- Objektiv, basierend auf Daten und Laborwerten der Patienten
- Subjektiv, gestützt auf Äußerungen der Patienten

Verfügt das Haus über ein Qualitätsmanagement-System, wird dieser Teil immer Bestandteil des kontinuierlichen Verbesserungsprozesses sein und der Überwachung durch das QM-Team unterliegen.

Literatur

Ashworth P, Björn A, Dechanoz L, Farmer E, Kordas A: World Health Organization, Regional Office for Europe (Hrsg.): People's needs for nursing care: a European study, Kopenhagen (1987)

Buchholz D, Ohlrich, S: In der Diättherapie und Ernährungsberatung prozessgeleitet handeln: der Nutrition Care Prozess. Diät+Information 5 (2011) 12–13

Deutscher Pflegeverband: Fachinformationen des deutschen Pflegeverbandes e.V. – Pflegediagnosen. online verfügbar unter http://dpv-online.de/pdf/agergeb/Pflegediagnosen.pdf. (Zugriff am 26.06.2012)

Direktion des Pflegedienstes am Allgemeinen Krankenhaus der Stadt Wien, Pflegeprozess-Handbuch, Verlag Wilhelm Maudrich, Wien-München-Bern (2002)

Fiechter V, Meier M: Pflegeplanung: Eine Anleitung für die Praxis. ROCOM (1991)

Hakel-Smith, N und Lewis, NM: A standardized nutrition care process and language are essentiell components of a conceptual model to guide and document nutrition care and patient outcomes. Journal of the American Dietetic Association. 104 (2004) 1878–1884

International Dietetics and Nutrition Terminology (IDNT) Reference Manual: Standardized Language for the Nutrition Care. 3rd Edition. Chicago, IL, American Dietetic Association (2011)

Lacey K, Pritcheit, E: Nutrition Care Process and Model: ADA adopts road map to quality care and outcomes management. Journal of the Amercian Dietetic Association. 103 (2003) 1061–1072

Medizinischer Dienst der Spitzenverbände der Krankenkassen e.V. (Hrsg.): Grundsatzstellungnahme Pflegeprozess und Dokumentation – Handlungsempfehlungen zur Professionalisierung und Qualitätssicherung in der Pflege (2005). Online verfügbar unter: Pflegeprozess http://www.mdk.de/media/pdf/P42Pflegeprozess.pdf. (Zugriff am 25.06.2012)

Robert Bosch-Stiftung: Memorandum Kooperation Gesundheitsberufe, Qualität und Sicherung für die Gesundheitsversorgung von Morgen. Stuttgart (2011) 51

Stefan H, Allmer F, Eberl J: POP – PraxisOrientierte Pflegediagnostik: Pflegediagnosen – Ziele – Maßnahmen, Springer, Wien (2009)

Wheeler D: Understanding Variation: The Key to Managing Chaos. 2. Auflage, Knoxville, TN, SPC Press (2000)

Yura H, Walsh MB: The Nursing Process: Assessing, Planning, Implementing, Evaluating. Appleton-Century-Crofts (1967)

4.3 Expertenstandard Ernährungsmanagement zur Sicherstellung und Förderung der oralen Ernährung in der Pflege

Gabriele Grünewald

Entstehung der Expertenstandards

1992 erfolgte die Gründung des Deutschen Netzwerkes für Qualitätsentwicklung in der Pflege (DNQP) mit der Geschäftsstelle an der Fachhochschule Osnabrück. Es ist ein bundesweiter Zusammenschluss von Fachkräften aus Pflegepraxis, Pflegewissenschaft und kooperierenden Einrichtungen, die sich dem Thema Qualitätssicherung widmen mit der Zielsetzung, die Pflegequalität auf der Basis von Praxis- und Expertenstandards in einzelnen Einsatzfeldern zu fördern. Dies geschieht auf der Basis des aktuellen Stands der Wissenschaft (evidenzbasiert) und betrifft alle Pflegefachkräfte in der Krankenhausversorgung, in der stationären Altenhilfe sowie der ambulanten Pflege.
Der Expertenstandard Ernährungsmanagement zur Sicherstellung und Förderung der oralen Ernährung in der Pflege ist der 7. Expertenstandard des DNQP und trat im Juni 2010 in Kraft.

Expertenstandard Ernährungsmanagement – warum?

In mehreren Studien in Klinken und Pflegeeinrichtungen wurde in den letzten Jahren festgestellt, dass zunehmend Patienten/Bewohner mangelernährt sind.
Mangelernährte Patienten verursachen in Kliniken jährlich Kosten von ca. 5 Mrd. €. Dies bedingt häufige Wiederaufnahmen (Drehtüreffekt) und höhere Komplikationsraten (z.B. Infektionen) mit damit verbundenen längeren Verweildauern. So liegt die Verweildauer ohne Mangelernährung im Mittel bei 10,57 Tagen, mit mäßiger und schwerer Mangelernährung bei 15,07 Tagen.

Expertenstandard – Auszüge aus der Präambel zum Expertenstandard

Der Expertenstandard ist auf Erwachsene ausgerichtet, die pflegebedürftig, aber trotzdem ganz oder teilweise in der Lage sind, oral Nahrung und Flüssigkeit zu sich zu nehmen. Eine entsprechende Einbeziehung von Angehörigen im Rahmen der pflegerischen Anamnese, bei der Umsetzung von Interventionen sowie Information, Anleitung und Beratung zum Thema Ernährung ist zu gewährleisten. Essen und Trinken werden als menschliche Grundbedürfnisse bewertet und sind daher als zentrale Rolle für die Gesundheit und das Wohlbefinden jedes Menschen anzusehen. Die Gefahr einer Mangelernährung besteht, sobald sich ein Kranker und Pflegeabhängiger nicht mehr eigenständig adäquat ernähren kann und keine entsprechende Unterstützung erhält.

Mangelernährung wird in Anlehnung an die Definition der Deutschen Gesellschaft für Ernährungsmedizin e.V. (DEGM) verstanden als dauerhaftes Defizit im Sinne einer negativen Bilanz zwischen Aufnahme und Bedarf an Energie und/oder Nährstoffen mit Konsequenzen für den Ernährungs- und Gesundheitszustand.

Der Expertenstandard veranschaulicht den pflegerischen Beitrag zum Ernährungsmanagement und zielt darauf ab, eine bedürfnisorientierte und bedarfsgerechte *orale* Ernährung von kranken und pflegeabhängigen erwachsenen Menschen sicherzustellen und zu fördern. Er fordert die Gewährleistung einer angemessenen Unterstützung bei der Aufnahme von Speisen und Getränken und bei der Gestaltung der Mahlzeiten, um eine Mangelernährung zu verhindern oder bereits bestehende Ernährungsdefizite zu beheben.

Folgende Patienten/Erkrankungen finden im Standard keine Berücksichtigung:

* Säuglinge, Kleinkinder, Kinder und Jugendliche bis zum 18. Lebensjahr
* Patienten mit Übergewicht/Adipositas
* Spezielles Ernährungsmanagement bei ernährungsbezogenen Krankheiten, z.B. Diabetes mellitus, Anorexia nervosa
* Patienten mit Schluckstörungen
* Patienten mit einer künstlichen Ernährung (enteral/parenteral)
* Verabreichung von Zusatz- und Trinknahrung

Aufbau des Expertenstandards

Der Expertenstandard Ernährungsmanagement ist wie alle Expertenstandards in Struktur-, Prozess- und Ergebnisqualität sowie in Verantwortlichkeit der Pflegefachkräfte und der jeweiligen Einrichtung unterteilt.

Tabelle 4.6: Kriterien für die Struktur-, Prozess- und Ergebnisqualität

Struktur	Prozess	Ergebnis
Äußerer Rahmen, Grundvoraussetzungen (Wissen, Material, Hilfsmittel)	Praktische Umsetzung zum Erreichen des Qualitätsniveaus	Erwünschtes Ergebnis

Darstellung und Ausführung des Expertenstandards

Nachfolgend wird der Expertenstandard in den einzelnen Schritten und den sich daraus ableitenden Maßnahmen in den Kliniken bzw. Pflegeeinrichtungen erläutert. Der kursiv geschriebene Text ist die Zitierung des Expertenstandards, wobei zur Vereinfachung ausschließlich der Begriff „Patient" gewählt wurde.

Dabei ist zu beachten, dass in den Kliniken einige Forderungen des Expertenstandards, z.B. räumliche Voraussetzungen für die Mahlzeitengestaltung sowie Tischgemeinschaften, individuelle Ernährungskonzepte nicht in vollem Umfang realisiert werden können. In Pflegeheimen ist dagegen die Zusammenarbeit mit anderen Berufsgruppen, z.B. Ärzten und Logopäden schwieriger, da diese nicht ständig verfügbar sind.

Tabelle 4.7: Ebenen des Expertenstandards und sich daraus ableitende Maßnahmen

Struktur	Prozess	Ergebnis
S1a – *PFK verfügt über Kompetenzen zur Identifikation von Risikofaktoren und Anzeichen für eine Mangelernährung (Screening) und zu einer tiefer gehenden Einschätzung der Ernährungssituation (Assessment).* **S1b** – *Geeignete Instrumente zur Erfassung zur Einschätzung und Dokumentation stehen zur Verfügung.*	**P1** – *PFK erfasst bei allen Pat. zu Beginn, in regelmäßigen Abständen und bei Veränderungen Risiken und Anzeichen von Mangelernährung (Screening)* *PFK führt bei vorhandenem Risiko/ Anzeichen von Mangelernährung eine tiefer gehende Einschätzung und der beeinflussenden Faktoren durch (Assessment).*	**E1** – *Für alle Pat. liegt ein aktuelles Screening-Ergebnis zur Ernährungssituation vor.* *Bei Pat. mit einem Risiko/Anzeichen von Mangelernährung ist ein Assessment erfolgt.*
Schulung: Grundlagenwissen zum Thema Ernährung, Risiken für Mangelernährung, Screening Instrumente sind bekannt und stehen zur Verfügung Empfohlene Instrumente der Fachgesellschaften ESPEN und DGEM – (s. Kapitel „*1.4 Screening auf Mangelernährung*") Krankenhaus: NRS 2002/weiterführend SGA Pflegeeinrichtung: MNA Ambulanter Bereich: MUST Ausreichende Hilfsmittel zur Bestimmung des Körpergewichtes/Größe werden zur Verfügung gestellt	Bei Aufnahme erfolgt das Screening und Erfassen der Risiken durch PFK, erneutes Screening im Krankenhaus alle 7 Tage bzw. bei Zustandsveränderung; in der ambulanten und stationären Pflege in regelmäßigen, festgelegten Abständen. Bei auffälligem Screening erfolgt eine Information an den Arzt sowie über mehrere Tage das Führen eines Ernährungs- und Flüssigkeitsprotokolls.	Für alle Pat. liegt ein aktuelles Screening-Ergebnis zur Ernährungssituation vor, und es erfolgt eine regelmäßige Evaluation und Dokumentation. Eine genaue Erfassung der zugeführten Speisen und Getränke liegt vor. Bei Pat. mit einem Risiko/Anzeichen von Mangelernährung werden aufgrund des Assessments gemeinsam mit anderen Berufsgruppen Maßnahmen festgelegt.
S2a – *PFK verfügt über Fachwissen zur Planung und Steuerung berufsgruppenübergreifender Maßnahmen zur Sicherstellung bedürfnisorientierten/bedarfsgerechten Ernährung einschl. der Kompetenz zur Entscheidungsfindung bei ethisch komplexen Fragestellungen* **S2b** – *Die Einrichtung verfügt über eine multiprofessionell geltende Verfahrensregelung zur berufsgruppenübergreifenden Zusammenarbeit beim Ernährungsmanagement.*	**P2** – *PFK koordiniert auf Grundlage der Verfahrensanweisung in Zusammenarbeit mit anderen Berufsgruppen Maßnahmen für eine individuell angepasste Ernährung*	**E2** – *Multiprofessionelle Maßnahmen sind koordiniert/umgesetzt und ggf. ethisch begründet und die Umsetzung überprüft.*

Es stehen ausreichend PFK mit einer entsprechenden Fort-/Weiterbildung zum Thema Ernährungsmanagement zur Verfügung. In der Klinik/Einrichtung gibt es eine Regelung, in der die Abläufe, Zuständigkeiten und Kompetenzen berufsgruppenübergreifend festgelegt sind und die PFK autorisiert ist, multidisziplinäre Maßnahmen, z.B. Fallbesprechungen zu initiieren.	PFK koordiniert die interdisziplinäre Zusammenarbeit je nach Ergebnis des Assessments mit Ärzten, Diätassistenten, Logopäden, Küche, Apotheke. Gespräch mit Patient und Angehörigen, nach Bedarf Erstellung individueller Ernährungspläne durch Diätassistentin/Ernährungswissenschaftler. Ethische Probleme werden in einer interdisziplinären Fallbesprechung geklärt.	Die Maßnahmen sind in der Pflegeplanung festgelegt, die PFK überprüft die Maßnahmen ebenso wie die nachvollziehbare Dokumentation. Ergebnisse einer ethischen Fallbesprechung und der daraus ableitenden Maßnahmen sind ebenfalls mit einer entsprechenden Begründung dokumentiert.
S3a – PFK verfügt über Kompetenzen zur Planung einer individuellen Mahlzeiten- und Interaktionsgestaltung. *S3b – Die Einrichtung verfügt über ein geeignetes Verpflegungskonzept.*	*P3 – PFK plant gemeinsam mit dem Pat. bzw. dessen Angehörigen Maßnahmen zur Unterstützung der Nahrungsaufnahme, zur Umgebungsgestaltung und zu geeignetem Essensangebot und zieht bei Bedarf weitere Berufsgruppen mit ein.*	*E3 – Ein individueller Maßnahmenplan zur Sicherstellung einer bedürfnisorientierten und bedarfsgerechten Ernährung liegt vor.*
PFK erfragt und dokumentiert die Ernährungsgewohnheiten, besitzt ausreichende Kenntnisse, um ggf. Trinknahrung als Ergänzung zu verabreichen oder adäquate Verpflegung zu organisieren. Das Verpflegungskonzept ist Bestandteil des Qualitätsmanagements, die Abläufe/Kostformen sind der PFK bekannt.	Ein individueller Maßnahmenplan (z.B. im Rahmen der Biographiearbeit) ist durch die PFK erstellt und beinhaltet die Vorlieben des Patienten, Strategien zum Umgang mit Appetitlosigkeit/Gewichtsverlust, die Gestaltung der Umgebung bei den Mahlzeiten. Beim Einsatz von Hilfsmitteln fordert die PFK die Unterstützung anderer Berufsgruppen, z.B. Ergo-/Physiotherapeuten, Logopäden an. Überblick für alle Schichten: Ernährungsprotokolle, z.B. Tellerpläne, werden gewissenhaft geführt.	Die Verknüpfung von Ernährungsgewohnheiten und festgelegten Maßnahmen im Rahmen des Verpflegungskonzeptes ist gewährleistet, die Dokumentation sichergestellt. Der Einsatz von Hilfsmitteln in Abstimmung mit Therapeuten ist sichergestellt. Eine Fortführung/Sicherstellung des Maßnahmenplans nach dem Krankenhausaufenthalt erfolgt durch ein gutes Entlassungsmanagement.
S4a – Die Einrichtung sorgt für eine angemessene Personalausstattung/-planung zur Gewährleistung eines bedürfnis- und bedarfsgerechten Ernährungsmanagements sowie geeignete räumliche Voraussetzungen zur Umsetzung. *S4b – PFK verfügt über spezifische Kompetenzen zur Unterstützung der Nahrungsaufnahme, einschließlich Risikosituationen bei spez. Beeinträchtigungen*	*P4 – PFK gewährleistet eine die Selbstbestimmung des Patienten fördernde Unterstützung und motivierende Interaktions-/Umgebungsgestaltung während der Mahlzeiten. PFK unterstützt den Patienten bei spezifischen Gesundheitsproblemen.*	*E4 – Der Patient hat umfassende und fachgerechte Unterstützung zur Sicherung der bedürfnisorientierten/bedarfsgerechten Ernährung.* *Die Umgebung bei den Mahlzeiten entspricht Bedürfnissen/Bedarf des Patienten.*

Eine ausreichende Ausstattung mit PFK ist durch die Einrichtung/Klinik sowie eine gezielte Ablaufplanung zur Vermeidung von Hektik und Unterbrechung der Mahlzeiten zu gewährleisten. Hilfsmittel stehen bereit, der Essplatz ist überschaubar und hell gestaltet. Die PFK kann Risikosituationen, z.B. Aspiration, abwenden bzw. angemessen darauf reagieren.	Patienten werden zu den Mahlzeiten an den Tisch mobilisiert, die PFK unterstützt z.B. durch das Führen der Hand des Patienten zum Mund. Essen ggf. in kleinen Portionen und nacheinander anbieten (Tablettsystem in Pflegeeinrichtungen nicht zu empfehlen). Mahlzeiten in Pflegeeinrichtungen in vertrauter und familiärer Atmosphäre anbieten. PFK bietet immer ausreichend Getränke an; Ruhephasen einhalten, nicht drängen. Unterbrechung der Mahlzeiten vermeiden (z.B. durch Medikamentengabe, Visite, Untersuchungen). Geeignete Hilfsmittel (Trinkhilfen, Teller mit Randerhöhung) werden indikationsbezogen eingesetzt.	Die Patientenbeobachtung, Anleitung und Motivierung durch PFK ist sichergestellt, zur Verabreichung der Mahlzeiten stehen ausreichend PFK in ungestörter Atmosphäre zur Verfügung. Ggf. werden Angehörige mit einbezogen und deren Anwesenheit bei den Mahlzeiten ermöglicht. Die Mahlzeiten sind appetitlich und in entsprechenden Portionsgrößen angerichtet – das Auge isst mit!
S5 – Die PFK verfügt über Informations-/Beratungs- und Anleitungskompetenz zur Sicherstellung einer bedürfnisorientierten und bedarfsgerechten Ernährung.	*P5 – Die PFK informiert und berät den Patienten und seine Angehörigen über die Gefahren einer Mangelernährung und Möglichkeiten einer angemessenen Ernährung und leitet gegebenenfalls zur Umsetzung von Maßnahmen an (z.B. im Umgang mit Hilfsmitteln).*	*E5 – Der Patient und seine Angehörigen sind über Risiken und Folgen einer Mangelernährung und über mögliche Maßnahmen informiert, beraten und ggf. angeleitet.*
Die PFK kennt die Unterschiede zwischen Information, Beratung und Anleitung und kann diese zielgerichtet einsetzen. Der PFK wird durch die Einrichtung/Klinik ausreichend Zeit, ein geeigneter Raum für Anleitungen/Beratungen sowie Informations- und Schulungsmaterial zur Verfügung gestellt.	Die Anleitung/Beratung durch die PFK erfolgt individuell an die Bedürfnisse und kognitiven Fähigkeiten des Patienten angepasst, Angehörige werden entsprechend einbezogen. Lösungswege werden angeboten: Kontakte für eine ambulante Weiterbetreuung, praktische Umsetzung individueller Ernährungskonzepte, Umgang mit Hilfsmitteln, Hinweise zu Nahrungsergänzung (Trinknahrung), Kontaktvermittlung zu einer Diätassistentin/Ernährungswissenschaftlerin.	Inhalte, Verlauf und Ergebnisse von Informations-/Beratungsgesprächen sind in der Dokumentation nachzulesen. Risiken und Folgen einer Mangelernährung sind dem Patienten/Angehörigen bekannt. Patient/Angehörige fühlen sich umfassend aufgeklärt und können das vermittelte Wissen sicher anwenden.
S6 – PFK verfügt über die Kompetenz, die Angemessenheit und Wirksamkeit der eingeleiteten Maßnahmen zu beurteilen.	*P6 – PFK überprüft mit dem Patient/Angehörigen in angemessenen Abständen den Erfolg und die Akzeptanz der Maßnahmen, nimmt ggf. eine Neueinschätzung und entsprechende Veränderungen im Maßnahmenplan vor.*	*E6 – Die orale Nahrungsaufnahme des Pat. ist entsprechend seinen Bedürfnissen und seinem Bedarf sichergestellt.*

Die PFK verfügt über das Wissen und die Kompetenz, die Maßnahmen auf Angemessenheit und Wirksamkeit zu beurteilen und in regelmäßigen Abständen evaluieren zu können. Erkennen von Grenzen der oralen Nahrungsaufnahme und im multiprofessionellen Team weitere Schritte beraten und das Ergebnis umsetzen.	Die Zeitintervalle richten sich nach dem individuellen Ernährungsproblem, den Maßnahmen und den Wünschen/Bedürfnissen des Patienten. In der täglichen Umsetzung stellt die PFK die Akzeptanz und Zufriedenheit des Patienten fest. Die Wirksamkeit der festgelegten Maßnahmen zeigt sich in der Bedarfsdeckung der oralen Nahrungszufuhr und in der Reduzierung der Anzeichen für eine Mangelernährung.	Das Ernährungsmanagement ist den Bedürfnissen des Patienten angepasst und ausreichend, um Ernährungsdefizite zu vermeiden. Ob das Ziel erreicht oder nicht erreicht wird, ist in der Dokumentation entsprechend zu fixieren. Selbstbestimmung und Autonomie des Patienten haben Priorität vor Bedarfszielsetzungen.
PFK: Pflegefachkraft; Pat.: Patienten		

Audit zum Expertenstandard

Im Rahmen der Implementierung des Expertenstandards in einer Einrichtung/Krankenhaus werden regelmäßige Audits im Sinne der Qualitätssicherung und -entwicklung empfohlen. Befragt werden sollten dabei alle Pflegefachkräfte des Bereiches sowie stichprobenartig die Patienten/Bewohner. Fragebögen für Patienten bzw. Pflegepersonal werden vorgestellt. Diese stehen als standardisiertes Auditinstrument auf der Webseite des DNQP (www.dnqp.de) zur Verfügung.

Implementierung des Expertenstandards

Zur Implementierung des Expertenstandards bedarf es einer guten Vorbereitung. Unerlässlich ist im Vorfeld die Bildung einer interdisziplinären Arbeitsgruppe, um allen Berufsgruppen die Bedeutung des Standards bewusst zu machen. Folgendes Vorgehen ist zu empfehlen:

- Auswahl einer oder mehrerer Teststationen (je nach Größe der Einrichtung/ Klinik)
- Inhaltliche Anpassung des Expertenstandards an die Gegebenheiten der Einrichtung/Klinik (hausinterner Standard/Verfahrensanweisung), geeignetes Screening Instrument auswählen: 8 Wochen
- Schulung der Mitarbeiter (Pflegefachkräfte, Ärzte) – je nach Mitarbeiteranzahl 2–4 Wochen
- Testphase: 8 Wochen
- Evaluation mittels des oben beschriebenen Audits: 4 Wochen
- Ggf. Anpassung des hausinternen Standards bzw. Verfahrensanweisung
- Schrittweise Implementierung in der gesamten Einrichtung/Klinik

Fazit und Ausblick

Mangelernährung ist ein aktuelles Thema mit Zukunft und besitzt eine hohe gesundheitsökonomische Relevanz. Das Thema bedarf somit einer multiprofessionellen Bearbeitung unter Einbeziehung von Patient und Angehörigen.

Der nationale Expertenstandard definiert die Rolle der Pflege bei der Sicherstellung einer bedarfs- und bedürfnisgerechten Ernährungssituation von Patienten in Kliniken und Bewohnern in Pflegeeinrichtungen und in der ambulanten Versorgung. Pflegende haben großen Einfluss auf das Ernährungsverhalten pflegebedürftiger Menschen durch Umgebungs- und Beziehungsgestaltung. Um eine Schlüsselrolle im multiprofessionellen Behandlungsteam einnehmen zu können, bedarf es einer Vertiefung des Wissens von professionell Pflegenden und einer Sicherstellung der Finanzierung der erforderlichen Maßnahmen.

Die Vermeidung bzw. Therapie einer Mangelernährung ist eine Herausforderung für alle Beteiligten im Gesundheitswesen!

Literatur

Cepton Strategies (Hrsg.): Mangelernährung in Deutschland, München 2007, ISBN: 978-3-00-022678-6

Deutsches Netzwerk für Qualitätsentwicklung in der Pflege (DNQP): Expertenstandard „Ernährungsmanagement zur Sicherstellung und Förderung der oralen Ernährung in der Pflege", Schriftenreihe des Deutschen Netzwerks für Qualitätsentwicklung in der Pflege. Osnabrück, Mai 2010

4.4 Leitlinienentwicklung und -implementierung

Arved Weimann und Tatjana Schütz

Einleitung

Die Forderung nach einem evidenzbasiertem Handeln in der Medizin hat die Entwicklung von Leitlinien nach sich gezogen, deren Entwicklung transparent sein und einem klar definierten systematischen Entwicklungsprozess folgen muss.

Leitlinien sollen sowohl dem Arzt als auch anderen Gesundheitsberufen und Patienten „als Entscheidungshilfen mit konkreten Handlungsempfehlungen auf der Basis bestverfügbaren Wissens" dienen und zu einer guten medizinischen Versorgung beitragen. Die Basis bestverfügbaren Wissens ist die Evidenz, die sich auf die Ergebnisse möglichst qualitativ hochwertiger Studien stützen soll. Die Datenlage wird auf ihre klinischen Implikationen und ihre praktische Anwendbarkeit hin geprüft und geht in einem Konsensusprozess zusammen mit subjektiven Einschätzungen, Erfahrungen und Wertvorstellungen in die Formulierung der Empfehlungen ein. Die Implementierung von Leitlinien in die klinische Praxis stellt hohe Anforderungen an Führungsqualitäten, soziale Interaktion der verschiedenen Professionen und an die Gruppendynamik in der spezifischen Umgebung. Die Anpassung an die jeweiligen lokalen Besonderheiten – das „local tailoring" als Voraussetzung für eine erfolgreiche Implementierung bleibt eine große Herausforderung. Der Erfolg einer Leitlinienimplementierung wird zukünftig bei der Zertifizierung von Einrichtungen noch mehr Bedeutung erhalten.

Ziele der Leitlinien-Entwicklung

- Sicherung und Verbesserung der gesundheitlichen Versorgung
- Systematisch entwickelte Entscheidungshilfen für die Berufspraxis von Ärzten und anderen Gesundheitsberufen
- Motivation zu wissenschaftlich begründeter und ökonomisch angemessener Vorgehensweise
- Vermeidung von unnötigen und überholten Maßnahmen
- Verbesserung der Qualität in der Patientenversorgung
- Information der Öffentlichkeit (Patienten, Kostenträger etc.) über notwendige und allgemein übliche Maßnahmen zur Prävention, Diagnostik und Therapie von gesundheitlichen Problemen

Ernährungsmedizinische Leitlinien

Die Leitlinien der Deutschen Gesellschaft für Ernährungsmedizin e.V. (www.dgem.de) stellen auf dem höchsten Qualitätsniveau die Evidenz für die Indikation und Durchführung der enteralen und parenteralen Ernährung bei verschiedenen Krankheitsbildern dar. Sie sind Grundlage für eine auch ökonomisch geführte Diskussion über den Stellenwert der künstlichen Ernährung im klinischen Alltag.

Weitere Fachgesellschaften, die Leitlinien zu ernährungsmedizinischen Themen veröffentlichen, sind u.a.:

- Deutsche Adipositas-Gesellschaft e.V. (www.adipositas-gesellschaft.de)
- Deutsche Diabetes-Gesellschaft e.V. (www.deutsche-diabetes-gesellschaft.de)
- Deutsche Gesellschaft für Ernährung e.V. (www.dge.de)
- Europäische Gesellschaft für Klinische Ernährung und Stoffwechsel (www.espen. org)

Im Leitlinien-Register der AWMF sind insgesamt 695 medizinische Leitlinien online verfügbar (Stand Juli 2012).

Schritte der Leitlinien-Entwicklung

International werden bei der Entwicklung von Leitlinien die Strategien der Evidenzbewertung und des Konsensusfindungprozesses kombiniert. Die Arbeitsgemeinschaft der Wissenschaftlichen Medizinischen Fachgesellschaften (AWMF) hat in Anlehnung an die internationalen Standards prozedurale Vorgaben für die Leitlinien-Erstellung und -Aktualisierung entwickelt. Der Prozess der Leitlinienentwicklung ist in Abbildung 4.4 dargestellt, die einzelnen Schritte sind im Folgenden kurz beschrieben.

Abbildung 4.4: Lebenszyklus einer Leitlinie

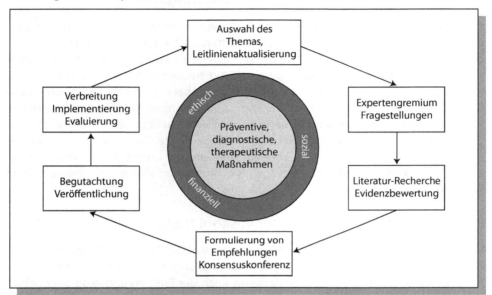

Auswahl des Themas

Ausgangspunkt ist Festlegung eines Leitlinienthemas sowohl inhaltlich als auch in Bezug auf den Versorgungsbereich (ambulant, stationär), die Fachgruppen (Ärzte, medizinisches Fachpersonal) und die Patientenzielgruppe. Die Priorisierung eines Leitlinienthemas richtet sich nach der Relevanz des Gesundheitsproblems, der Qualität der Versorgung und aktuellen Entwicklungen in präventiven, diagnostischen und therapeutischen Möglichkeiten. Bereits vorliegende evidenzbasierte Leitlinien sollten bei der Themenpriorisierung berücksichtigt werden. Anhand des Themas werden klinisch relevante Schlüsselfragestellungen formuliert.

Etablierung einer Expertengruppe

Die Expertengruppe sollte multidisziplinär zusammengesetzt sein und sowohl Fachgruppen (z.B. Ärzte verschiedener Fachdisziplinen, medizinisches Fachpersonal) als auch Interessensgruppen (z.B. Gesundheitssystem, Gesundheitspolitik) und weitere von der Leitlinie Betroffene (z.B. Patienten) umfassen, damit ein möglichst breites Spektrum an Erfahrungen und Meinungen berücksichtigt werden kann. Die Offenlegung der Interessenskonflikte aller an der Leitlinienerstellung beteiligter Experten ist ein besonders wichtiges Kriterium zur Beurteilung, inwieweit eine Leitlinienentwicklung unabhängig von wirtschaftlichen oder institutionellen Interessen erfolgt ist. Die Arbeit der Experten wird gewöhnlich ehrenamtlich erbracht.

Literatur-Recherche und Evidenzbewertung

Für jede Fragestellung werden möglichst alle verfügbaren Quellen (Literaturdatenbanken, Leitliniendatenbanken, Fachzeitschriften u.a.) herangezogen. Die Auswahl der verfügbaren wissenschaftlichen Belege („Evidenz") erfolgt aufgrund vorgegebener Kriterien wie z. B. Anwendungsbereich, Studienqualität, Sprache, die klar dargelegt werden müssen. Die wissenschaftliche Begründbarkeit für eine Therapieempfehlung richtet sich nach der Qualität der zugrunde liegenden Studien (Evidenzstärke). Hochwertige Studien wie randomisierte kontrollierte Studien haben die höchste Evidenz, Expertenmeinungen oder Fallberichte die geringste. Die Evidenzklassen lassen jedoch keinen Rückschluss auf die klinische Relevanz der untersuchten Fragestellung zu. In vielen Bereichen ist die Datenlage jedoch unsicher, so dass empirische Belege herangezogen werden müssen.

Empfehlungsstärke und Konsensuskonferenz

Es gibt unterschiedliche Ansätze, um die vorhandene Evidenz unter Gesichtspunkten der klinischen Relevanz zu bewerten und in Empfehlungen umzusetzen. Für jede Empfehlung sollten sowohl die Evidenzklasse als auch der Empfehlungsgrad angegeben werden.

In der Konsensuskonferenz wird innerhalb der Expertengruppe ein Konsens auf Basis der vorliegenden Studienlage bei der Formulierung von Empfehlungen angestrebt. Hierbei gehen in die „objektive" Datenanalyse durchaus gruppendynamische Prozesse ein, deren Einfluss bei der Planung des formalen Konsensusprozesses berücksichtigt und bei der Durchführung transparent gemacht werden muss. Die sieben wichtigsten Problem- und Fehlerquellen sind: Selektion der Teilnehmer, Präsentation der Informationen, Majoritäts- und Minoritätseinfluss, „Groupthink" (Gruppendruck zu rascher Entscheidung), soziales Faulenzen (Trittbrettfahrer ohne aktive Beiträge) und Brainstorming (spontane assoziative unproduktive Ablenkungen vom Gruppenziel). Die Qualität der Konsensfindung ist bei der Leitlinienentwicklung von ebenso hoher Wichtigkeit wie die Evidenzbasierung.

Begutachtung und Veröffentlichung

Der Leitlinienentwurf kann den Leitlinienanwendern, z.B. auf einer Website, zur Diskussion gestellt werden, bevor der Text abschließend überarbeitet wird. Die Leitlinie sollte in zielgruppengerechten Formaten (Kitteltaschenversion, Patientenbroschüre) verfügbar und leicht in Fachzeitschriften oder anderen Medien zugänglich sein. Unabdingbar ist die standardisierte Aktualisierung der Leitlinie in definierten Abständen.

Verbreitung, Implementierung und Evaluierung

Die Veröffentlichung und Verbreitung einer Leitlinie stellt keine Sicherheit für deren tatsächliche Anwendung dar. So ist der Transfer in den klinischen Alltag (Implementierung) eine komplexe Aufgabe, die nur dann erfolgreich sein kann, wenn alle Beteiligten von der Sinnhaftigkeit evidenzbasierter Empfehlungen zur Verbesserung der klinischen Praxis überzeugt sind. Dies setzt eine Grundbereitschaft aller am Prozess Beteiligten voraus, Gewohnheiten und eingefahrene Standards zu hinterfragen und zu ändern, besonders in Situationen, in denen Evidenz und eigene Erfahrung nicht übereinstimmen. Ein solches für Veränderung offenes Klima zu schaffen, ist nicht nur Führungsaufgabe, sondern auch Anspruch an die interprofessionelle Kommunikation. Eine Leitlinienumsetzung kann nur unter Berücksichtigung und Adaptation an lokale Gegebenheiten („local tailoring") erfolgen, z.B. als konkrete Handlungsempfehlung in Form eines internen Algorithmus', „Workflows" oder „Standard Operating Procedure" (Tabelle 4.8).

Tabelle 4.8: Voraussetzungen für die Implementierung von Leitlinien

• Vorhandensein einer Kultur der Offenheit, dass die Implementierung   - eine sinnvolle Vereinheitlichung der klinischen Praxis bedeutet   - hilft, wissenschaftliche Ergebnisse am Krankenbett umzusetzen   - in einer Verbesserung der „best practice" resultiert
• Effektive Führungsqualitäten und interprofessionelle Kommunikation
• An die einzelnen Professionen angepasste Fortbildungen
• Erarbeitung eines Algorithmus' unter Berücksichtigung der lokalen Besonderheiten
• Wiederholte Fortbildungen mit Refresher und Feed-backs, Audits

Qualität von Leitlinien

Mittlerweile gibt es zu ähnlichen krankheitsspezifischen Themen Leitlinien unterschiedlicher nationaler und internationaler Fachgesellschaften, die z.T. uneinheitliche bzw. widersprüchliche Aussagen zu einzelnen Empfehlungen geben. Deshalb ist es notwendig, Instrumente zur Bewertung der methodischen Qualität von medizinischen Leitlinien zu etablieren, wie das *Deutsche Instrument zur methodischen Leitlinien-Bewertung (DELBI-Verfahren),* das von der AWMF und dem Ärztlichen Zentrum für Qualität in der Medizin (ÄZQ) entwickelt wurde. Mittels der in DELBI enthaltenen Fragen können Leitlinienanwender vorliegende Leitlinien hinsichtlich national und international abgestimmter Anforderungen an die methodische Qualität anhand von 34 Kriterien in acht Bereichen überprüfen.

Entsprechend der für die Leitlinienerstellung verwendeten Methodik teilt die AWMF die Leitlinien ihrer Mitgliedsgesellschaften in die drei Klassen S1 (Handlungsempfehlungen), S2 (Konsens- oder evidenzbasierte Leitlinie) und S3 (Konsens- und evidenzbasierte Leitlinie), wobei die Klasse S3 die methodisch anspruchsvollste darstellt.

Literatur

AWMF-Leitlinien Register: URL: http://www.awmf.org/leitlinien/aktuelle-leitlinien.html (Zugriff 10.07.12)

AWMF-Regelwerk. URL: http://www.awmf.org/leitlinien/awmf-regelwerk.html (Zugriff 10.07.12)

Deutsche Gesellschaft für Ernährungsmedizin e.V. (Hrsg.: Weimann A, Schütz T, Kreymann G). DGEM Leitlinien Enterale und Parenterale Ernährung, Kurzfassung, Thieme, Stuttgart, New York (2008)

Deutsches Instrument zur methodischen Leitlinien-Bewertung (DELBI), Fassung 2005/2006 + Domäne 8 (2008) URL: http://www.awmf.org/fileadmin/user_upload/Leitlinien/Werkzeuge/delbi05_08.pdf (Zugriff 10.07.12)

Kommentierte Stichwortsammlung zu Entwicklung und Nutzung medizinischer Leitlinien. Herausgeber: AWMF und ÄZQ. URL: http://www.leitlinien.de/leitlinienmethodik/leitlinien-glossar/glossar/ (Zugriff 10.07.12)

Kopp I: Grundsätze der Erstellung und Handhabung von Leitlinien – ein Update. Radiologe 48 (2008) 1015–1021

Muche-Borowski C: Wie eine Leitlinie entsteht. Z Herz-Thorax-Gefäßchir 25 (2011) 217–223

Schütz T: Leitlinien: Methodik – Bewertung – Anwendung. Ernährungs-Umschau 9 (2012) 542–549 (im Druck).

Sinuff T, Cook D, Giacomini M et al.: Facilitating clinician adherence to guidelines in the intensive care unit: A multicenter qualitative study. Crit Care Med 35 (2007) 2083–2089

5 Praktische Umsetzung der Ernährungs- therapie

5.1 Partizipative Entscheidungsfindung als Lösung von Kommunikationsproblemen „schwieriger Gesprächssituationen"

Peter Grampp

Partizipative Entscheidungsfindung

Bei Fragen der Ernährungsmedizin stellen sich viele Menschen Modelle wie „biggest looser" oder andere medienträchtige Modelle vor, bei denen Menschen bereits Entscheidungen getroffen und mehr oder minder rationelle Prozesse bereits geleistet haben.

Auf der anderen Seite finden wir bei Fragen der Ernährungsmedizin, sei es bei Fettstoffwechselkrankheiten, Diabetes oder Essstörungen im engeren Sinne wie Bulimia, Anorexia oder Binge-eating, gerade das Schaudern der Behandelnden, die Patienten sehen, deren Bereitschaft weder kognitiv noch emotional vorhanden ist.

Wie also kann man wichtige gesundheitsrelevante Entscheidungen in eine gemeinschaftliche Übereinkunft bringen?

Hier sind Strategien angesagt, die neben Aufklärung und Schulung auch die Patienten einbeziehen. Die Patienten selbst müssen die Ursachen von Krankheiten verstehen und die eigene Gesundheit schützen, indem sie geeignete Maßnahmen ergreifen. Sie sollten in akuten Phasen von schlechter Gesundheit die richtige Therapiewahl treffen und wissen, wie mit chronischen Krankheiten umzugehen ist.

Diese Funktion erfüllt neben dem Schaffen von Gesundheitskompetenz die partizipative Entscheidungsfindung und Selbstbewältigung.

Dabei ist die partizipative Entscheidungsfindung nur eine Vorgehensweise, über die der informierte Patient zwischen Alternativen der Diagnose oder Behandlung auswählen kann. Die Methode setzt auf didaktische Impulse, um dem Menschen die Möglichkeiten an die Hand zu geben, für sich selbst Langzeitstrategien zu entscheiden und umzusetzen. Dabei bedient man sich der Methode des Verhandelns, der Motivationserzeugung und setzt neben Erklärungsmaterialien auch diverse andere Informationsmedien ein. Damit geht die Methode weit über einfache Aufklärung, Information oder alleinige Motivation hinaus.

Adherence, Compliance

Die Adherence ist übersetzt das Ausmaß des „Befolgens" von ärztlichen Anweisungen wie eine Diät, Lebensstiländerung oder ähnlichem. Die Häufigkeit der Umsetzung der ärztlichen Anweisungen hat selbst die WHO mit nur 50 % beziffert.

Die Compliance beschreibt eher die Regeltreue im Verhalten des Patienten zu den Anweisungen des Arztes. Dabei wird der Begriff im angloamerikanischen synonym zur Adherence genutzt.

Es werden folgende Informationsebenen differenziert:

- Wissenschaftliche Parameter: Umfasst die Regeltreue des Behandelnden zum aktuellen wissenschaftlichen Standard.
- Sozialrechtliche Parameter: Umfasst die Regeltreue zu der aktuellen Zulassung (label).
- Therapeuten-Parameter: Umfasst die Regeltreue des Therapeuten zu eigenen weltanschaulichen, ethischen und ärztlichen Grundeinstellungen.
- Interaktions-Parameter
- Patienten-Parameter: Umfasst die Regeltreue des Patienten zu eigenen Vorstellungen. Diese sind komplexe zeitstabile und zeitlabile Ergebnisse aus der Biographie (Bindung, Prägung, Lernen, Beeinflussungen usw.)
- Umfeld-Parameter: Umfasst aktuellen Zeitgeist ebenso wie die Laienmeinung der Partner, Familienmitglieder, u.a..

Einfluss der Erkrankung

Auch die Krankheit selbst beeinflusst relativ das Patientenverhalten. Je intensiver, je akuter, je schmerzhafter und je beeinträchtigender die Symptomatik, desto eher sind Patienten bereit, Therapiemaßnahmen anzunehmen. Dies gilt in dieser Weise nicht für die objektive Bedrohlichkeit der Erkrankung. Ebenso wirksam sind der Grad der Überzeugung, der erwartete Nutzen aus den Behandlungsmaßnahmen und eine tradierte und subjektiv gefärbte Einstellung des Patienten zu den Themen Krankheit, Leiden und Sterben.

Dabei dominieren die krankheitsbedingten, subjektiv erlebten und momentanen „Kosten" des Patienten. Diese definieren sich in der Lebenseinschränkung, Behinderung usw.. Beim Medikament sind Aspekte wie Zuzahlung, Applikationsart, Geschmack, Größe der Tablette, Intervall, Nebenwirkung und Verfügbarkeit bedeutsam.

> Der chronisch erkrankte Mensch durchläuft Phasen der Irritation und eine narzisstische Kränkung. Dabei wird er mit der eigenen Vergänglichkeit konfrontiert. In der Folge liefert er sich einem medizinischen System aus, fühlt sich konfrontiert und reagiert mit Angst oder Depression.

Einflussfaktoren, die nicht personenbezogen sind

Bei der antihypertensiven Behandlung weiß man schon lange, dass nur 52–74 % der Patienten zumindest an 80 % der Tage die Medikamente einnimmt. Im Grunde hat man sich bisher bei den Einflussfaktoren auf die Compliance und Adherence auf Variablen gestützt, die nicht unmittelbar auf den Therapeuten und dessen Verhalten zurückzuführen sind. Dies sind Medikamentenzahl, Einnahmefrequenz, Sozialisationsfähigkeit der Erkrankung, Nebenwirkungen der Substanzen und Kompetenz des Patienten.

Abbildung 5.1: Verhältnis Medikamentenzahl und Einnahmefrequenz:

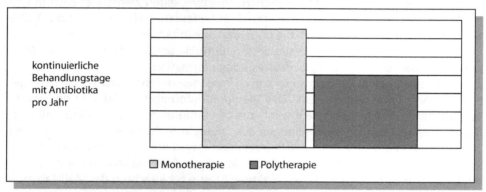

In der aktuellen Diskussion der Effektivität der Behandlung, der Teilhabe des Patienten und dessen Akzeptanz der Behandlung, gerät immer mehr die Beziehung zwischen Therapeut und Patient in den Fokus. Dies führt zur zentralen Thematik der Partizipativen Entscheidungsfindung oder des share decision making.

Paternales Kommunikationsmodell

In der klassischen Medizin dominierte das paternalistische Modell der Kommunikation, d.h. ein Kundiger vermittelt „von oben" dem Unwissenden das richtige Verhalten. Wenngleich dieses Modell grundsätzlich überholt sein sollte, findet man es dennoch häufig in der Behandlung bestimmter Patientengruppen. Diese Patienten lassen sich in zwei Gruppen aufteilen. Die einen sind durch schwere Krankheiten wie Krebskrankheiten oder gegenwärtig lebensbedrohliche Zustände geprägt und die anderen durch ungesunde oder dem Körper abkömmliche Lebensweisen. Bei der lebensbedrohten Gruppe verführt die Unterstellung einer gemeinsamen „Angst um das Leben" den Arzt dazu, dem Patienten „den Weg zu weisen". Bei der anderen Gruppe verführt eher das erhabene Gefühl der gepachteten Vernunft zu einem paternalen Stil. Hier übernehmen Ärzte oft unwillkürlich Elternfunktionen. Diese zweite Gruppe umfasst besonders Abhängigkeitskrankheiten und die Gruppe der nahrungsassoziierten Krankheiten. Beiden Gruppen wird Charakterschwäche und Unbelehrbarkeit unterstellt. Bei dieser

Gruppe findet man dazu nicht selten eine vordergründige rezipierte Patientenhaltung, die anscheinend in der Folge nicht handlungswirksam wird. Die Therapeuten sehen sich als Vertreter des „wohlverstandenen Interesses" der Patienten atavistisch gekränkt und nicht selten beginnen sie die Patienten als „unbelehrbar" zu entwerten. Damit schließt sich ein Bewertungskreis, der erst dann abebbt, wenn die Therapeuten anfangen auszubrennen, als Folge einer Abwehr zynisch reagieren und sich zurückziehen.

Informed consent

Im Rahmen eines veränderten gesellschaftlich entwickelten Zeitgeistes entstand die Forderung des „zustimmenden" Patienten. Dies bedeutete nicht zeitgleich die Aufhebung des Paternalismus, sondern die ungenügende Informiertheit des Patienten vom medizinischen Vorgehen. Ungeachtet dessen führte diese Entwicklung zu einem Mündigwerden des Patienten. Dazu bedurfte es der Information.
Ein jüngeres Vorgehen kann im informativen Vorgehen gesehen werden. Dies spiegelt sich in einem „informed consent". Der Therapeut informiert im Rahmen der wissenschaftlichen Kriterien. Der Patient wählt aus den Informationen die nötigen Interventionen nach eigenen Wertvorstellungen aus. Dieses Vorgehen unterstellt, dass alleine die Information und eine rationelle Bewertung dieser in Abwägung mit eigenen Wertvorstellungen für den Patienten ausreicht, in seinem Sinne richtig zu handeln. Dem entsprechend ist dieser Ansatz, auch aktuell juristisch betrachtet, der Maßstab einer normativen Entscheidungsfindung. Dieses unterstellt jedem Patienten nicht nur die ausreichenden Grundbefähigungen zu einem Konsens, sondern auch, dass dieser Vorgang vorwiegend kognitiv geleistet wird. In der klinischen Praxis sind rein kognitive Entscheidungen eher selten. In der Regel werden Entscheidungen auf einer mehrdimensionalen Ebene gefällt, in die soziale Faktoren, lebensgeschichtliche Faktoren, aktuelle Beziehungs- und Bindungsinvarianten, Zeitfaktoren und kognitive Abwägungen einfließen. Gerade zeitliche Gewichtungsveränderungen können über die momentanen Bindungen und Bindungspräferenzen eines Patienten immer mehr dominieren. Dies erklärt zunehmende Änderungen von Entscheidungen über eine zeitliche Strecke hinweg.
Es gibt zudem gut untersuchte Argumente für einen „informierten Patienten". Dies widerspricht den Behauptungen, dass es besser sei, dem Patienten bestimmte Informationen vorzuenthalten, um ihn nicht zu belasten. Insbesondere würden viele Patienten keine vollständige Information wünschen.
Alleine die Informationsvermittlung schafft bei positiver Vermittlung eine Beziehung zum Patienten, der damit personalisiert wird und den Objektcharakter verliert. Dabei soll nicht verdrängt werden, dass dies zu einer vermehrten emotionalen Belastung der Behandelnden führen kann. Die Durchführung gerade eingreifender, riskanter und technisch hoch anspruchsvoller medizinischer Maßnahmen an einer Person ist unter diesen Umständen belastender für den Arzt. Ein eher distanzierter objektaler Bezug zum Gegenüber stellt dementsprechend eine Erleichterung dar.

Andererseits ist zu bedenken, dass bei einer geteilten Information auch die Verantwortung geteilt wird. Wichtig ist auch die Zunahme der Bereitschaft des Patienten, die Behandlung mitzutragen.

So zeigen Studien durchaus einen höheren Nutzwert von Behandlungsmaßnahmen bei guter Information.

Abbildung 5.2. Korrelation von Nutzwert, Compliance und Wirksamkeit:

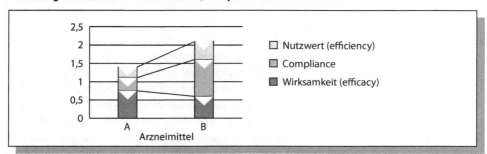

Sehr populäre Modelle der Standardisierung von Informationsweitergabe ist die „Psychoedukation". Diese geht etwas über die entemotionalisierte Aufklärung mit alleiniger Faktenvermittlung hinaus. Diese Methode nutzt die Einbeziehung der aktuellen Symptome eines Patienten in die Wissensvermittlung. Die Wissensvermittlung wird einer Diagnose oder Diagnosegruppe zugeordnet. Es werden durchaus bereits Alternativen einer Therapie benannt und Empfehlungen ausgesprochen. Dies umfasst auch Hinweise zur Lebensführung. Vorrangig werden biologische Prinzipien mit den möglichen Symptomen einer Erkrankung besprochen, deren Krankheitswertigkeit und möglicher Einflussfaktoren auf den Krankheitsverlauf. Diese Vorgehensweise erfolgt in der Regel innerhalb von Gruppen und berücksichtigt nur nachrangig die individuelle Situation eines Patienten.

Partizipative Entscheidungsfindung

Die partizipative Entscheidungsfindung (Shared decision making) baut auf die Ergebnisse eines „informed consent" auf. Die im reinen „informed consent" Modell eher von außen und nüchtern vermittelte Information wird vom Patienten zusammen mit dem empfehlenden Therapeuten erarbeitet. Es werden mehrere alternative Wege der Diagnostik oder Behandlung mit einbezogen und die entsprechenden wissenschaftlichen Grundlagen gegenüber gestellt. Die Priorisierungen des Patienten und die dahinter liegenden Ziele, Ängste, Vorstellungen und die Einflussfaktoren aus seinem Umfeld werden mit einbezogen. Diese Arbeit erfolgt in der Regel moderiert. Zum Ende wählt der Patient zwischen den Therapie- und Behandlungsoptionen aus (Empowerment).

Das Grundprinzip der partizipativen Entscheidungsfindung ist das Verhandeln von langfristigen Therapieoptionen. Zentraler Bestandteil ist die Information (Psychoedukation) des individuellen Patienten mit dem Einbeziehen von Hilfsmitteln (decision aids). Es werden dabei unterschiedliche Motivationstechniken zum Verhandeln eingesetzt. Das Ziel ist eine Annäherung an ein leitliniengestütztes Vorgehen. Für den Patienten muss die Hierarchie so flach wie möglich gehalten werden.

Es handelt sich damit um einen geordneten Interaktionsprozess oder eine Therapie mit psychologischen Mitteln und damit um eine Psychotherapie. Das Besondere ist, dass Arzt oder Therapeut und Patient gleichberechtigt aktiv beteiligt sind. Die Übereinkunft wird dann auch gemeinsam verantwortet. Dabei ist auch die Rollenverteilung selbst verhandelbar. Dies ist das Ergebnis der ermittelten Einstellung des Patienten. Der Patient hat die Wahlmöglichkeit, indem die medizinische Information mit ihm geteilt wird. Die Hilfsmittel werden für die Lösung von Entscheidungskonflikten herangezogen und nicht zur Manipulation. Nur so wird man zum Ende einen Handlungsplan vereinbaren können.

Vorgehen

Zu Beginn ist es entscheidend, dass ergründet wurde, ob und inwieweit der Patient eine Überzeugung bezüglich der eigenen Selbstwirksamkeit hat. Weiterhin ist es von zentraler Bedeutung, sich ein Bild über die Verständnisfähigkeit, das kognitive Niveau und die sozialkommunikativen Ausgangsbedingungen des Patienten zu machen. Zu diesen zählen auch die inneren Bilder, Gefühle, Ein- und Vorstellungen des eigenen Krankheitskonzeptes (Mentilisierung). Weiterhin gilt es, die für den Patienten bedeutsamen aktuellen und zukünftigen Behinderungen einzubeziehen. Über eine innere Vorstellung der Entscheidungswelt, zu der auch ethische, religiöse und kulturelle Hintergründe zählen, werden dann die Entscheidungshilfen für die moderierte Entscheidungsarbeit für den Patienten vorbereitet.

Die Durchführung der Partizipativen Entscheidungsfindung erfolgt grundsätzlich in einer Zweierbeziehung (Dyade). In Einzelfällen können zu einem späteren Zeitpunkt weitere Personen wie Partner oder ein zusätzlicher Facharzt zugezogen werden. Das Einbringen der Entscheidungskriterien in den Entscheidungsprozess erfolgt aktiv und gleichberechtigt. Dies ist von Beginn an zu erklären und zu vertreten. Es handelt sich vor allem um einen Informationsaustausch. Dem Patienten gegenüber ist dies zu betonen, dass es immer eine Wahlmöglichkeit für ihn gibt.

Bei der Ernährungsmedizin findet man Patienten, die ihre Erkrankung als den Verlust jeder Hedonie und damit als Strafe erleben. Das Erleben, „Schuldig gesprochen zu werden" und auf Strafe in Form medizinischer Maßnahmen warten zu müssen, führt nicht zur Erwartung einer gemeinsamen Problemlösung. Das Vorgehen der Partizipativen Entscheidungsfindung führt in der Regel bei den Patienten zu einer Überraschung. Hinzu kommt, dass die Patienten auch keine Wahl erwarten. Umgekehrt ist Hedonie und der Mythos „Schlaraffenland" nicht mit eigenen Entscheidungen und Verantwortung verknüpft – ein Umstand, der somit von beiden Gesprächspartnern überwunden werden muss. Hier helfen das Thematisieren dieses Problems und das aktive Nachfragen der Haltung des Patienten zur Eigenverantwortung und Handlung.

Passivität ist im ersten Schritt durch den Erwerb von Kompetenz zu begegnen. Dies erfolgt über eine gezielte Patientenschulung oder Psychoedukation. Diese kann über eine Gruppenbehandlung gleichermaßen Betroffener erfolgen. Dieses Vorgehen reduziert die Schamgefühle der Patienten und erhöht in der Vorbereitung des Einzelgespräches die Kommunikationsfähigkeit. Darüber hinaus gibt es für das Einzelgespräch nicht nur Anknüpfungsmöglichkeiten, sondern auch die diagnostische Möglichkeit, durch Nachfrage des Behaltenen die Auffassung, kognitive Ressourcen und Gedächtnis einzuschätzen. Diese Faktoren sind in der späteren Auswahl geeigneter Entscheidungsstrategien entscheidend.

Im Einzelgespräch ist das Ziel von Beginn an zu klären. Durch die Verteilung der Information und der gemeinsamen Entscheidungsfindung verteilt sich auch die Verantwortung. Im Gesamtprozess der Behandlung führt dies zu einer besseren Effizienz der Arztbesuche, die patientenzentrierter erfolgen. Dies führt dazu, dass die Behandlung von beiden Seiten besser auf einander bezogen erfolgt, auch innerlich vom Patienten bejaht werden kann und sich damit auch die Compliance erhöht. Im Gesamten verbessern sich die Behandlungsergebnisse.

Für den Patienten bedeutet das im Speziellen, dass er aktiver Partner ist und Entscheidungen erst nach einer Verhandlung mit dem Therapeuten trifft. Anstatt einfach zuzustimmen, wird er zum Fragen angeleitet und gewinnt dadurch auch an Fragekompetenz. Er ist über sein spezielles Krankheitsbild gut informiert, kennt die Behandlungsaussichten ebenso wie die Risiken, die er mit einer Nicht-Behandlung oder Anders-Behandlung in die Waagschale werfen kann. Er äußert klare Fragen und Wünsche dem Arzt gegenüber und kann damit seine Rechte und Pflichten während des Arztbesuches besser wahrnehmen.

Der Beginn ist für die Gesprächspartner bereits definiert. Mit dem Beschreiben des Problems und dem Erkundigen nach dem Wissenstand und der Krankheitskompetenz des Patienten werden diagnostische und therapeutische Optionen erörtert, deren Möglichkeiten und Risiken gegenüber gestellt und eine Nutzen – Risikoabwägung vorgenommen. Dieses Gleichgewicht (Equipoise) ist über eine regelmäßige Nachfrage beim Patienten zu überprüfen. Dies gilt auch bei der Entscheidungsfindung und der Absprache von Folgevereinbarungen. Dieses Vorgehen betont die Prozessbegleitung bei chronischen Krankheiten.

Dies ist gerade in der Ernährungsmedizin bedeutsam.

> Gerade die großen Ernährungskrankheiten wie Diabetes, Metabolisches Syndrom und Adipositas sind Seinszustände, die sich nicht mit einer einmaligen Korrektur beheben lassen. Hier geht es um Änderungen komplexer und langzeitlicher Natur. Es muss damit wiederholt auf Situationen reagiert werden, die Modifikationen einmal eingeschlagener Wege erzwingen. Mit der Erörterung dieser Wirklichkeit nimmt man dem Patienten auch den Druck endgültiger Entscheidungen.

Gerade bei Patienten, die Vorwürfe oder eine symbolische Bestrafung erwarten, geschieht es häufig, dass sie ein reines Taktieren des Arztes oder Therapeuten unterstellen. Nicht selten wirken diese Patienten abwehrend und lassen beim Gegenüber aversive Gefühle entstehen (Form der Gegenübertragung oder projektiven Identifikation). Gerade hier beweist der Therapeut oder Arzt Kompetenz, wenn er konstruktiv sich auf die Sache konzentriert und personenbedingte Aspekte davon fern hält. Damit schafft er Vertrauen, akzeptiert vorbehaltsfrei den Patienten und dessen Meinung und meidet die Ausübung von Druck. Bei diesen Patienten ist es besonders notwendig, vor der Entscheidung Rücksprache zu nehmen und dessen Grundlagen der Entscheidung abzufragen. Umgekehrt bedeutete Gleichheit, dass auch der Therapeut keinem Druck nachgibt. Hier hilft es bisweilen auch, wenn man die Kommunikationsebenen unterscheiden kann. Wenn man hier insbesondere die psychosomatische Funktion einer Adipositas mit einbezieht, kann der Gewichtsverlust (Gewicht als neurotische Scheinlösung) für viele Patienten nur über eine konsistente begleitende Psychotherapie geleistet werden. Damit ist dieses Erstgespräch dann auch für die Motivation für eine Psychotherapie entscheidend.

Der Ablauf eines Gesprächs mit dem Ziel einer gemeinsamen Entscheidungsfindung folgt den klassischen Phasen „Anwärmen", „Klärung", „Konfliktbewältigung", „Konsens", „Ergebnis" und „Perspektive". Dabei sind Teile wie die Informationsweitergabe und Begleitung des Patienten im Nachgang der Entscheidung delegierbar.

In der Klärungsphase gilt es, die Erwartungen (Interessen, Vorstellungen, Wünsche, Bedürfnisse, Sorgen, Ängste, Befürchtungen) des Partners genau zu beachten. Hier kommen Kommunikations- und Moderationstechniken zum Einsatz. Darüber kann der Patient mittels Verfremdung, Polarisierung und veränderten Blickwinkel auf die Symptomatik einen distanzierten und ernüchterten Blick auf die Behandlung gewinnen. Wenn beispielsweise der Patient jahrelang innere Spannungen durch eine innere Verschränkung und Unbeweglichkeit beantwortet hat (eine Art von Angststarre) und versucht hat, hedonistische Bedürfnisse durch Kalorienzufuhr zu befriedigen, dann ist eine kategorische Kalorienbegrenzung und Sportempfehlung ohne Berücksichtigung dieser Funktion problematisch. Es gilt somit über Balancemodelle dem Patienten die realen Nutzen (leichter fühlen, besser bewegen können, bessere medizinische Parameter, usw.) auf die andere Waagschale zu legen und zu erklären. Gerade dieses Beispiel erfordert eine mehrstufige Planung und Vorschläge von Alternativen. Diese müssen auch den Verlust der psychischen Stabilisierung des Patienten durch die Adynamie und Kalorienzufuhr (Hedonismus) mit berücksichtigen. Dieses ist dann mit dem Patienten zu diskutieren. Es sollten „Messpunkte" für beide Partner festgelegt und Priorisierungen einbezogen werden, wenn die Teilziele nicht linear zu erreichen sind. Diese Messpunkte sollten sich nicht alleine auf objektive Parameter wie Gewicht, Diabetesverlaufs- und Blutdruckparameter beschränken, sondern auch Aspekte wie schrittweise Veränderungen der Lebensweise mit einbeziehen.

Hier gilt es spezielle Techniken mit einzubeziehen, die den Patienten herausfordern, sich aktiv für die eine oder andere Behandlungsform zu entscheiden. Dies umfasst die Informationen, die alternative Optionen beinhalten. Die Entscheidungshilfen sind für den Therapeuten erlern- und erfahrbar. Gerade in dieser Phase ist es entscheidend, dass anhand der Technikfolge auch das Ziel mit dem Zeitrahmen zusammenpassen sollte. Damit muss der Arzt oder Therapeut sich seiner eigenen Ziele und Prioritäten sehr klar sein, Optionen offen lassen und sich im Klaren sein, dass ein halb erreichtes Ziel besser ist als eine vorbehaltliche Zustimmung, die vom Patienten nicht mit getragen wird. Dabei gilt es auch Unverzichtbares (Stolperdraht) zu definieren, sich Strategien und Ersatzstrategien zu schaffen und Informationshilfen beizulegen. Damit folgt das Vorgehen einer Strategie, für die geeignete Taktiken (Priorisierungen) gefunden werden müssen, denen dann wiederum die Techniken zuzuordnen sind. Die Phasen (Anwärmen mit Begrüßen und Umgebung schaffen, Klärung mit Interessensklärung und Rahmensicherung, Konfliktbewältigungsphase, Konsensusphase mit Suche nach Lösungsalternativen und Kompromissen, Ergebnisphase und Perspektive mit Behandlungsvertrag) entsprechen dann dem taktischen Ablauf.

Nimmt man den Beispielspatienten, so ist das Ziel, rein medizinisch betrachtet, eine Zunahme der Bewegung und eine Kalorienreduktion. Der taktische Verlauf beginnt mit der Erfassung der Lebenssituation und Bedeutung der „Unbeweglichkeit" und der „Kalorientröstung". Zeitgleich wird der Zeitrahmen hier zu setzen sein. Dies beinhaltet die Entscheidung, ob das Gespräch auf einen oder auf verschiedene Termine verteilt werden und ob der Partner an einem bestimmten Punkt einbezogen werden soll. Dies sind dann bereits die ersten gemeinsamen Entscheidungsfindungen, die den Patienten eine Vorstellung gewähren, wie der Gesamtprozess verlaufen wird und ihm die Angst und Anspannung vor den Folgeterminen nehmen. Dies führt dann zur Konfliktbewältigung, die ein Grundvertrauen benötigt. Hierbei wird man mit Konfliktmustern konfrontiert werden, die einzeln aufzulösen sind.

Konfliktmodelle sind in der Kommunikation bei chronischen Erkrankungen immer zu berücksichtigen. Die Konflikte sind häufig mit interpersonellen Problembereichen unterlegt.

Im aktuellen Beispiel könnte so ein Konflikt entstehen, dass das Resilenz gegen Druck und das Meiden eines Abgrenzens mit der Unannehmlichkeit der Stoffwechselentgleisung einhergeht (Vermeidungskonflikt). Taktisch besehen kann man einen derartigen Konflikt auch umgestalten, wenn man ihn hinterfragt und die Entspannung durch ein Essen als begehrenswert betrachtet und das Meiden der Abgrenzung als Vermeidung. Diese Modelle sind somit eher Leitfaden für den Untersucher, so dass er sich in den Patienten hineindenkt und die prädominierenden Konflikte (Annäherungs-Annäherungskonflikt, Vermeidungs-Vermeidungskonflikt, Annäherungs-Vermeidungskonflikt,

Doppelter Annäherungs-Vermeidungskonflikt) im Auge behält. Dies sind jedoch auch die Konflikte, die zu hinterfragen und zu prüfen sind.

Besonders in einem Fall, bei dem die Abkehr von der Kalorienzufuhr den Konflikt durch den Druck am Arbeitsplatz oder andere Konflikte dekompensieren lässt, muss dies einbezogen werden. Es ist notwendig, dem Patienten lösungsorientierte Ansätze für den einen Konfliktarm anzubieten, so dass die Gesamtbalance bei Wegnahme des anderen erhalten bleibt. Hierbei ist die Taktik der partnerschaftlichen Bearbeitung günstig. Die Sicherung der seelischen Balance des Patienten ist dementsprechend auch eine Frage der Fairness.

> Gerade in der Phase der Entscheidung und Perspektive ist es für die Zukunft entscheidend, dass der Patient zufrieden ist, das Ergebnis und die Vereinbarung für beide Seiten klar sind, so dass dann alle Beteiligten dazu stehen können. Die Alternativen für den Patienten müssen attraktiv sein und er muss für sich einen Prozesspartner an seiner Seite wissen, auf den er sich verlassen kann.

Techniken

Die Grundtechnik ist die des aktiven Zuhörens. Dies ist eine deutliche Vermittlung von Akzeptanz und stellt die Grundlage der Arbeit mit dem Patienten dar. Aktives Zuhören erfordert die Zuwendung zum Patienten, den Verzicht auf Ablenkung, Verstärken der Gesprächsbereitschaft des Patienten durch Wiederholung einzelner Inhalte u.a. (verbale Konditionierung) und Ausreden lassen. Hier sind insbesondere das Spiegeln von Gefühlsbotschaften günstig und das Meiden von Beurteilungen der Aussagen des Patienten.

Speziellere Modelle der Umsetzung taktischer Ziele sind beispielsweise Pro und Contra-Listen. Diese vermitteln dem Patienten gerade bei emotionalen Themen Überblick über die Gründe für oder gegen ein Vorgehen. Diese Technik eignet sich sehr gut bei rational organisierten Patienten und ermöglicht diesen eine rasche Argumentationskontrolle.

Pro/Kontraliste	Kurzfristig	Langfristig
Vorteile		
Nachteile		

Bisweilen kann der Therapeut auch im Gespräch die Argumente oder Konflikte beim Patienten kontrastieren. Dies tut er beispielsweise in der Form eines „Advocatus Diabolus". Im oben genannten Beispiel würde dies bedeuten, dass der Arzt oder Therapeut das aktuelle Verhalten des Patienten durchspielt, was ohne Reaktion in der Zukunft zu erwarten ist. Hier beginnt der Therapeut positiv, indem der Verständnis für die Situation der unerträglichen Drucksituation auf dem Arbeitsplatz eingeht und von dort die Situation aus der Kenntnis der Vergangenheit in die Zukunft hinein extrapoliert. Dabei ist es wichtig, nicht zu werten, sondern die bisherig ungesagten und gesagten Argumente zu nutzen.

Eine andere Strategie ist den Fuß in die Türe zu legen („Foot in the door"). Diese Technik ist dann günstig, wenn der Patient eine grundsätzliche Ablehnung vermittelt, die eher prinzipiell als emotional integriert zu verstehen ist. Hier kann man mit dem Angebot, ein minimales Unterziel versuchsweise anzugehen, manchmal die Begleitung und die schrittweise Erarbeitung weiterer Ziele ermöglichen. Beim genannten Fallbeispiel könnte dies darin bestehen, dass man dem Patienten anbietet, an einem Kochtraining für gesundes Essen teilzunehmen, oder anstelle mit dem Auto zu fahren, kleine Strecken zu Fuß zurückzulegen.

Die Colombotaktik empfiehlt sich im oben genannten Beispiel, wenn man ein Ressentiment „gegen Ärzte" oder der eigenen Person verspürt. Diese Technik geht auf die damalige Kriminalserie zurück, in der der Schauspieler Peter Falk immer wieder Parallelgeschichten erzählt, dass seine Nachbarin oder eine Verwandte in ähnlicher Situation so oder so gehandelt hat. Dies würde beispielsweise so aussehen, dass man sich auf einen früheren Patienten bezieht, der sein Übergewicht im ersten Schritt über Trennkost und Walking angegangen ist und mit jedem Erfolg neue Strategien dazu ergänzt hat.

Eine eher konfrontative und nicht standardisierte Methode wäre hier die „Door in the face"-Technik. Bei dieser beginnt man eine unerfüllbare Anweisung zu geben. Wenn diese vom Patienten als unerfüllbar zurückgewiesen wird, bietet man einen kleinen Teilschritt in diese Richtung an. Beim obigen Beispiel wäre dies beispielsweise die Anweisung, acht Wochen in einer Klinik Nulldiät zu machen, die der Patient dann abweist. In der Folge bietet man ihm eine Nahrungsumstellung mit Kalorienreduktion, gutem Geschmack und ausreichenden Mengen an.

Zusammenfassung

Die Partizipative Entscheidungsfindung lässt dem Patienten seine Freiheiten, sichert aber auch dem Arzt oder Therapeuten die seinigen. Dies reduziert die Gefahr der Reaktanz (innerer Widerstand) des Patienten, die nicht selten der Grund für nicht mitgetragene Therapievereinbarungen ist. Damit entgeht der Arzt oder Therapeut den paternalen Modellen von Verboten und Geboten, er wird vielmehr zum Konfliktcoach, der dem Patienten hilft.

Die Last der alleinigen Verantwortung teilt der Therapierende mit dem Patienten, wenn er auf gleicher Augenhöhe eine gemeinsame Entscheidung erwirkt. Im Ringen um die „die Wahrheit" oder ein Hin- und Her-Zerren wird abgelöst durch gemeinsam getragene Entscheidungen. „Du-Botschaften" mit Schuldvorwürfen werden vermieden.

Dies ist besonders angesichts der neuen Patientenrechte von Bedeutung.

Den Zweiflern an der Methode ist gegenzuhalten, dass bei Langzeitpatienten und -behandlungen gerade Zeitdruck die Behandlungseffizienz reduziert und die Gesamtkontaktzeiten mit dem Arzt oder Therapeuten verlängert. Gerade die strukturierte Verhandlung mit dem Patienten schützt die Qualität der Versorgung und spart auch langfristig an Zeit. Das aktuelle Problem mag möglicherweise darin bestehen, dass die Medizin erst beginnt, die Vorteile der Partizipativen Entscheidungsfindung in das Studium der Medizin einzuführen.

Literatur

Caro JJ, Speckman JL, Salas M et al.: Effect of initial drug choice on persistence with antihypertensive therapy: the importance of actual practice data. Can Med Assoc J 160 (1999) 41–46

Dailey G, Kim MS, Lian JF: Patient compliance and persistence with antihyperglycemic drug regimens: evaluation of a Medicaid patient population with type 2 diabetes mellitus. Clin Ther 23(8) (2001) 1311–1320

Edwards A, Elwyn G: How should effectiveness of risk communication to aid patients' decisions be judged? A review of the literature. Med Decis Making, Volume 19(4) (1999) 428–434

Elwyn G, Edwards A, Gwyn R, Grol R:Towards a feasible model for shared decision making: focus group study with general practice registrars. Bmj, Volume 319 (7212) (1999) 753–756

Okano GJ, Rascati KL, Wilson JP et al.: Patterns of antihypertensive use among patients in the US Department of Defense database initially prescribed an angiotensin-converting enzyme inhibitor or calcium channel blocker. Clin Ther 19 (1997) 1433–1445

Ren XS, Kazis LE, Lee A et al. Identifying patient compliance with antihypertensive medications. J Clin Pharm Ther 27 (2002) 47–56

Sabaté E, WHO Adherence to Long Term Therapies Project: Global Adherence Interdisciplinary Network., & World Health Organization. Dept. of Management of Noncommunicable Diseases. (2003). Adherence to long-term therapies: evidence for action. Geneva: World Health Organization

Scherenberg V: Patientenorientierung – Compliance und Disease Management Programme. Verlag für Wissenschaft und Kultur (2003)

Taylor AA, Shoheiber O: Adherence to antihypertensive therapy with fixed-dose amlodipine besylate/benazepril HCl versus comparable component-based therapy. Congest Heart Fail. 9 (2003) 324–33.

Towle A, Godolphin W, Grams G et al. Putting informed and shared decision making into practice. Health Expectations 9 (2006) 321–332

Towle A, Godolphin W: Framework for teaching and learning informed shared decision making. British Medical Journal 319 (1999) 766–771

Wogen J, Krelick CA, Livornese RC et al.: Patient adherence with amlodipine, lisinopril, or valsartan therapy in a usual-care setting. J Manag Care Pharm 9 (2003) 424–429

5.2 Fallbeispiel chirurgischer Patient

Sabine Ohlrich

Herr Becker (82 Jahre) lebt seit mehreren Monaten in einem Pflegeheim. Vor zwei Jahren, kurz nach dem Tod der Ehefrau, erlitt er einen Herzinfarkt. Danach hat er sich nie wieder richtig erholt. Zudem war er mit der Haushaltsführung überfordert. Inzwischen ist er erheblich pflegebedürftig. Er weist Einschränkungen in den Aktivitäten des täglichen Lebens auf.

Herr Becker hat immer gern gegessen, das Essen im Heim schmeckt ihm nicht besonders. So lässt er sich von seinen Kindern immer „was für zwischendurch" mitbringen.

Vor fünf Tagen ist er gestürzt und hat sich eine Oberschenkelhalsfraktur (rechts) zugezogen, die mit einer Totalendoprothese versorgt wurde.

Herr Becker ist seit vielen Jahren stark übergewichtig. Gegenwärtig wiegt er bei einer Größe von 1,80 m 115 kg, bei Aufnahme in das Pflegeheim lag sein Gewicht bei 123 kg, vor dem Infarkt bei 130 kg.

Durch sein Gewicht und das chronische Herzleiden ist er schon bei kleineren körperlichen Anstrengungen kurzatmig, Das operierte Bein ist belastungsstabil, in Folge der Kreislaufsituation und der Atemnot kann er aber noch nicht mobilisiert werden. Die sensorische Wahrnehmung ist infolge eines langjährigen Diabetes eingeschränkt. Herr Becker erhält eine Kombinationstherapie aus Langzeitinsulin und mahlzeitenabhängigem Kurzzeitinsulin. Er ist nicht in der Lage, seine Insulinmenge selbst zu berechnen. Herr Becker soll in zwei Tagen wieder in das Pflegeheim zurückverlegt werden.

Medizinische Diagnosen

Chronische Herzinsuffizienz, Diabetes mellitus Typ 2, Oberschenkelhalsfraktur, schlechter Zahnstatus

> Analysieren Sie, welche Ernährungsprobleme bestehen und erarbeiten Sie anhand einer Checkliste Vorschläge, wie diese mit dem/durch das Personal im Pflegeheim gelöst werden können.
> Ermitteln Sie den Energie- und Nährstoffbedarf.

Lösung

1. Nutrition Assessment – Ermittlung des Ernährungszustandes

BMI aktuell:	35,5 kg/m^2
BMI bei Aufnahme ins Pflegeheim:	38,0 kg/m^2
BMI vor dem Infarkt:	40,1 kg/m^2

Ggf. Heranziehen weiterer Daten und Laborbefunde

z.B. bestehen infolge der Herzinsuffizienz Ödeme?

2. Nutrition Diagnosis – Ernährungsbefund

Lt. BMI weist Herr Becker eine Adipositas Grad 2 auf. Er hat in den letzten Monaten 6,5 % seines Gewichts verloren. Es wurde ein Ernährungsprotokoll nach mündlicher Abfrage erfasst; dieses ergab, dass während des stationären Aufenthaltes nur ca. die Hälfte der üblichen Portionen verzehrt werden. Lt. NRS war das Vorscreening positiv, das Haupt-screening ergab 4 Punkte (2 Punkte für den mäßigen Gewichtsverlust, 1 Punkt für die Schenkelhalsfraktur, 1 Punkt für das Lebensalter).

→ **Für Herrn Becker besteht ein Ernährungsrisiko!**

Folgende Parameter sind zu prüfen bzw. zu ermitteln:

- Welche Einschränkungen bestehen durch den schlechten Zahnstatus?
    - Kann der Patient die angebotene Nahrung richtig kauen?
    - Wird auf bestimmte Speisen verzichtet, weil sie nicht zu kauen sind?
    - Hat der Patient Schmerzen beim Kauen?
- Ist für Herrn Becker eine Zahnbehandlung sinnvoll und geplant?
- Welche Lebensmittel werden von den Angehörigen mitgebracht?
- Wurde die Insulinmenge der geringeren Nahrungsaufnahme angepasst?
- Ist die Trinkmenge ausreichend?
- Trinkt der Patient Alkohol?

3. Nutrition Intervention – Ernährungsintervention

Ermittlung des Energiebedarfs

Nach AKE (siehe *Kap. 1.3: Energie- und Nährstoffbedarf*):

aktuelles Gewicht x GU-Faktor x PAL-Faktor
115 kg x 14 x 1,2 = 1 932 kcal ≈ 1 900 kcal

Anmerkungen: Aufgrund der Fraktur wäre ein Energiezuschlag (Stressfaktor) möglich, durch das hohe Gewicht wird jedoch darauf verzichtet. Sollte Herr Becker wieder mobil sein, kann der PAL-Faktor auf 1,3 erhöht werden.
Überwachung des Ernährungszustandes, d.h. der Gewichtsverlauf muss engmaschig überprüft werden, ebenso ist die Nahrungszufuhr zu erfassen. Aufgrund des Lebens-alters ist eine gewollte deutliche Gewichtsreduktion nicht anzustreben. Allerdings sollte der Patient auch nicht wieder zunehmen. Bei der Rückkehr ins Pflegeheim ist zu veranlassen, dass Ernährungs- und Flüssigkeitsprotokolle geführt werden, nach Möglichkeit ist eine Diätassistentin hinzuzuziehen.

Nährstoffbedarf

Eiweiß: mindestens 0,8 g/kg KG = 115 x 0,8 = 92 g = 18–20 % der Tagesenergie
Fett: 30 % der Tagesenergie, Fettsäuredrittelung
Kohlenhydrate: 50–52 %, Bevorzugung komplexer Kohlenhydrate

Fazit: Herr Becker sollte eine relativ eiweißreiche Kost erhalten, wobei fettarme Eiweißträger im Vordergrund stehen. Tierische Fette und leichtresorbierbare Kohlenhydrate sollten reduziert, hochwertige Pflanzenöle und Kohlenhydratträger mit niedrigem glykämischen Index bevorzugt eingesetzt werden. Die Konsistenz der Nahrung muss dem Zahnstatus angepasst werden, ggf. eine weiche Kost bereitstellen.

Herr Becker muss Unterstützung bei der Dosierung seiner Insulinmengen erhalten.

Diät- und Ernährungsberatung

Mit den Angehörigen besprechen, welche Lebensmittel zum Mitbringen geeignet sind: z.B. fettarmer Joghurt, Quarkspeisen.

Je nachdem, wo Herr Becker im Heim seine Mahlzeiten einnehmen wird – Cafeteria oder Tischgruppe, könnte der dort einige Male direkt beim Essen Hinweise zur Lebensmittelauswahl bekommen. Ebenso könnte dabei geprüft werden, welche Einschränkungen beim Kauen bestehen und entsprechend Hilfestellung geleistet werden.

4. Ernährungsmonitoring und Evaluation

Monitoring:
- Regelmäßige Gewichtskontrolle
- Ernährungs- und Trinkprotokoll
- Lebensqualität, Karnofski Index….
- Blutzuckerkontrollen
- Körperliche Aktivität

Folgende Parameter können Anhaltspunkte für eine erfolgreiche Ernährungstherapie geben:
- Stabilisierung des Gewichts
- Verbesserung des Appetits, Freude am Essen
- Angemessene Nahrungs- und Flüssigkeitsaufnahme
- Befinden und Zufriedenheit des Patienten
- Normoglykämie
- Erfolgreiche Mobilisierung

5.3 Fallbeispiel onkologischer Patient

Sabine Olrich

Herr Schumacher (51 Jahre) befindet sich derzeit zur onkologischen Therapie im Krankenhaus. Er leidet an einem Bronchialkarzinom und hat bereits eine chirurgische Entfernung des Tumorgewebes und eine Strahlentherapie hinter sich. Bei ihm wurden weitere bronchiale in-situ-Karzinome in der Lunge und Metastasen in der Leber diagnostiziert.

Herr Schumacher bekommt den 3. Zyklus der Chemotherapie, die ihn körperlich sehr stark schwächt. Ihm ist sehr schlecht, er erbricht sich mehrmals täglich, leidet unter starken Kopfschmerzen und hat eine Obstipation. Herr Schumacher hat derzeit keinen Appetit, er wiegt bei einer Größe von 1,82 m 66 kg. Seit seiner Aufnahme ins Krankenhaus hat er 3 kg Gewicht verloren.

Seine Sauerstoffsättigung ist sehr schlecht, er hat starke Atembeschwerden, zusätzlich muss er häufig husten. Der Patient erhält Sauerstoff bei Bedarf.

Herr Schumacher hat die Ärzte gebeten, die onkologische Therapie einzustellen und der Verlegung in ein Hospiz zugestimmt. Eine entsprechende Patientenverfügung liegt vor. Er möchte seine restliche Lebenszeit so schmerzfrei wie möglich verbringen. Dazu gehört für ihn auch eine Ernährung, die auf seine aktuelle Situation abgestimmt ist.

Medizinische Diagnosen
Bronchialkarzinom, Lebermetastasen – Palliativsituation

> Welchen Grundprinzipien sollte die Ernährungsempfehlung unter dem Aspekt einer palliativen Weiterbehandlung folgen?
> Geben Sie dem Patienten Unterstützung bei der Auswahl geeigneter Speisen.

Lösung

1. Nutrition Assessment – Ermittlung des Ernährungszustandes

BMI aktuell: 19,9 kg/m^2
BMI bei Krankenhausaufnahme: 20,8 kg/m^2

2. Nutrition Diagnosis – Ernährungsbefund

Aufgrund seines aktuellen BMI und der Auswirkungen der Erkrankungen und der onkologischen Therapie ist der Patient mangelernährt. Unter Berücksichtigung seiner Patientenverfügung ist eine gezielte Ernährungstherapie nicht mehr angezeigt.

3. Ernährungsintervention

Die Wünsche des Patienten haben Priorität.

Es ist nicht notwendig, seinen Energie- und Nährstoffbedarf zu ermitteln, der Patient sollte eine ad-libitum-Ernährung durchführen. Ebenso ist eine weitere Überwachung des Ernährungszustandes nicht angezeigt.

Häufige Mahlzeitenfrequenz mit verringerter Portionsgröße, appetitlich angerichtet, sicherstellen. Es sollte dafür gesorgt werden, dass immer kleine Portionen energiereicher Speisen und Getränke verfügbar sind, die der Patient immer dann isst, wenn ihm danach ist – kein festes Mahlzeitenregime. Der Patient soll nicht zum Essen genötigt werden und nicht dursten.

Ob noch hochkalorische Nahrungssupplemente eingesetzt werden sollen, ist mit dem Patienten abzustimmen.

Ernährungsberatung

Der Patient sollte eine Wunschkost erhalten.
Leichtverdauliche Lieblingsspeisen, die für ihn mit positiven Erinnerungen verbunden sind, erfragen. Nach Aversionen (z.B. Fleisch) fragen. Ggf. Angehörige bitten, Kostproben von „Familienrezepten" (z.B. Kekse nach Omas Rezept) mitzubringen.

→ **Den Patienten darauf hinweisen, dass im Falle von Übelkeit und Erbrechen keine Lieblingsspeisen verzehrt werden sollten, um diese nicht mit negativen Assoziationen in Verbindung zu bringen.**

Mögliche Auswahlempfehlungen für Getränke und Speisen:

* Getränke ohne/mit wenig Kohlensäure, keine Zitrussäfte (Vorsicht Fruchtsäuren!), milde Obstsäfte, ggf. mit Wasser verdünnt, verschiedene Teesorten, ggf. mit Traubenzucker
* Leicht verdauliche Speisen, je nach körperlicher Verfassung in gut kaubarer Form
* Keine sehr fettreichen Speisen, nichts Gebratenes, Gewürze je nach Verträglichkeit, Vorsicht mit Röstprodukten, z.B. Kaffee (besser ist Milchkaffee)
* Suppen, Hühnerbrühe/Hühnersuppe

4. Ernährungsmonitoring und Evaluation

Zufriedenheit des Patienten – Essen wird nicht als Stresssituation empfunden, sondern eher mit positiven Erinnerungen verknüpft.
Patient leidet nicht (kein Hunger, kein Durst).

5.4 Fallbeispiel weiterer onkologischer Patient

Sabine Olrich

Frau Hofmann (42 Jahre) befindet sich zur Hysterektomie und weiterer Tumorbehandlung im Krankenhaus. Nach dem Eingriff wurde sie auf die Normalstation verlegt. Postoperativ litt sie an einer im Krankenhaus erworbenen Lungenembolie nach einer rechtsseitigen Unterschenkelthrombose mit akuter Atemnotsymptomatik.
Frau Hofmann ist sehr geschwächt. Durch die Lungenembolie hustet sie stark, darüber hinaus hat sie Thoraxschmerzen beim Einatmen. Ihr Zustand hat sich diesbezüglich etwas stabilisiert, die Thoraxdrainage konnte inzwischen entfernt werden.
Frau Hofmann isst selbstständig, allerdings verspürt sie wenig Appetit und muss nach dem Schlucken husten. Das hat schon häufiger Erbrechen ausgelöst. Aus Angst nimmt sie daher nur geringe Mengen Nahrung und Flüssigkeiten zu sich.

Frau Hofmann wiegt aktuell bei einer Größe von 1,73 nur 59 kg, vor 3 Monaten betrug das Gewicht noch 65 kg. Das Serumalbumin ist erniedrigt. Erschwerend leidet Frau Hofmann an einer Laktoseunverträglichkeit.

Medizinische Diagnosen
Zervixkarzinom, Lungenembolie, Thrombose rechtsseitig

> Ermitteln Sie den Energiebedarf und erarbeiten Sie Vorschläge zur Verbesserung des Ernährungszustandes. Frau Hofmann soll in wenigen Tagen nach Hause entlassen werden.

Lösung

1. Nutrition Assessment – Ermittlung des Ernährungszustandes

BMI aktuell: 19,7 kg/m^2
BMI vor 3 Monaten   21,7 kg/m^2

Albumin ist erniedrigt, ggf. weitere Laborwerte hinzuziehen, wenn möglich BIA-Messung vornehmen.

2. Nutrition Diagnosis – Ernährungsbefund

Die Patientin ist mangelernährt, sie hat 10 % ihres Gewichts verloren, für ihre Altersgruppe ist der aktuelle BMI grenzwertig.
Lt. NRS wird dies gestützt, es ergeben sich 4 Punkte: 2 Punkte für den mäßigen Gewichtsverlust bzw. die stark verringerte Nahrungsaufnahme und 2 Punkte für die Krankheitsschwere → Tumorerkrankung mit chirurgischem Eingriff und Lungenkomplikationen.
Bei der Patientin wurde die Nahrungs- und Flüssigkeitsaufnahme protokolliert, daraus ergaben sich eine Energieaufnahme von ca. 700 kcal und eine Trinkmenge von ca. 1 l/d. Die Auswertung des Ernährungsprotokoll ergab eine tägliche Zufuhr von 13,5 g Eiweiß, 19,5 g Fett und 120 g Kohlenhydrate.

→ Für die Patientin besteht ein Ernährungsrisiko, eine Ernährungstherapie sollte eingeleitet werden, eine Diätassistentin ist hinzuziehen.

Bei der Patientin besteht eine einschränkte Laktoseverträglichkeit, die Menge von 8–10 g Laktose pro Tag sollte nicht überschritten werden. Laktosehaltige Speisen sind gut über den Tag zu verteilen.
Die Patientin hat eine Abneigung gegen Fleisch und Fisch, wegen ihrer Laktoseintoleranz schränkte sie auch den Verzehr von Milchprodukten ein. Daraus ist zu schlussfolgern, dass neben der Eiweißmenge auch die Aufnahme biologisch hochwertiger Eiweiße zu gering ist.

3. Ernährungsintervention

Ermittlung des Energie- und Nährstoffbedarfs

Nach AKE: aktuelles Gewicht x BMR-Faktor x PAL-Faktor
59 x 22,9 x 1,2 = 1 621 kcal

Nach der Entlassung bzw. nach erfolgreicher Mobilisierung ist der PAL-Faktor anzuheben.

Lt. Ernährungsprotokoll nimmt die Patientin derzeit 720 kcal oral auf, es ergibt sich ein tägliches Energiedefizit von ca. 900 kcal.

Es wird empfohlen, die orale Nahrungsaufnahme durch Maßnahmen der Energieanreicherung auf ca. 1 000 kcal zu erhöhen, ergänzend sollte durch Trinknahrung supplementiert werden. Dadurch würde sich zusätzlich die Flüssigkeitsaufnahme verbessern. Der Ernährungszustand ist engmaschig durch regelmäßiges Wiegen und Dokumentation der Nahrungsaufnahme (Tellerdiagramm) zu überwachen.

Erweist sich, dass die Energieaufnahme oral nicht zu decken ist, muss eine enterale Ernährung erwogen werden. Energieanreicherung z.B. durch Maltodextrin, Zugabe von Sahne (unter Beachtung des Laktosegehaltes) Butter oder Rapsöl. Besonders geeignet dafür sind Suppen, Soßen, Süßspeisen, Kartoffelbrei, Gebäcke. Ebenso könnten Fettemulsionen und Pulver (Aufbaunahrungen) zur Energieanreicherung eingesetzt werden. Dies sollte aber nur erwogen werden, wenn die notwendige Energiemenge auf anderem Weg nicht erreichbar ist. Eine Verordnung wäre notwendig. Die Verordnung einer individuellen Kost sollte geprüft werden.

Zum Ausgleich des Energie- und Eiweißdefizits werden ein bis drei Flaschen energiereicher Trinknahrung á 200 ml empfohlen (1,5 kcal/ml), die Geschmacksvarianten sind den Vorlieben der Patientin anzupassen.

→ pro Flasche Trinknahrung = 300 kcal/12 g Eiweiß; bei drei Flaschen pro Tag 900 kcal/36 g Eiweiß.

Sollte sich erweisen, dass die Patientin mit der Menge überfordert ist, könnte anstelle auch eine Trinknahrung mit > 2 kcal/ml zum Einsatz kommen. Diese liefert 300 kcal und 12 g Eiweiß pro 125 ml.

Das Pflegepersonal muss die Patientin bezüglich einer günstigen Essposition schulen. Ihr sind Maßnahmen zu zeigen, wie mit dem Hustenreiz umgegangen werden kann.

Die Trinknahrungen sollten jeweils immer gut gekühlt verabreicht, nie unmittelbar zu den Mahlzeiten angeboten und in kleinen Schlucken getrunken werden. → 1 Flasche im Laufe des Vormittags, 1 Flasche im Laufe des Nachmittags, 1 Flasche am Abend.

Die Verordnung und Versorgung mit Trinknahrung für den Zeitraum nach der Entlassung sind in die Wege zu leiten.

Diät- und Ernährungsberatung

- Je nach aktuellem Zustand Maßnahmen zur Energieanreicherung im häuslichen Bereich besprechen
- Abwandeln von Trinknahrung z.B. durch Zugabe von püriertem Obst
- „Kochen" mit Trinknahrung
- Auswahl der Milchprodukte unter dem Aspekt der Laktoseverträglichkeit → Milch durch laktosefreie Milch austauschen, Käse und Butter sind gut verträglich, Joghurt, Quark und Frischkäse in üblichen Portionsmengen ebenso, evtl. weitere Informationen anbieten, wenn sich der Gesundheitszustand stabilisiert hat

4. Ernährungsmonitoring und Evaluation

- Regelmäßige Gewichtskontrolle
- Zunahme an Körperzellmasse (Bioelektrische Impedanzmessung)
- Ernährungs- und Trinkprotokoll
- Lebensqualität, Karnofski Index....

Folgende Parameter können Anhaltspunkte für eine erfolgreiche Ernährungstherapie geben:

- Gewichtsstabilisierung und Gewichtszunahme
- Verbesserung der Belastbarkeit und Leistungsfähigkeit
- Patientin fühlt sich im Umgang mit Energieanreicherung und beim Einsatz von Trinknahrung sicher

Bei Gewichtszunahme und dem Verzehr von größeren Portionen kann die Trinknahrung entsprechend reduziert werden.

5.5 Fallbeispiel adipöser Patient

Sabine Ohlrich

Frau Franke (34 Jahre) arbeitet in einer Gemeinschaftspraxis für Ergotherapie.
Sie wiegt aktuell 92 kg bei einer Größe von 1,64 m. Ihr Gewicht ist langsam aber stetig angestiegen, ursprünglicher Auslöser war eine schwere Erkrankung in der Kindheit, die mit Bettlägerigkeit verbunden war, die inzwischen aber als geheilt gilt.
Frau Franke ist verheiratet, der Kinderwunsch blieb bisher unerfüllt. Frau Franke wird seit drei Monaten in einer Spezialsprechstunde betreut, eine Hormontherapie ist angedacht. Dazu fand ein erstes Informationsgespräch statt.
Frau Franke ist sehr unzufrieden mit ihrem Gewicht. Sie hat mehrere Diätversuche hinter sich. Zuletzt hat sie es mit der Kohlsuppendiät probiert. Es gelang ihr zwar, 6 kg abzunehmen, aber der Erfolg war nur von kurzer Dauer, inzwischen wiegt sie 2 kg mehr als vor der Diät. Frau Franke weiß, dass Bewegung gut für sie ist. Sie versucht gezielt, Wege zu Fuß zu gehen und macht täglich 30 min Yogaübungen.

Ihre finanzielle Situation ist gut, das Paar kauft im Biosupermarkt ein, mindestens einmal die Woche wird im Restaurant gegessen. Frau Franke kocht gern, dabei bevorzugt sie Gerichte der italienischen und indischen Küche.

Medizinische Diagnosen
Abdominelle Adipositas, Taillenumfang 110 cm, Hypertonie, Fertilitätsstörung

> Ermitteln Sie den Energie- und Nährstoffbedarf. Welches Zielgewicht sollte angestrebt werden? Analysieren Sie, welche Schwerpunkte für die Ernährungsberatung im Mittelpunkt stehen sollten.

Lösung

1. Nutrition Assessment – Ermittlung des Ernährungszustandes

BMI aktuell: 34,2 kg/m²

Ggf. Heranziehen/Prüfen weiterer Daten und Laborbefunde, z.B. Blutfettwerte, Blutzucker um weitere Risiken auszuschließen bzw. frühzeitig zu erkennen.
Die Patientin hat mehrere Diätversuche hinter sich – wahrscheinlich immer mit einem Jo-Jo-Effekt verbunden.
Es wurde ein Ernährungsprotokoll über drei Tage veranlasst. Frau Franke soll zusätzlich erfassen, in welcher Situation sie etwas isst und was der Auslöser war (z.B. Hunger, Appetit, Stress, …).

2. Nutrition Diagnosis – Ernährungsbefund

Lt. BMI weist Frau Franke eine Adipositas Grad 1, kurz vor dem Übergang zum Grad 2 auf. Das Gewicht ist bereits längerfristig zu hoch.
Das Ernährungsprotokoll ergab 5 Mahlzeiten, insgesamt 2 300 kcal, wobei 2/3 der Energie am Nachmittag und Abend verzehrt wurden. Frau Franke berichtet, dass sie Heißhungerattacken kennt. Diese treten ca. 5–6 mal pro Monat auf. Dann isst sie schon mal 3 Stück Kuchen und ½ Tafel Schokolade am Stück. Es ist davon auszugehen, dass die durchschnittliche Energieaufnahme eher höher liegt.

3. Ernährungsintervention

Ermittlung des Energiebedarfs:
„Faustregel" – als Überschlag: aktuelles Gewicht x 20 = 1 840 kcal

Nach AKE: aktuelles Gewicht x GU-Faktor x PAL-Faktor
92 kg x 16 x 1,4 = 2 060 kcal ≈ 2 100 kcal (→ GU = 1472)

Der Bedarf von Frau Franke liegt bei ca. 2 100 kcal – ihre Energieaufnahme lt. Ernährungsprotokoll liegt ca. bei 2 300 kcal

→ **Frau Franke wird eine tägliche Energiemenge von 1 800 kcal empfohlen. Diese liegt etwas unter ihrem Bedarf, aber vor allem ca. 500 kcal unter ihrer derzeitig aufgenommenen Energiemenge. Das sollte eine moderate Gewichtsabnahme ermöglichen.**

Es ist darauf zu achten, dass die tägliche Energieaufnahme den Grundumsatz von ca. 1 500 kcal nicht unterschreitet.

- *Eiweißbedarf:* mindestens 92 kg x 0,8 g/kg = 73,6 g = 17 % der Energie, 17–20 % der Tagesenergie
- *Fettbedarf:* 30 % der Tagesenergie, Fettsäuredrittelung
- *Kohlenhydratbedarf:* 50–53 % der Tagesenergie

Gewichtsverlauf:
Oberste Priorität: Nicht weiter zunehmen, jede Gewichtsabnahme ist ein Erfolg. Anzustrebendes Zielgewicht innerhalb eines halben Jahres zunächst Körpergewicht minus 5–10 % d.h. 4,5–9 kg Gewichtsverlust. Die Stabilisierung nach erfolgter Gewichtsabnahme ist der entscheidende Faktor. Grundsätzlich gilt: Eine langsame und allmähliche Gewichtsabnahme verspricht mehr Erfolg als drastische Maßnahmen.

Diät- und Ernährungsberatung

Ernährungsprotokoll weist 2/3 der Energieaufnahme am Nachmittag und Abend auf. Hypothese: Patientin hat früh gute Vorsätze, isst wenig und kann dies dann aber über den Tag nicht durchhalten, deshalb

- Mahlzeitenrhythmus und -umfang besprechen, sättigende Mahlzeiten mit dazwischen liegenden Pausen von 4-5 Stunden sind anzustreben
- Verhaltenstraining mit Alternativen zum Essen und zum Umgang mit Heißhungerattacken

Patientin hat eine „Diätbiografie", deshalb
- Erfahrungen und evtl. Frustrationen besprechen
- Alltagstaugliche Ernährungsumstellung ohne strenges Diätregime
- Bei Akzeptanz kann probiert werden, am Abend weniger Kohlenhydrate zu verzehren

Patientin kocht gern und geht häufig ins Restaurant
- Rezeptalternativen auswählen, Lieblingsrezepte energieärmer abwandeln
- Speisekarte vom Restaurant auf geeignete Speisen prüfen

Patientin bei der Weiterführung der Bewegung unterstützen und motivieren

Patientin hat Kinderwunsch
- Mikronährstoffzufuhr (bes. Folsäure, Jod, Kalzium) prüfen und ggf. optimieren
- Gewichtsabnahme kann Fertilität verbessern – kann zur Motivation beitragen

4. Ernährungsmonitoring und Evaluation

Folgende Parameter können Anhaltspunkte für eine erfolgreiche Ernährungstherapie geben:

- Stabilisierung des Gewichts, moderate Gewichtsabnahme
- Angemessene Nahrungs- und Flüssigkeitsaufnahme
- Befinden und Zufriedenheit der Patientin
- Patientin erlebt eine Schwangerschaft ohne Komplikationen

5.6 Ernährungspfade der Dienstleistungs- und Einkaufsgemeinschaft Kommunaler Krankenhäuser eG im deutschen Städtetag (EKKeG)

M. Fedders

Im September 2009 wurde unter dem Dach der Dienstleistungs- und Einkaufsgemein-schaft Kommunaler Krankenhäuser eG im deutschen Städtetag (EKKeG) eine Projekt-gruppe gegründet mit dem Auftrag, ein ganzheitliches Konzept zur Kosten- und Pro-zessoptimierung in der klinischen Ernährung zu entwickeln. Schnell wurde klar, dass für die Umsetzung dieses Konzepts Handlungsempfehlungen für die Krankenhäuser erstellt werden müssen. Hierzu wurde ein Expertenpanel für die Entwicklung von Er-nährungspfaden gegründet. Die Ernährungspfade der EKKeG werden im Folgenden in der 4. Pfadversion, mit Stand 13.06.2012, dargestellt und sind als Expertenmeinung zu verstehen. Wesentliche Grundlagen sind die von der Deutschen Gesellschaft für Ernäh-rungsmedizin e.V. (DGEM) entwickelten Leitlinien. Die Ernährungspfade unterliegen einer ständigen Weiterentwicklung.

Die Einschätzung des Ernährungszustandes erfolgt nach dem Nutritional Risk Scree-ning (NRS 2002). Bei festgestellter Mangelernährung oder einem Risiko für Mangeler-nährung (drei und mehr Punkte nach dem NRS 2002) muss die Gesamtnährstoffzufuhr sichergestellt werden. Mit der oralen bzw. enteralen Nahrung plus Zusatznahrung ggf. auch parenteralen Zufuhr sollte eine Kalorienzufuhr von 2 000 kcal pro Tag erreicht werden (Ausnahme: geriatrische Patienten). Die pflegerische Dokumentation mittels eines Tellerprotokolls ist obligat. Des Weiteren muss das Serumalbumin im Labor be-stimmt werden. Bei weniger als drei Punkten im NRS-Screening muss ein Kontrollscree-ning nach sieben Tagen durchgeführt werden. Die Bestätigung des Ernährungszustan-des muss durch ein geeignetes Assessment erfolgen, die im Folgenden beschriebenen Ernährungspfade sind als mögliche Interventionen nach ärztlicher Indikation zu verste-hen. Für die Kodierung und stationäre Abrechnung einer schweren Mangelernährung sind das ärztliche Assessment und die Serumalbuminbestimmung erforderlich.

Pfad 0a: Präoperative metabolische Konditionierung

Ziel: 300 kcal Kohlenhydrate (fettfrei, ballaststofffrei)

	Tag	
Prä-OP	-1	OP Maßnahme
KH-Drink	2 x 200 ml	200 ml morgens
LVK	1	-
LVK: Leichte Vollkost; KH: Kohlenhydrate		

Pfad 0b: Präoperative immunologische Konditionierung

Ziel: 600 ml immunmodulierende Trinknahrung zusätzlich zur normalen Ernährung
Indikation:
- mangelernährter Patient oder Verbesserung der Immunkompetenz
- orale Zufuhr möglich

	(prä-)stationär Tag							
Prä-OP	-7	-6	-5	-4	-3	-2	-1	OP
Immunmod. TN	600 ml	600 ml	600 ml	600 ml	600 ml	600 ml	600 ml	-
KH-Drink								200 ml
LVK	1	1	1	1	1	1	1	-
LVK: Leichte Vollkost; TN: Trinknahrung; KH: Kohlenhydrate								

Pfad 0c: Präoperative parenterale Konditionierung

Ziel: mind. 1,0 g/kg KG Aminosäuren, Energie ca. 1,3 x Grundumsatz
Indikation:
- mangelernährter Patient
- intravenös, nur minimale orale/enterale Zufuhr möglich

	(prä-)stationär Tag							
Prä-OP	-14	-10	-7	-4	-3	-2	-1	OP
i.v.	Dreikammerbeutel ZVK/Port: ca. 2 100 kcal auf 2 000 ml/Tag peripher: ca. 1 400 kcal auf 2 000 ml/Tag							-
oral								-

Pfad 1: Bedarf durch orale Ernährung gedeckt (Normalpatient)

Ziel: schnelle perorale Nährstoffversorgung
Indikation:
- funktionierender Gastrointestinaltrakt
- Fast-Track
- Patient ist nicht mangelernährt

Durchführung:
Patient kann bereits am OP-/Aufnahme-Tag frei trinken (Tee, Wasser, bei Toleranz orale Zufuhr): Leichte Vollkost (LVK) mit allmählicher Steigerung. Ab dem 4. Tag sollte die Menge einer vollen Portion entsprechen – wird dies nicht erreicht, kann ergänzend Trinknahrung gegeben werden.

Tag	OP	1–3	4	5+
Elektolytlösung	1–2 l	-	-	
Eiweißreiche TN	1–2	2–4	-	-
LVK (2000 kcal, Tee, Wasser)	-	1/3–1	1	1
TN: Trinknahrung; LVK: leichte Vollkost				

Pfad 2: Orale Ernährung plus enterale Trink- oder Sondennahrung

Indikation:
- Orale Bedarfsdeckung nicht möglich (Tumorpatient mit vermindertem Appetit, Zirrhose, chronisch entzündliche Darmerkrankungen, postoperativ bei Mangelernährung)

Durchführung:
Patient kann bereits am OP-/Aufnahme-Tag frei trinken (Tee, Wasser). Die Deckung des Kalorienbedarfs erfolgt zunächst vor allem durch orale Trink- oder Sondennahrung – steigende Zufuhr einer leichten Vollkost nach Toleranz. Ziel: Am 4. postoperativen Tag Ernährung mit leichter Vollkost plus ggf. Supplement.

Tag	OP	1–3	4	5+
Elektolytlösung	1–2 l	-	-	-
Eiweißreiche TN (Sonde)	1–2 (> 600 kcal)	2–4	1–2 (Ausgleich Defizit)	1–2 (Ausgleich Defizit)
LVK (2 000 kcal; Tee, Wasser > 2 000 ml/d)	-	1/3 – 1	1	1
TN: Trinknahrung; LVK: leichte Vollkost				

Pfad 3a: Leichte Vollkost plus parenterale Ernährung

Indikation:
- Große Abdomial-, Gefäß-, oder Thoraxoperation
- Leberzirrhose mit hepatischer Enzephalopathie Grad III-IV
- Subileus bei chronisch entzündlichen Darmerkrankungen
- Bei Passagestörung, Obstruktion, Ileus, intestinales Leck → Pfad 4

Durchführung:
Patient kann bereits am OP- Tag frei trinken (Tee, Wasser) – weiterer Kostaufbau mit leichter Vollkost nach Toleranz. Vom 1. bis einschließlich 3. post OP-Tag wird supplementierend hypokalorisch parenteral ernährt.

Tag	OP	1–3	4	5+
Elektolytlösung	1–2 l	-	-	-
PE	-	hypokalorische PE Dreikammerbeutel 600–1 000 kcal/d		
Eiweißreiche TN (1.-4. Tag fakultativ)	1–2	1–2	1–2 (Ausgleich Defizit)	1–2 (Ausgleich Defizit)
LVK (2000 kcal; Flüssigkeit: 2000 ml/d)	-	1/3–1	1	1
PE: parenterale Ernährung; TN: Trinknahrung; LVK: leichte Vollkost				

Pfad 3b: Leichte Vollkost plus parenterale Ernährung plus enterale Ernährung

Indikation:
- Zum Kostaufbau Patienten mit enteraler Sonde
- Bei Passagestörung, Obstruktion, Ileus, intestinales Leck → **Pfad 4**

Durchführung:
Patient kann am Aufnahmetag frei trinken (Tee, Wasser) – weiterer Kostaufbau mit leichter Vollkost nach Toleranz. Vom 1. bis einschließlich 3. Tag wird supplementierend hypokalorisch parenteral ernährt.

Tag	Aufnahme	1–3 instabile Phase	4	5+
PE	-	Bedarfsgerechte PE 1 000–1 500 ml/Tag oder Dreikammerbeutel peripher 600–1 000 kcal/Tag	ca. 600 kcal/ Tag	-
Sondenernährung	-	250 ml/Tag Zottenernährung	750 kcal/Tag	ggf. Trinknahrung
LVK (2 000 kcal; Flüssigkeit: 2 000 ml/d)	-	-	1/3–1	1
PE: parenterale Ernährung; LVK: leichte Vollkost				

Pfad 4: Ausschließliche parenterale Ernährung (=TPE)

Ziel: Energiezufuhr 1,0 x Grundumsatz, mind. 1,2 g AS/kg KG/Tag an Tag 4

Indikation:

*   Überwiegend Intensivpatienten

Durchführung:
Regelmäßige Prüfung, ob enterale/orale Ernährung begonnen werden kann.

Tag	Aufnahme	1–3	4	5+
PE	-	Bedarfsgerechte PE 1 000–1 500 ml/Tag oder Dreikammerbeutel peripher 600–1 000 kcal/Tag	Dreikammerbeutel 2 l = 2 000 kcal/Tag Flüssigkeit ergänzen	
Vitamine / Spurenelemente	-	Komplettlösung		
Glutamin	-	20 g/Tag		
PE: parenterale Ernährung				

Pfad 5: Duale Ernährung beim Intensivpatienten

Ziel: Gesamtkalorienzufuhr ab Tag 4 ca. 1 500–2 000 kcal/Tag

Indikation:

*   kritisch kranke Patienten auf Intensivstation
*   orale/enterale kalorienbedarfsdeckende Ernährung nicht möglich,
*   bei Erbrechen, Diarrhoe: nur parenterale Ernährung, keine enterale Zufuhr
*   bei Obstruktion, Ileus: → **Pfad 4**

Durchführung:

Tag	OP	1	2	3	4	5	6	7	8	9	10	11	12	13	14
Elektrolyt-Lösung	1–2 l	-													
PE		Bedarfsgerechte PE bis Tag 7 320-380 kcal/1000 ml 25 ml/kg KG/Tag i.d.R. 2 l = ca. 700 kcal/d · 12 ml/kg KG/Tag i.d.R. 1 l = 350 kcal/d							ggf. **Pfad 4** (TPE) oder **Pfad 7** (heim-PE + orale Kost)						
Sondennahrung	FKJ Anlage	Standard-SN optional: Oligopeptiddiät bei Komplikationen aufbauende Energiezufuhr							ggf. **Pfad 6** (EE+orale Kost)						
TN fakultativ	-	-				2–4/Tag					ggf. TN				
Orale Kost	-	-				Nach Möglichkeit orale Kost, kann die Ernährung über Sonde ersetzen.									
PE: parenterale Ernährung; TPE: total parenterale Ernährung; SN: Sondennahrung; EE: enterale Ernährung; TN: Trinknahrung; KG: Körpergewicht															

Pfad 6: Enterale Ernährung plus orale Kost (heimenterale Ernährung)

Indikation:
- Langzeit enterale Ernährung notwendig, ggf. orale Zufuhr möglich

Durchführung:
Patient kann oder darf oral nicht (ausreichend) essen. Regelmäßige Prüfung des Bedarfs

Sondenernährung	Bedarfsgerechte enterale Ernährung (Ergänzung des Nährstoffdefizits)
Orale Kost	Nach Möglichkeit

Pfad 7: Parenterale Ernährung plus orale Kost (heimparenterale Ernährung)

Indikation:
- Langzeit parenterale Ernährung notwendig, aber orale Zufuhr möglich

Durchführung:
Patient darf frei essen und trinken – supplementierend hypo – oder normokalorische parenterale Ernährung, angepasst an die Menge der oralen Kalorienzufuhr. Regelmäßige Prüfung des Bedarfs.

Parenterale Ernährung	Bedarfsgerechte zentralvenöse parenterale Ernährung Dreikammerbeutel (Ergänzung des Nährstoffdefizits) Hickman-Katheter/Port
Trinknahrung	1–2
Orale Kost	Nach Möglichkeit

Anhang 1

Fachinformationen, ernährungsmedizinische Fachgesellschaften und Verbände

Die Liste erhebt keinen Anspruch auf Vollständigkeit. Für die Inhalte der Web-Seiten, auf die verwiesen wird, übernehmen der Verlag / die Autoren keinerlei Verantwortung. Zugriff erfolgte am 01.03.12.

5 am Tag

www.machmit-5amtag.de
- Ernährungskampagne 5 Portionen Obst und Gemüse am Tag
- Allgemeine Verbrauchertipps
- Rezepte

Adipositas-Gesellschaft

www.adipositas-gesellschaft.de
- Adipositas-Leitlinien

Arbeitsgemeinschaft der Wissenschaftlichen Medizinischen Fachgesellschaften e.V. (AWMF)

www.awmf.org
- Leitlinien-Methodik
- Leitlinien-Suche
- Leitlinien-Bewertung

Leitlinien-Informations- und Recherchedienst des Ärztlichen Zentrums für Qualität in der Medizin (ÄZQ)

www.arztbibliothek.de
- Leitlinien
- Patienteninformation
- Arzneimittelinformation

Ärztliche Zentralstelle für Qualitätssicherung

www.leitlinien.de
- Leitlinien-Suche
- Informationen zur Leitlinienerstellung und Qualität von Leitlinien

Bundesamt für Verbraucherschutz und Lebensmittelsicherheit

www.bvl.bund.de
- Risikobewertung und Risikomanagement
- Lebensmittel-Monitoring

Bundesverband Deutscher Ernährungsmediziner e.V. (BDEM)

www.bdem.de
- Liste der Schwerpunktpraxen Ernährungsmedizin®
- DOC WEIGHT® Programm

Bundeszentrale für gesundheitliche Aufklärung

www.bzga.de
- Prävention von ernährungsabhängigen Erkrankungen
- Informations- und Unterrichtsmaterial

Deutsche Gesellschaft für Ernährung e.V.

www.dge.de
- D-A-CH Referenzwerte für die Nährstoffzufuhr
- Ernährungsbericht
- Pressetexte zu aktuellen, saisonalen und verbrauchernahen Themen
- Hinweise auf Veranstaltungen / Fortbildungen
- Fachinfos für die Gemeinschaftsverpflegung

Deutsche Gesellschaft für Ernährungsmedizin e.V.

www.dgem.de
- Leitlinien zur enteralen und parenteralen Ernährung zum Download
- DGEM-Netzwerk Ernährungsteams
- Veranstaltungskalender
- Link-Liste zu Zeitschriften im Bereich Ernährung und Stoffwechsel

Deutsche Gesellschaft für Geriatrie

www.dggeriatrie.de
- Aktuelle Meldungen zum Thema Geriatrie
- Fortbildungs- und Kongresskalender

Deutsche Gesellschaft für Neurologie

www.dgn.org
- Leitlinien
- Fortbildungs- und Kongresskalender

Deutsche Gesellschaft für Nephrologie

www.dgfn.eu
- Basisinformationen zur Nephrologie
- Links für Patienten

Deutsche Gesellschaft für Verdauungs- und Stoffwechsel-krankheiten e.V. (DGVS)

www.dgvs.de
- Leitlinien der DGVS
- Terminkalender

Deutsche Krebsgesellschaft e.V.

www.krebsgesellschaft.de
- Krebsprävention und -therapie
- Bewusst leben mit Krebs

Deutsches Institut für Ernährungsforschung

www.dife.de
- Ernährungsberatungszentrum
- Diabetes-Risiko-Test

Deutsches Netzwerk für Qualitätsentwicklung in der Pflege (DNQP)

www.dnqp.de
- Experten-Standards und Auditinstrumente

Diabetes-Gesellschaft

www.deutsche-diabetes-gesellschaft.de
- Stellungnahmen zu aktuellen Themen

Diätverband e.V.

www.prodiaet-server.de
- Online-Datenbank mit mehr als 1000 diätetischen und diätgeeigneten Produkten
- Suchmöglichkeiten nach Indikation, Zusammensetzung, Hersteller u.a.
- Text der Diätverordnung

Ernährungs Umschau

www.ernaehrungs-umschau.de
- Pressemeldungen

- Zusammenfassungen der Artikel der „Ernährungs Umschau"
- Online-Fortbildung

Europäische Gesellschaft für Klinische Ernährung und Stoffwechsel (ESPEN)

www.espen.org
- Life-long-learning Programm (LLL), kostenloser Zugang zu den online Modulen
- ESPEN-Leitlinien zum Download

Gemeinsamer Bundesausschuss

www.g-ba.de
- Beschlüsse und Richtlinien zum Leistungskatalog der gesetzlichen Krankenversicherung
- Maßnahmen der Qualitätssicherung für den ambulanten und stationären Bereich des Gesundheitswesens

Gesellschaft für angewandte Vitaminforschung e.V.

www.vitaminforschung.org
- Referenzwerte für Vitamine
- Veranstaltungskalender
- Newsletter

Gesundheitsberichtserstattung des Bundes

www.gbe-bund.de
- Themenhefte zum Gesundheitszustand der Bevölkerung
- Gesundheitsbezogene Informationen, z.B. Spezialbericht Allergien

Kuratorium Deutsche Altershilfe

www.kda.de
- Projekte
- Publikationen

Österreichische Arbeitsgemeinschaft Klinische Ernährung

www.ake-nutrition.at
- Link-Liste zu Verbänden, Organisationen, Universitäten, Zeitschriften im Bereich Ernährung
- Ernährungsteams in Österreich
- Veranstaltungskalender
- Publikationen

Robert-Koch-Institut

www.rki.de

- Pressemitteilungen z.B. zu Allergien, Krebs, Gesundheitsberichterstattung
- Daten zum Bundesgesundheits-Survey
- Themenhefte zum Download, z.B. zu lebensmittelbedingten Erkrankungen, Übergewicht und Adipositas

Statistisches Bundesamt

www.destatis.de

- Daten zum Gesundheitswesen, Gesundheitsberichterstattung
- Pressemitteilungen

Verband der Diätassistenten – Deutscher Bundesverband e.V. (VDD)

www.vdd.de

- Veranstaltungskalender
- Diätassistentensuche
- Leitfaden: Ernährung im Kontext der bariatrischen Chirurgie

Verband der Oecotrophologen e.V. (VDOE)

www.vdoe.de

- VDOe Expertenpool
- Veranstaltungskalender
- örtliche Gruppen

Anhang 2

Informationsmöglichkeiten für Patienten und Angehörige

Die Liste erhebt keinen Anspruch auf Vollständigkeit. Für die Inhalte der Web-Seiten, auf die verwiesen wird, übernehmen der Verlag / die Autoren keinerlei Verantwortung. Zugriff am 01.03.12

Adipositaschirurgie-Selbsthilfe Deutschland e.V.

www.acsdev.info/
- Infoportal zur konservativen und chirurgischen Adipositas-Therapie

Adipositasverband Deutschland e.V.

www.adipositasverband.de
- Liste mit Selbsthilfegruppen
- Projekte für adipöse Kinder

Bundesinstitut für Risikobewertung

www.bfr.bund.de
- Lebensmittelsicherheit
- Produktsicherheit
- Chemikaliensicherheit

Deutsche Arbeitsgemeinschaft der Selbsthilfegruppen e.V.

www.dag-shg.de
- Adressen von Selbsthilfegruppen und Selbsthilfevereinigungen

Deutsche Gesellschaft für Kinder- und Jugendmedizin e.V.

http://www.dgkj.de/eltern/dgkj_elterninformationen/
- Elterninformationen

Deutsche Gesellschaft zur Bekämpfung der Erkrankungen von Magen, Darm, Leber und Stoffwechsel sowie Störungen der Ernährung

www.gastro-liga.de
- Broschüren zum Download
- Veranstaltungskalender

Deutsche Gesellschaft zur Bekämpfung von Fettstoffwechsel-störungen und ihren Folgeerkrankungen DGFF (Lipid-Liga) e. V.

www.lipid-liga.de

- Informationen für Ärzte, Patienten und Interessierte

Deutsche Krebshilfe

www.krebshilfe.de

- Informationsmaterial zur Krebs-Früherkennung: „Präventionsratgeber"
- Informationsmaterial für Betroffene: „blaue Ratgeber"
- Weltkrebstag

Deutsche Morbus Crohn und Colitis ulcerosa Vereinigung DCCV e.V.

www.dccv.de

- Selbsthilfeverband
- Informationsmaterial für Betroffene

Deutsche Nierenstiftung

www.nierenstiftung.de

- Informationen für Interessierte und Betroffene

Deutsche Zöliakie-Gesellschaft

www.dzg-online.de

- Rezepte zur glutenfreien Ernährung
- Info-Material für Betroffene

Europäisches Informationszentrum für Lebensmittel

www.eufic.org

- Sicherheit und Qualität von Lebensmitteln
- Ernährung, Diät und Gesundheit
- Anwendung von neuen Technologien in der Nahrungskette
- Newsletter

Forschungsinstitut für Kinderernährung

www.fke-do.de

- DONALD-Studie
- Ernährungsempfehlungen für Kinder
- Informationen für Eltern und Kinder

Gesellschaft für Rehabilitation bei Verdauungs- und Stoffwechselkrankheiten e.V.

www.grvs.de
* Infomaterial zu Erkrankungen und diagnostischen Verfahren

Gesundheitsinformation.de

www.gesundheitsinformation.de
* Merkblätter zu unterschiedlichen Erkrankungen

Infodienst Verbraucherschutz, Ernährung, Landwirtschaft

www.aid.de
* Presseinfos
* Broschüren zu Lebensmitteln, gesunder Ernährung (z.T. kostenpflichtig)
* Unterrichtsmaterial

Infodienst Verbraucherschutz, Ernährung, Landwirtschaft (AID) und Zentralstelle für Agrardokumentation und -information

www.was-wir-essen.de
* Themen: Landwirtschaft, Ernährung, Verbraucherschutz
* Broschüren zu Lebensmitteln: Kennzeichnung, Lagerung, Zubereitung,

Institut für Ernährungsinformation

www.ernaehrung.de
* offizielles Organ verschiedener Verbände (BDEM, DAEM, VDD und VDOE)
* Ernährungsinformationen
* Adressen von Ernährungsfachkräften in Deutschland
* Links zu anderen ernährungsbezogenen Internet-Seiten

Krebsinformationsdienst

www.krebsinformationsdienst.de
* Beratung zum Thema Krebs (per Telefon oder E-Mail)
* Broschürenverzeichnis
* Lexikon der Fachbegriffe

Lebensmittelwarnung.de

www.lebensmittelwarnung.de
* Lebensmittel mit gesundheitlichen Risiken
* Sammlung von Informationen der Lebensmittelunternehmer und behördliche Warnungen

Portal Lebensmittelklarheit

www.lebensmittelklarheit.de

* Verbraucherportal, das Informationen rund um Kennzeichnung und Aufmachung von Lebensmitteln bietet

Rheuma Liga

www.rheuma-liga.de

* Broschüren und Merkblätter
* Info-Portal für junge Rheumatiker

Verbraucherzentrale Bundesverband

www.vzbv.de

* Information zu Verbraucherrechten
* Links zu den Verbraucherzentralen der Bundesländer

Zugriff am 19.11.12:

Alzheimer Selbsthilfe e.V.

http://www.alzheimer-selbsthilfe.de/

* Online-Tipps zum Alltag, Umgang und Organisation

Deutsche Alzheimer Gesellschaft e.V. - Selbsthilfe Demenz

http://www.deutsche-alzheimer.de/

* Alzheimer-Telefon
* Alle 2 Jahre Kongress
* Bundesweite Schulungen und Infoveranstaltungen

Deutsches Arthrose Forum

http://www.deutsches-arthrose-forum.de/

* Forum zum Austausch
* Info-Center: Erfahrungsberichte, Checklisten, Tipps

Deutsche Arthrose-Hilfe e.V.

http://www.arthrose.de/

* Kostenfreier „Ärztlicher Dienst" (Beratung)

Deutsche Hochdruckliga e.V.

http://www.hochdruckliga.de/

* Deutsche Hypertonie Akademie
* Deutsche Hypertonie Stiftung

Stiftung Deutsche Schlaganfall-Hilfe

http://www.schlaganfall-hilfe.de/
- Information, Aufklärung und Beratung
- Forschungsförderung

Deutsche Herzstiftung e.V.

http://www.herzstiftung.de/
- Aufklärung über aktuelle Therapien
- Förderung von Forschungsprojekten

Anhang 3

Merkblatt für Patienten: Essen und Trinken bei Diabetes mellitus

Sabine Ohlrich und Carola Dehmel

Die Ernährung spielt für beide Typen des Diabetes mellitus eine wichtige Rolle, unabhängig davon, welche Form Typ 1 oder Typ 2 bei Ihnen festgestellt wurde.
Normale Blutzuckerwerte sind das wichtigste Element, um dem Risiko für Folgeerkrankungen des Diabetes mellitus wirksam zu begegnen. Dafür tragen Sie selbst die größte Verantwortung. Kontrollieren Sie regelmäßig Ihre Blutzuckerwerte und beherzigen Sie einige wichtige Ernährungsratschläge.
Diabetiker müssen keine Diät einhalten, aber sie müssen genauer darauf achten, was sie essen und trinken. Ihr Stoffwechsel ist nicht so anpassungsfähig wie der von Gesunden, deshalb ist vor allem eine gewisse Regelmäßigkeit in der Ernährung zu berücksichtigen.
Folgende Tipps können Ihnen erste Hinweise geben, für ausführliche Informationen und praktische Hilfestellung im Alltag wird die Teilnahme an einer Diabetiker-Schulung oder eine individuelle Ernährungsberatung empfohlen. Erkundigen Sie sich in Ihrer diabetologischen Praxis oder bei Ihrer Krankenkasse nach fachkompetenten Ansprechpartnern.

Wie sollen Diabetiker essen und trinken?

* Achten Sie auf Ihr Gewicht. Essen Sie so, dass Sie ein normales Körpergewicht halten. Falls Sie zu viel wiegen: Nehmen Sie nicht weiter zu – versuchen Sie, Ihr Gewicht etwas zu verringern.
* Essen Sie abwechslungsreich und ausgewogen – es kommt auf die richtige Menge und Auswahl der Lebensmittel an.
* Verteilen Sie kohlenhydrathaltige Lebensmittel auf 5 bis 6 Mahlzeiten über den Tag und versuchen Sie, eine Regelmäßigkeit im Essen einzuhalten.
* Bevorzugen Sie Vollkornprodukte, denn diese lassen den Blutzucker nur langsam ansteigen und weisen ein besseres Sättigungsgefühl gegenüber den Weißmehlprodukten auf.
* Essen Sie möglichst 5-mal am Tag Gemüse und Obst. Verzehren Sie Obst immer roh, bei Gemüse richtet sich das nach der Sorte. Achten Sie bei jeder warmen Mahlzeit auf eine Gemüsebeilage.
* Vermeiden Sie zuckerhaltige Getränke. Zuckerhaltige Lebensmittel sollten Sie nur in kleinen Mengen und nur in Kombination mit weiteren Lebensmitteln verzeh-

ren, da diese zu einem schnellen und hohen Blutzuckeranstieg führen. **Dies gilt nicht für Unterzuckerungssituationen!**

- Gehen Sie sparsam mit Fetten um, achten Sie auf „versteckte" Fette z.B. in Wurst, Fleisch, Käse, Milch und Milchprodukten.
- Verwenden Sie Rapsöl zur Zubereitung ihrer Speisen, als Brotbelag sind ebenfalls pflanzliche ungehärtete Fette zu bevorzugen. Kokosfett oder Palmin sollten Sie meiden.
- Essen Sie zwei Mal in der Woche Fisch, besonders empfehlenswert sind Hering, Makrele oder Wildlachs.
- Trinken Sie möglichst 1,5 bis 2 l Getränke ohne Zuckeranteile am Tag. Wasser und ungesüßte Tees sollten den Hauptanteil bilden und können durch Kaffee und gelegentlich Light-Getränke ergänzt werden.
- Nutzen Sie die aid-Lebensmittelpyramide, sie hilft Ihnen bei der Auswahl der Speisen und Getränke. Immer ein Kästchen steht für eine Portion pro Tag.

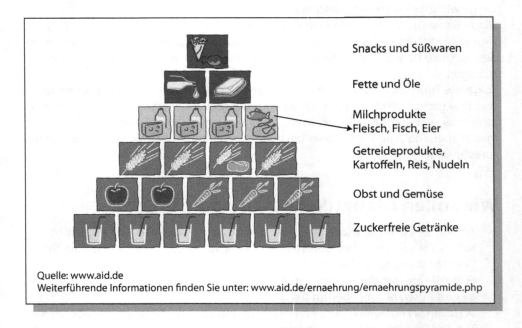

Snacks und Süßwaren

Fette und Öle

Milchprodukte
→Fleisch, Fisch, Eier

Getreideprodukte,
Kartoffeln, Reis, Nudeln

Obst und Gemüse

Zuckerfreie Getränke

Quelle: www.aid.de
Weiterführende Informationen finden Sie unter: www.aid.de/ernaehrung/ernaehrungspyramide.php

Tipp:
Neben der Ernährung ist auch die körperliche Bewegung sehr wichtig!
→ Streben Sie im Alltag regelmäßige körperliche Bewegung an, denn diese hat einen günstigen Einfluss auf Ihre Blutzuckereinstellung.

Auf Kohlenhydrate besonders achten!

Kohlenhydrate sind die Nährstoffe, die einen wesentlichen Einfluss auf den Blutzuckerspiegel haben. Deshalb sollten Sie kohlenhydrathaltige Lebensmittel wie Brot, Backwaren, Getreideprodukte, Kartoffeln, Nudeln, Reis und Obst gut über den Tag verteilt verzehren. Ebenso gilt es, die unterschiedliche Wirkung auf den Blutzuckeranstieg zu berücksichtigen. Je langsamer der Blutzucker ansteigt, desto besser können Ihre Diabetes-Medikamente (Insulin oder Tabletten) darauf reagieren.

Lebensmittelgruppen	Wirkung auf den Blutzucker (BZ)
Zuckerhaltige Getränke, „isolierter" Zucker	schießen ins Blut, der BZ steigt sehr schnell an
Weißmehlprodukte, Obst	strömen ins Blut, der BZ steigt schnell an
Vollkorngetreideprodukte, Kartoffeln	fließen ins Blut, der BZ steigt mäßig an
Kohlenhydrate aus Milch (Milchzucker)	tropfen ins Blut, der BZ steigt wenig an
Kohlenhydrate aus Hülsenfrüchten und Gemüse	sickern ins Blut, der BZ steigt kaum an

Stichwortverzeichnis